18トリソミー

第2版

よりよい医療・暮らしへの道しるべ

編著　櫻井浩子・橋本洋子・古庄知己

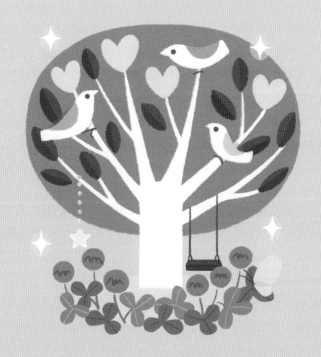

MC メディカ出版

はじめに

　本書の第1版第1刷が発行されたのは2014年12月1日、それから10年が経とうとしています。この間、18トリソミーをめぐる医療は大きな変化を遂げたと感じます。標準的新生児集中治療の有効性に関して、2006年、長野県立こども病院が世界に先駆けてAmerican Journal of Medical Genetics（AJMG）誌に示したデータでは1年生存率は25%でしたが、2022年に同誌に示された兵庫県立こども病院の最新データでは1年生存率は59.3%になりました。2024年、米国胸部外科学会が主催した専門家会議でまとめられた「2023年版エキスパートコンセンサス文書：先天性心疾患のある13トリソミーおよび18トリソミー児の治療に関する推奨」が同学会誌に掲載されました。「軽度から中等度の複雑さを伴う先天性心疾患のために病棟または新生児集中治療室から退院できない18トリソミーのある子どもにおいて、心臓手術は妥当な選択肢である」とする画期的なものです。そして、たとえば難聴の特徴と補聴器の効果に関する報告（長野県立こども病院、兵庫県立こども病院、東京大学医学部附属病院）が相次いでAJMG誌に掲載されるなど、生存だけでなく生活の質の向上を目指す方向性が発信されています。外科的手術を含めた標準的新生児集中治療および小児医療を受けながら、「普通の」日常を長期間送っている18トリソミーのある子どもたちは皆様の身近にもおられるのではないでしょうか。

　他方、施設による考え方の違いは今もあり、生まれた施設や地域によって、受けるべき医療を受けられていない現状もあります。「通常の重症児のように」、深刻な予後（生命、神経学的）を医療スタッフと家族が共有し、信頼関係に基づき対等な姿勢で向き合うこと、子どもにとっての最善の利益をめざして話し合いを重ね、刻々と変化する病状に合わせたきめ細やかな医療的ケア、療育的支援、家族への心理社会的支援を重ねていくことが、現在のエビデンスに基づく18トリソミーのある子どもへの最適な診療のあり方と認識されています。しかし、制限的治療が主であった歴史的背景に関連し、18トリソミーのある子どもへの診療が新生児・小児緩和ケアやアドバンス・ケア・プランニングの対象疾患との文脈で語られることが散見されます。

　インターネットやSNSで人と人がつながる時代に、こうした施設や地域差が残っていることは、エビデンスに基づく医療を求める家族にとって、何より1日でも長く、かつ質の高い生活をする権利をもつ子どもたちにとって悲しいことです。10年の歳月を経て、おどろくほど豊かになった18トリソミーのある子どもたちと家族を支えるための情報をあらためて発信しようとの18トリソミーの会・櫻井浩子代表の提案に、初版で共同編著者を務めた臨床心理士の橋本洋子さんと私とが協力し、第2版の企画をいたしました。そして、第2版の歴史的・社会的必要性を理解してくださったメディカ出版の全面的支援を得て進めてまいりました。前回執筆していただいた方々、新たに執筆陣に加わっていただ

いた方々、いずれも 18 トリソミーのある子どもへの愛情とプロフェッショナリズムにあふれたメッセージを記してくださいました。また多くの家族が、18 トリソミーのある子どもとのかけがえのない暮らしについて、心あたたまるメッセージを寄せてくださいました。

2013 年に臨床研究として導入された非侵襲性出生前遺伝学的検査（noninvasive prenatal genetic testing：NIPT）は、2016 年頃から明らかになってきた無認定施設の増加を背景に、2022 年に発足した新たな認定制度の枠組みの中で次なるステップに入った感があります。制限が緩和され、対象疾患が増える流れの中、本書から発信される 18 トリソミーのある子どもへの手厚い支援とあたたかい視点は、「どんなに深刻な合併症や重度の障がいがあっても、授かった子どもを大切に育てていく」という社会の究極の姿を示しているといえるでしょう。

これまで 18 トリソミーのある子どもやその家族の支援に関わってきた、また、これから支援をしようとする医療・療育・教育関係の方々、18 トリソミーのある子どもをもち育児や介護に取り組んでおられるご家族、おなかの赤ちゃんに 18 トリソミーがある（かもしれない）と言われ不安のなかにいる妊婦さんとそのご家族、周産期・遺伝・障がい児医療を学ぶ様々な職種の卵の方々など、多くの方々に届けられたらと思います。

最後に、本書を、現在多くの施設で行われるようになった「通常の重症児のよう」な医療・療育・支援を期待しながら旅立っていかれた 18 トリソミーのある先輩たちやそのご家族に捧げます。また、第 1 版で「狭いのぞき穴から 18 トリソミーの子どもとその家族の豊かな世界の、ほんの一部しか見ていなかったことへの深い反省と、あの子どもたちの笑顔に感動した体験を思い起こ」したことを記され、その後無制限な NIPT の広まりに対して警鐘を鳴らし続けられ、2022 年 11 月 29 日に逝去された仁志田博司先生にも、感謝の気持ちとともに、18 トリソミーのある子どもたちへの医療・療育・支援が新たな時代を迎えたこと、それには日本の周産期医療・小児医療現場の後輩たち、そして 18 トリソミーの会を中心とした家族の長年にわたる献身的な貢献があったことをお伝えしたいと思います。

2024 年 10 月

古庄知己

FOREWORD
刊行によせて

A comprehensive and modern discussion of the care of the individual with trisomy 18 in the prenatal, perinatal, and pediatric settings is a timely, relevant, and necessary undertaking. The editors are Prof. Hiroko Sakurai, President of Trisomy 18 Support Group in Japan; Ms. Yoko Hashimoto, a clinical psychologist who has been supporting the group since the establishment; and Dr. Tomoki Kosho, one of the leading international authorities on the management of this important condition. They have thoroughly embraced the discourse surrounding the management of trisomy 18 with the second edition of this seminal work.

> 出生前、周産期、そして小児期における 18 トリソミー症候群のある子どもへのケアに関する包括的で最新の情報は、まさに時宜を得た、意義のある、そして皆が必要としていたものです。編者は 18 トリソミーの会代表・櫻井浩子氏、同会を創設時から支援する臨床心理士・橋本洋子氏、そして、18 トリソミー症候群の包括的支援について世界をリードする専門家の 1 人・古庄知己医師であり、第 2 版を迎えるこの画期的な書籍には、18 トリソミー症候群の包括的支援をめぐる大切な情報が満載です。

Trisomy 18, Edwards syndrome, is the second most common autosomal chromosome syndrome in humans behind trisomy 21/Down syndrome. The condition is unique among the relatively common multiple congenital anomaly syndromes because of its high infant mortality and occurrence of significant neurodevelopmental disability in surviving children. Recent population studies accomplished in different areas of the world have documented that the total frequency (fetal deaths and live borns) of trisomy 18 is about 1 in 2,500 total pregnancies, making the disorder as common as many better known conditions, such as cleft palate and spina bifida. In Japan about 125 live born infants are born annually, indicating that about 2-3 families per week in the nation are experiencing the challenges of having a child with trisomy 18.

> 18 トリソミー症候群（エドワーズ症候群）は、21 トリソミー症候群（ダウン症候群）に次いで多い常染色体異常症です。乳児死亡率が高いこと、生存した子どもにおいて重度の精神発達上の障がいを呈することから、比較的頻度の高い先天異常症候群のなかでも特色あるものと位置づけられています。最近、世界のさまざまな地域で行われている大規模調査によれば、妊娠中の頻度は年 1/2,500 人程度とされ、よく知られた先天異常である口蓋裂や二分脊椎と同程度の頻度といえます。日本において、18 トリソミー症候群のある赤ちゃんは年間およそ 125 人生まれると予想されますので、毎週 2～3 家族が日本のど

こかで 18 トリソミー症候群のある子どもの子育てを始めていることになります。

Management in the prenatal and postnatal setting is laden with controversy. In many areas of the United States and Europe, the conventional approach to the care of the newborn with the syndrome is withdrawal of technological support, non-intervention, and pure comfort care. In the prenatal setting, when a diagnosis of trisomy 18 is known, avoidance of a cesarean is commonplace and is the usual practice in many areas of the country. The reason for this particular conventional view is usually said to be based on the specific natural history of the condition, i.e. the high neonatal and infant mortality and the neurodevelopmental outcome - often framed in the notions of "the best interest of the child" and "poor quality of life". But, parents greatly appreciate a balanced approach relating all views without assumptions of quality of life made by the medical professional and the opportunity to be a principal player in decision-making around care, i.e., shared decision-making [1].

18 トリソミー症候群のある子どもに対して、出生前、そして出生後に、どのような診療をするべきかさまざまな考え方があります。長年、欧米では、治療を差し控えること、介入しないこと、純粋な緩和ケアを行うことが当たり前でした。出生前に診断がついている場合には、多くの地域で帝王切開を避けるのが一般的でした。乳児期の死亡率が高く、生存している子どもには重い神経発達の遅れがあることを根拠に、「延命は子どもの QOL（生活の質）を下げる」ことになり、「子どもの最善の利益」のために、制限的かつ緩和的な診療が行われてきたとされています。しかし親たちは、医療スタッフの物差しだけで子どもの QOL を決めるのではなく、さまざま角度から検討することでバランスのとれた診療が行われること、そして、ケアをめぐる意思決定における主役となる機会が与えられること、つまり shared decision-making（共同意思決定）のプロセス[1]を望んでいるのです。

Families frequently state that they have an impression that health care providers do not value their developing child with trisomy 18 because of the usual outcome of the syndrome. We as care providers have the challenge of dispelling that sense. Notable investigations by the editors of this book and by Dr Janvier and her group in North America document that families of persons with trisomy 18 (and the related condition trisomy 13) deeply appreciate their children and indicate that they experience a very good quality of life [2, 3].

Recently there are new data from the US and Japan showing that intensive intervention, including cardiac surgery, increases hospital discharge and improves 1-year survival of infants with trisomy 18 [4, 5].

「医療スタッフは、発達しつつある 18 トリソミー症候群のある子どものことを、通常言われている厳しい予後のために価値あるものと見ていないのではないか」と家族はたびたび口にします。私たち医療スタッフは、こうした家族のもつ思いを払拭しなければなりません。本書の編者らが行った調査 [2]と Janvier（ジャンビエール）医師らの研究チームが北米で行った調査（関連症候群である 13 トリソミー症候群を含めて）[3]は、家族はわが子を深く愛していること、その QOL はとても高いことを示すものでした。

さらに最近、米国や日本からは、心臓手術を含めた集中治療が 18 トリソミーのある子どもの退院を増やし、1 年生存率を向上させていることを示すデータが出てきています [4,5]。

The rich information provided in this book creates a framework for reasoned decision-making in all settings for individuals with trisomy 18 and their parents. The content on the medical aspects of the syndrome is current and accurate, and provides a guideline for routine health care in children. The presentation focuses on respect for the family's personal decisions surrounding care. Additionally, this book gives support and validation for the unique journey of families of persons with trisomy 18. I applaud the editors for leading the important effort in creating this contribution to our knowledge.

本書により提供される豊かな情報は、18 トリソミー症候群のある子どもと親が、あらゆるケアの場面で根拠に基づく意思決定をするための枠組みとなることでしょう。医学的側面の内容は最新かつ正確であり、子どもたちの健康管理指針となっています。その表現はケアをめぐる家族ごとの意思決定への敬意にあふれています。さらに本書は、18 トリソミー症候群のある人たちをもつ家族の "特別な旅路" を支え、認めることにつながります。最後に、18 トリソミー症候群をめぐる私たちの "知" に貢献することに重要な働きをされた編者の方々に賞賛を送りたいと思います。

John C. Carey, MD, MPH
Professor Emeritus, Dept of Pediatrics, University of Utah School of Medicine
Founding Professional and Chair of the Medical & Scientific Advisory Board,
Support Organization for Trisomy 18, 13 and Related Disorders (SOFT)

ジョン・C・カーリー（医師、公衆衛生学修士）
ユタ大学医学部小児科名誉教授
SOFT の医学アドバイザーであり創設メンバー

reference

1) Haug S, et al. Using Patient-Centered Care After a Prenatal Diagnosis of Trisomy 18 or Trisomy 13 : A Review. JAMA Pediatr. 171（4）, 2017, 382-7.
2) Kosho T, et al. Natural history and parental experience of children with trisomy 18 based on a questionnaire given to a Japanese trisomy 18 parental support group. Am J Med Genet Part A. 161A（7）, 2013, 1531-42.
3) Janvier A, et al. The experience of families with children with trisomy 13 and 18 in social networks. Pediatr. 130（2）, 2012, 293-8.
4) Tamaki S, et al. Improving survival inpatients with trisomy 18. Am J Med Genet. Part A. 188（4）, 2022, 1048-55.
5) Cortezzo DE, et al. Perinatal Outcomes of Fetuses and Infants Diagnosed with Trisomy 13 or Trisomy 18. J Pediatr. 247, 2022, 116-23. e5.

第2版 18トリソミー　よりよい医療・暮らしへの道しるべ
Contents

はじめに……ⅱ

FOREWORD（刊行によせて）……ⅳ

編者・執筆者一覧……ⅹ

読者のみなさまへ……ⅻ

第 Ⅰ 章　18トリソミーの理解のために

❶ 18トリソミー症候群に関する自然歴のエビデンスおよび
　包括的健康管理と支援の指針……2

❷ 18トリソミーのある子どもの家族の思いに関するエビデンス……19

❸「こころのケア」という視点から……36

❹ 18トリソミーをめぐる医療の歴史……43

❺「18トリソミーの会」のこれまでとこれから……50

❻ 新生児・小児医療と「話し合いのガイドライン」……56

第 Ⅱ 章　周産期・小児期の診療の実際

❶ 産科管理……72

❷ 新生児集中治療……79

❸-a 心疾患への対応（内科）……88

　-b 心疾患への対応（外科）～普通の何気ない家族の生活のために～……96

❹ 外科疾患への対応……105

❺ 悪性腫瘍への対応……112

❻ てんかん発作・痙攣への対応……117

❼ 骨格異常への対応……122

❽ 聴覚への対応……128

❾ 視覚への対応……132

❿ 一般小児科外来での対応……136

⓫ リハビリテーション～PTの立場から～……142

⓬ リハビリテーション～OTの立場から～……148

⓭ リハビリテーション～STの立場から～……152

14 摂食指導 …… 158

15-a 医療的ケア児と「食べること」…… 163

-b 在宅での栄養の実際 …… 167

16 新生児期の看護 …… 168

17 心理的ケア …… 172

第Ⅲ章　子どもたちの暮らしとそのサポート

1 NICUから在宅への退院・地域への移行支援 …… 180

2 在宅医療 …… 185

3 成長に寄り添った訪問看護 …… 191

4 公的支援 …… 196

5 子どもの成長に合わせた在宅生活の実際 …… 204

6 きょうだいを支える …… 210

7 通園・通学 …… 215

第Ⅳ章　出生前診断をめぐって

1 18トリソミー症候群をめぐる出生前検査 …… 222

2 18トリソミー症候群のある子どもと家族のための遺伝カウンセリング
　　〜 認定遺伝カウンセラーの視点から〜 …… 228

3 ピアカウンセリング …… 238

4 出生前診断をめぐるこころのケア …… 242

column わが子への思い ● 18トリソミーの会メンバーから
42・70・87・104・116・127・135・157・178・190・220・227・249

さくいん …… 251

あとがき …… 256

編著者略歴 …… 257

編者・執筆者一覧

編者

櫻井浩子｜東京薬科大学 薬学部生命・医療倫理学研究室 教授／18 トリソミーの会 代表

橋本洋子｜山王教育研究所 臨床心理士・公認心理師

古庄知己｜信州大学 医学部遺伝医学教室 教授／医学部附属病院 遺伝子医療研究センター センター長

執筆者（掲載順）

古庄知己｜信州大学 医学部遺伝医学教室 教授／
医学部附属病院 遺伝子医療研究センター センター長　Ⅰ-❶, Ⅳ-❶

西　恵理子｜大阪母子医療センター 遺伝診療科 副部長　Ⅰ-❶

櫻井浩子｜東京薬科大学 薬学部生命・医療倫理学研究室 教授／
18 トリソミーの会 代表　Ⅰ-❷, Ⅰ-❺, Ⅰ-❻, Ⅳ-❸

橋本洋子｜山王教育研究所 臨床心理士・公認心理師　Ⅰ-❸

中村友彦｜長野県立こども病院 名誉院長　Ⅰ-❹

福原里恵｜県立広島病院 副院長／新生児科 主任部長　Ⅰ-❻

笠井靖代｜日本赤十字社医療センター 産婦人科 部長　Ⅱ-❶

石川久美子｜日本赤十字社医療センター 産婦人科　Ⅱ-❶

井出早苗｜日本赤十字社医療センター 産婦人科　Ⅱ-❶

天方秀輔｜日本赤十字社医療センター 新生児科　Ⅱ-❶

中尾　厚｜日本赤十字社医療センター 新生児科 部長　Ⅱ-❶

宮内彰人｜日本赤十字社医療センター 副院長／周産母子・小児センター長　Ⅱ-❶

岩谷壮太｜兵庫県立こども病院 周産期医療センター 新生児内科 部長　Ⅱ-❷

玉置祥子｜兵庫県立こども病院 周産期医療センター 新生児内科 医長　Ⅱ-❷
（現 埼玉県立小児医療センター 新生児科 医長）

前田　潤｜東京都立小児総合医療センター 循環器科 部長　Ⅱ-❸-a

根本慎太郎｜大阪医科薬科大学病院 小児心臓血管外科 診療科長／
同大学 医学部胸部外科学 教授　Ⅱ-❸-b

髙見澤　滋｜長野県立こども病院 小児外科 部長　Ⅱ-❹

井上彰子｜いのうえ小児科阪南クリニック 院長／大阪医科薬科大学 小児科　Ⅱ-❺

熊田知浩｜くまだキッズ・ファミリークリニック 院長　Ⅱ-❻, Ⅲ-❷

酒井典子｜長野県立こども病院 整形外科 副部長　Ⅱ-❼

佐藤梨里子｜長野県立こども病院 耳鼻咽喉科 部長　Ⅱ-❽

北澤憲孝｜長野県立こども病院 眼科 部長　Ⅱ-❾

村瀬正彦｜昭和大学横浜市北部病院 こどもセンター 准教授　Ⅱ-❿, Ⅲ-❶

藤本智久 ｜ 姫路赤十字病院 リハビリテーション科 リハビリテーション技術第一課長　Ⅱ-⑪

堀切真弓 ｜ 稲荷山医療福祉センター 作業療法士　Ⅱ-⑫

竹内ちさ子 ｜ 稲荷山医療福祉センター 言語聴覚士　Ⅱ-⑬

大岡貴史 ｜ 明海大学 歯学部 機能保存回復学講座 摂食嚥下リハビリテーション学分野 教授　Ⅱ-⑭

藤井　蕗 ｜ 特定非営利活動法人 i-care kids 京都 代表　Ⅱ-⑮-a

美琴ママ ｜ Ⅱ-⑮-b

近藤由佳 ｜ 長野県立こども病院 新生児病棟 看護師 認定遺伝カウンセラー　Ⅱ-⑯, Ⅳ-❷

上條恵理香 ｜ 長野県立こども病院 新生児病棟 副師長 新生児集中ケア認定看護師　Ⅱ-⑯

大和田喜美 ｜ 市立札幌病院 新生児内科 臨床心理士・公認心理師　Ⅱ-⑰

安達明子 ｜ 医療法人社団 善仁会 訪問看護ステーションふれあい21　Ⅲ-❸

新井香寿美 ｜ 医療法人社団 善仁会 訪問看護ステーションふれあい21　Ⅲ-❸

白井京子 ｜ 医療法人社団 善仁会 訪問看護ステーションふれあい21　Ⅲ-❸

下山　穣 ｜ 長野県立こども病院 療育支援部 医療ソーシャルワーカー　Ⅲ-❹

齋藤達郎 ｜ Ⅲ-❺

齋藤雅子 ｜ Ⅲ-❺

清田悠代 ｜ NPO 法人しぶたね　Ⅲ-❻

松本　哲 ｜ Ⅲ-❼

松本直子 ｜ Ⅲ-❼

三浦幸子 ｜ 訪問心理相談室みうら 臨床心理士・公認心理師／
前 心身障害児総合医療療育センター 通園科長・臨床心理科長　Ⅲ-❼

荒川経子 ｜ 長野県立こども病院 医療技術部こころの支援科 認定遺伝カウンセラー　Ⅳ-❷

米原優香 ｜ 信州大学医学部附属病院 遺伝子医療研究センター 認定遺伝カウンセラー　Ⅳ-❷

白神美智恵 ｜ 大阪大学医学部附属病院 患者包括サポートセンター 臨床心理士・公認心理師　Ⅳ-❹

コラム執筆者　18トリソミーの会（掲載順）

● えいちゃんファミリー ● 美琴ママ ● 星来ママ ● 岳の父 ● 優妃ママ ● きょうこのパパ
● 松本　京 母 ● 大野湊七の家族 ● きぃ父。● 和翔の父 ● 彩華 ● あおくんママ ● 希帆ママ

[読者のみなさまへ]

●本書内の用語について

・本書は、医療の専門家ではない人が手にとられる機会も多いであろうことを考慮し、「です・ます」調で、できるだけ平易な表現を用いています。

・医学書などでは一般的な「児」という表現は「赤ちゃん」や「子ども」へ、「同胞」は「きょうだい」へ、「症例」という言葉は使わないなど、家族も安心して読めるように努めました。

・臨床遺伝学の領域では、ダウン症をダウン症候群、18トリソミーを18トリソミー症候群、13トリソミーを13トリソミー症候群と記すのが一般的ですので、Ⅰ-❶、Ⅳ-❶、Ⅳ-❷はこれに準じています。

・「呼吸障害」「発達障害」などの医学用語や公的制度の名称などについては「障害」とし、概念的な意味合いで用いられている場合は「障がい」としました。

・「医療者」については、とくに職種を特定しない場合は、総称として「医療スタッフ」を用いました。

●写真について

子どもたちの写真は、執筆者を介して家族の許可を得て掲載しています。執筆者のご協力と家族の方々のご厚意に心から感謝を申し上げます。

●「18トリソミー母子健康手帳」のダウンロードのご案内

18トリソミーの会作成・発行の「18トリソミー母子健康手帳」(PDF版)を下記のQRコードからダウンロードできます。

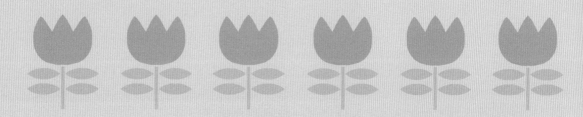

第 I 章

18トリソミーの理解のために

18トリソミー症候群に関する自然歴のエビデンスおよび包括的健康管理と支援の指針

古庄知己　西 恵理子

1 はじめに～18トリソミー症候群とは？

　18トリソミー症候群は、18番染色体全体または一部が重複（通常は1対2つ分のところ3つ分あること）していることにより生じる先天異常症候群（染色体異常症候群）です[1]。1960年、世界五大医学雑誌の1つに数えられるLancet誌に初めて報告されました[2]。筆頭著者のジョン・ヒルトン・エドワーズ（John Hilton Edwards）先生（1928～2007）は小児科を専門とする英国の遺伝科医であり（図1）、外勤先のブリガム小児病院（Birmingham Children's Hospital）で診た生後9週の女の子でした。生後5か月で亡くなったこの子どもの組織を解析し、E群（16～18番染色体）に属する染色体が1本多いことを発見しました。当時の分染法では、17番か18番かの判定ができず、"新しいトリソミー症候群（A new trisomic syndrome）"とのタイトルがつけられましたが、その後の検討で18番染色体であることが判明しました[3,4]。

　出生児3,500～8,500人に1人の頻度で見られ（男児：女児＝1：3）、ダウン症候群、22q11.2欠失症候群に次いで多い常染色体異常症候群です。染色体パターン（核型）は、93.8％がフルトリソミー型で、体中の細胞で18番染色体が3本（図2）になっています。残りは、一部の細胞で18番染色体が3本になっているモザイク型（4.5％）と転座型（1.7％）です。フルトリソミー型およびモザイク型は、精子や卵子が作り出される過程（減数分裂）または受精卵が分裂する過程における染色体不分離現象により生じます（図3）。

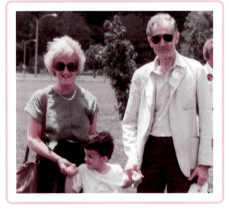

 図1 エドワーズ先生（文献4より許諾を得て転載）
1990年7月、セントルイスで開催されたSOFTの会合に招待された時の写真。医師である奥様のフェリシティ（Felicity）さんとそこで出会った新しい友人カイル（Kyle）君とともに。

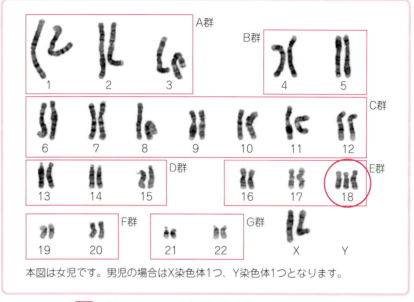

本図は女児です。男児の場合はX染色体1つ、Y染色体1つとなります。

図2 18トリソミー症候群の染色体パターン（核型）

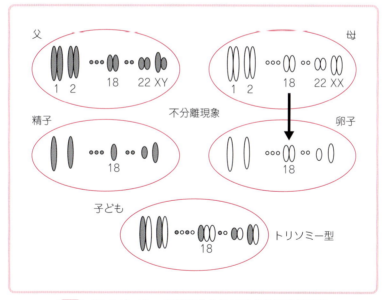

図3 18トリソミー症候群を生じる染色体不分離現象

主な症状は、胎児期から小柄であること（頭囲は相対的に大きい）、生存児における重い発達の遅れ、身体的特徴（手指の重なり、踵と足底が突出した足の形など）、先天性心疾患、肺高血圧症、呼吸器系合併症（横隔膜弛緩症、上気道閉塞、無呼吸発作など）、消化器系合併症（食道閉鎖、臍帯ヘルニア、鎖肛、胃食道逆流など）、泌尿器系合併症（馬蹄腎、水腎症、鼠径ヘルニアなど）、骨格系合併症（関節拘縮、側弯症など）、難聴、悪性腫瘍（ウィルムス腫瘍、肝芽腫）などです[1]。

かつては13トリソミー症候群とともに、生命予後不良の先天性疾患の代表的存在であると言われ、制限的医療が主流とする対象と考えられていた疾患の1つでしたが、近年は、世界各地から外科治療を含む積極的治療（小児の標準的治療）の有効性を含めた包括的な自然歴を示す報告が相次ぎ、「通常の重症児のように」個々に応じて真摯に向き合うことが重要と考えられるようになってきました。また長期生存児と暮らす家族からの様々な発信もあり、「家族との暮らし」という視点も大事に考えるようになるなど、マネジメントのあり方が大きく変わってきています[5~10]。

　本節では、18トリソミー症候群のある子どもの包括的な健康管理の概要と、そのもととなる主な医学的エビデンスを紹介します。こうしたエビデンスをふまえて、1人1人の子どもに対していかに個々の合併症を治療するかは非常に大切なテーマです。それぞれの合併症については第2章で各専門分野の診療経験豊富なエキスパートの方々に執筆していただきましたので、ご参照ください。

2 染色体とは？

　ここで、染色体とは何か復習しておきましょう。体の設計図の原本は「DNA」です。DNAは、A（アデニン）、T（チミン）、C（シトシン）、G（グアニン）という4つの化学物質（塩基）が数十億連なった糸です。すべての塩基配列が重要ではなく、所々に特に大切な配列があります。これを「遺伝子」と呼び、ヒトでは約2万個あります。1つの遺伝子は数十塩基からなる小さいものもあれば、数千塩基からなる大きいものもあります。DNAは、タンパク質に巻き付いたり、それがきつくまとまったり、折れたたまれたりして、束（たば）になって存在しています。これを「染色体」と呼び、ヒトでは男女共通の常染色体（1～22番が1対2本ずつ44本）と男女で違う性染色体（男性は通常XY、女性は通常XXの2本）合わせて46本あります。この染色体はすべての細胞の核の中に入っており、細胞が集まって臓器になり、そして個体であるヒトができます（図4）。

3 染色体異常症候群とは？

　設計図の変化を原因とする体質（疾患、症候群）はそのスケールにより3つに分類できます。通常の染色体検査（G分染法といいます）で検出されるものを「染色体異常症候群」と呼び、ダウン症候群（21トリソミー）、13トリソミー症候群、18トリソミー症候群、ターナー症候群、クラインフェルター症候群などの異数性異常（本数の変化）と1p36欠失症候群、4p-症候群、5p-症候群などの構造異常（形の変化）に分類されます。地図に例えると「県～大きめの市レベルの変化」といえます。なお、トリソミー（trisomy）の「tri-」は「3つの」「3倍の」を示す接頭語で、「somy」は「chromosome（染色体）」から来て

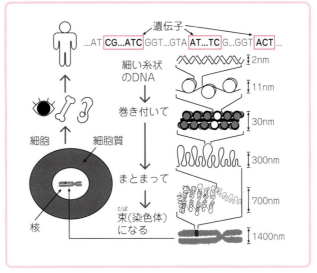

図4 DNA、遺伝子、染色体の関係

いる語尾です。次に、FISH法やマイクロアレイ法といったより精密な解析法で検出されるものを「染色体微細構造異常症（ゲノムコピー数異常症）」と呼び、22q11.2欠失症候群、スミス・マゲニス症候群、およびソトス症候群、プラダー・ウィリ症候群、アンジェルマン症候群の一部などが含まれます。これは「地区レベルの変化」です。最後に、遺伝子検査（塩基配列を解読する解析法）で検出されるものを「遺伝子異常症（単一遺伝子疾患）」と呼び、マルファン症候群、CHARGE症候群、先天代謝異常症、各種筋疾患など多数あります。「一軒一軒レベルの変化」です。

4 包括的健康管理と支援の指針

18トリソミー症候群と診断された子どもの家族や担当する医療スタッフがまずはじめに知りたいことは、子どもの医療をどのように進めていけばよいか、どのようなことに気をつけてみていけばよいか、その結果どのように育ってくれるのだろうかといったことではないでしょうか。そこで重要となるのが18トリソミー症候群のある子どもの成長・発達や合併症の状態と、治療の有効性を含む自然歴に関する情報（エビデンス）と、それに基づく包括的健康管理および支援の指針です。家族と医療スタッフとが自然歴に関するあらゆるエビデンスを共有し、対等な話し合いを通じて、子どもにとっての「最善の利益（best interests）」をめざして、刻々と変化する病状に合わせたきめ細やかな治療、看護ケア、療育的支援、家族への心理社会的支援を行っていくことが大切です。表1に具体的な内容をまとめました[10]。

表1 18トリソミー症候群の包括的健康管理指針（文献10より）

出生前後の対応	【出生前】 ・18トリソミー症候群が出生前に診断もしくは疑われた場合、産科医のみでなく小児科医（新生児科医）からも18トリソミー症候群について説明を受けます。新生児科医やNICU看護スタッフによるプレネイタル・ビジット（両親へのあいさつ、18トリソミーに伴う合併症の評価や治療のため、入院精査が必要であることの説明、NICUの案内など）が行われることもあります。 ・胎児エコーの所見から先天性食道閉鎖症など出生後すぐに外科的治療が必要な疾患の合併が疑われる場合には、治療可能な病院への母体搬送を検討します。 【分娩時】 ・分娩の立ち会いにおいては、出生時の子どもの状況を予測して（呼吸や循環のサポートを要することも多いが、標準的な新生児の蘇生に反応することも多いこと）、気管挿管や血管確保を含めた蘇生の準備をします。 出生後すぐに手術が必要な疾患の合併が考えられている場合は、手術を担当する外科医とも連携し、全身状態に応じて最善の治療ができる準備をします。 【出生後】 ・出生後、子どもの状態に応じて適切な蘇生を行い、NICUに搬送します。
新生児期の対応	・呼吸：呼吸心拍および経皮的酸素飽和度（SpO₂）モニタリングを開始し、状態に応じて保育器の使用や酸素投与、人工呼吸管理などを行います。 ・栄養：胃チューブを挿入、その際挿入しにくさがあれば、レントゲンで食道閉鎖を示すコイルアップサインの有無を確認します。経皮的中心静脈カテーテルを挿入し、輸液を開始します。経腸栄養の進みが十分でない場合には、経静脈栄養を開始します。呼吸循環状態が安定したら、胃チューブから経腸栄養（母乳）を開始します。 ・その他：黄疸、感染症の管理は通常の新生児と同様に行います。 ・診断：親に説明の上、同意を得て、染色体検査を行い診断の確定をします。羊水検査や絨毛検査で核型が分かっている場合でも、原則的に子どもの採血で再検します。 ・遺伝カウンセリング：臨床遺伝専門医、認定遺伝カウンセラーによる遺伝カウンセリングを受けることができます。疾患や包括的な自然歴情報の提供、染色体異常の成り立ちに関する説明、家族が持ち得ている情報や気持ちの整理、心理社会的支援を開始し、家族が子どもや疾患と向き合う一助となることが期待されます。
呼吸器系の問題	・子どもの実際の呼吸の様子、呼吸心拍および経皮的酸素飽和度モニタリングにより呼吸状態を慎重に観察しながら、必要な補助（酸素投与、経鼻的持続陽圧呼吸法、気管挿管による人工換気）を行います。 ・呼吸不全が疑われれば、レントゲン、CT、耳鼻咽喉科診察、呼吸器科による気管支鏡などで病態（肺低形成、喉頭軟化症、気管軟化症など）を確認し、適切な介入を行います。 ・無呼吸発作があれば、慎重な観察とモニタリングにより、閉塞性（上気道狭窄）・中枢性・混合性の分類を行い（痙攣の除外を含めて）、適切な介入を検討します。
心臓血管系の問題 （先天性心疾患、肺高血圧症への対応）	・出生直後に胸部単純レントゲン写真、心臓超音波（エコー）検査を含めた精査を行います。 ・左右短絡を引き起こす疾患（心室中隔欠損症、心房中隔欠損症、動脈管開存症など）の場合、心不全の進行に注意し、子どもの状態に合わせて利尿薬・水分制限・強心薬の投与などによる治療を行います。 ・動脈管依存性の疾患（肺動脈閉鎖、重症大動脈縮窄や離断など）の場合、子どもの状態に合わせてPGE1製剤の投与を考慮します。 ・肺高血圧の有無、程度を評価し、適切な介入を行います。 ・先天性心疾患の手術に関する推奨事項および子どもの循環動態・全身状態に基づき、新生児科医、小児循環器医、心臓外科医とで手術適応を検討します。手術により生命予後・QOLが向上する見込みが、手術のリスクを上回るなら、家族と十分話し合い、最善の治療を検討します。

消化器系の問題 （栄養・摂食含む）	・先天性食道閉鎖症、鎖肛など出生後早期に治療を必要とする消化器外科疾患が疑われる場合、小児外科医の診察を受けます。診断したら、手術に関するエビデンスおよび子どもの全身状態に基づき、手術適応を検討します。手術により生命予後・QOLが向上する見込みが、手術のリスクを上回るなら、家族と十分話し合い、最善の治療を検討します。 ・注入後のぜこつき、酸素飽和度低下、下気道感染の反復など胃食道逆流症が疑われる場合には、上部消化管造影や24時間pHモニターによる評価を行います。診断されれば、程度に応じて、ミルクにとろみ添加、十二指腸（ED）チューブ挿入、胃ろう・噴門形成術を考慮します。 ・生後しばらくして、嘔吐の増加が見られた場合、幽門狭窄症の合併を念頭において精査を行います。 ・呼吸循環状態が安定し、嚥下機能がありそうであれば、理学療法士・言語聴覚士、歯科口腔外科医による慎重な経口摂取訓練を開始します。 ・長期にわたる経管栄養を必要とすることが多く、栄養サポートチームとも相談しながら、ミルクから経腸栄養剤への移行を検討します。胃ろうは、経鼻胃チューブを不要とし積極的摂食訓練を可能にする意味でも、離乳食・ミキサー食といった年齢相当の栄養摂取を可能にする意味でも、有用性があり、その適応について新生児科医、小児外科医、両親で話し合っていきます。
神経学的問題	・子どもの全身状態に応じて中枢神経画像検査（超音波、CT、MRI）を行います。 ・痙攣、無呼吸発作があれば脳波による評価を行い、てんかんと診断したら、抗てんかん薬による治療を開始します。
泌尿器系の問題	・超音波（エコー）検査により、腎尿路系の構造異常のスクリーニングを行います。 ・尿路感染症を繰り返す場合、逆行性膀胱尿路造影による膀胱尿管逆流の評価を行い、必要に応じ予防的抗菌薬投与を行います。改善しない場合などは全身状態を考慮して、外科治療を行います。
耳鼻科的問題	・新生児期、自動聴性脳幹反応（aABR）による聴覚スクリーニングを行います。呼吸サポートなどの影響で検査が新生児期に行えないこともあります。再検となった場合、全身状態が許せば、耳鼻咽喉科医の診察、鎮静下ABRによる精査を行います。結果に基づき、乳児期、幼児期、学童期と定期的に、耳鼻咽喉科診察、条件詮索反応聴力検査（COR）、鎮静下ABRや聴性定常反応（ASSR）などによる聴力評価を継続します。 ・難聴があれば、その程度、伝音性、感音性、混合性難聴のいずれかを評価します。滲出性中耳炎に対しては、内服治療、鼓膜チューブ留置術を施行します。中等度以上の難聴があれば、補聴器の使用を考慮します。
眼科的問題	・新生児期、眼科医の診察を受け、白内障、緑内障など緊急の問題がないかを調べます。その後、眼科医による定期検診および視能訓練士による視力フォローを乳児期、幼児期、学童期と継続していきます。 ・屈折異常（近視・遠視・乱視）が認められれば、眼鏡を使用します。光をまぶしがるようであれば（羞明〈しゅうめい〉といいます）、サングラスを使用します。
筋骨格系の問題	・多指症、橈側列低形成、内反足など出生直後にわかる問題については、整形外科もしくは形成外科医に紹介し、全身状態に応じた対応を行います（多指へのテープ固定など）。 ・関節拘縮があれば、それに対する理学療法を行います。 ・幼児～学童期以降、側弯症や胸郭変形の発症に注意し、整形外科医による評価を経て、理学療法や装具などによる早期介入を行います。
悪性腫瘍	・肝芽腫、ウィルムス腫瘍などのスクリーニングとして生後6カ月以降、6カ月ごとに腹部超音波検査を行います。また、定期的な血液検査（AFPなど）も行います。

（次ページへつづく）

歯科的問題	・乳歯萌出が遅れる傾向にあること（平均 11～14 か月）、形態・構造異常が見られること（低形成、齲歯、叢生、咬合不全）、ほとんどの子どもが先天性心疾患を持ち感染性心内膜炎のリスクがあることから、乳歯が萌出したら歯科・口腔外科に紹介し、定期検診を行います。
予防接種について	・全身状態に配慮しながら可能な予防接種を行います。先天性心疾患や先天性食道閉鎖症、気管軟化症などで適応となる場合には、RS ウイルス感染症の重症化の予防のためシナジス®の接種を行います。
成長について	・入院中は体重（毎日）、身長、頭囲（毎月）を測定します。外来通院時にも、これらの計測を行い、成長曲線に記録します。18 トリソミー症候群の成長曲線も参照します。
発達について	・全身状態が許せば、早期からの発達支援（理学療法、作業療法、言語療法、摂食嚥下訓練など）を行っていきます。NICU 入院中からも遊びを取り入れた関わりなどで発達支援を行います。
遺伝学的問題	・臨床遺伝専門医、認定遺伝カウンセラーによる遺伝カウンセリングにより、家族の心理社会的支援を継続するとともに、きょうだいへの伝え方の相談、次子の再発率や出生前診断についての情報提供など継続した関わりが大切となります。
家族の問題	・両親、きょうだいへの心理社会的支援を、新生児科主治医、病棟スタッフ、臨床心理士、遺伝科、先輩家族（ピアサポート）、サポートグループ# など、さまざまな角度から行っていきます。 # 国内では 18 トリソミーの会（https://18trisomy.com）、海外では SOFT（Support Organization for Trisomy 18,13 and Related Disorders [https://18trisomy.org]）など。
福祉の問題	・病院・療育センターの医療ソーシャルワーカーや地域保健師、市町村の窓口にて福祉制度（療育手帳、身体障害者手帳、特別児童扶養手当、障害児福祉手当、乳幼児・障害児福祉医療、小児慢性特定疾患など）について情報収集・検討することを提案します。

5 成長・発達に関するエビデンス

1. 成 長

　「成長」は、身長、体重、頭囲などが月齢・年齢とともに大きくなることです。成長は第一に遺伝的背景により規定されます。一般に子どもの目標身長は両親の身長から推定されますし、特定の症候群をもつ子どもではその症候群特有の成長パターンがあります。ダウン症候群ではその成長パターンを示した「成長曲線」がよく知られており（外国人版、日本人版ともにあります）、健診で利用されています。18 トリソミー症候群においては、1994 年にユタ大学小児科バティ（Baty）先生、カーリー（Carey）先生らが、SOFT の会（Support Organization for Trisomy 18, 13 and Related Disorders）との共同研究で成長曲線を作成し、国際的医学雑誌アメリカンジャーナルオブメディカルジェネティクス（American Journal of Medical Genetics：AJMG）誌に発表されました（図5)[11]。これは同会のウェブサイト（https://www.trisomy.org）からも参照できます。

　成長は、遺伝的背景に加えて、合併症や栄養状態の影響を受けます。呼吸不全のため息を

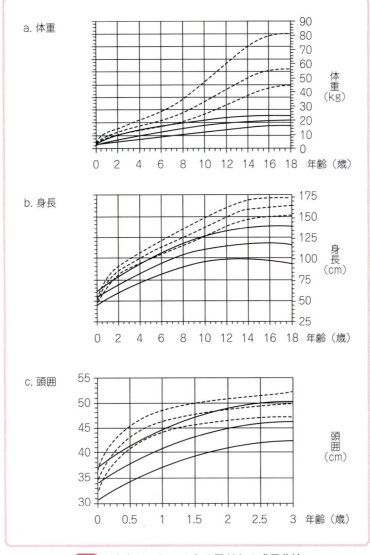

図5 18トリソミーのある子どもの成長曲線

（文献11より許諾を得て転載）

することに多くのエネルギーを費やしている子ども、先天性心疾患による心不全のため厳しい水分制限をしている子どもは、栄養が十分でないため体重が増えにくいです。その期間が続くと、身長も伸びにくくなります。反対に、気管切開や人工呼吸により呼吸が楽になる、心内修復術により心不全が軽快する、といったことをきっかけに体重が増え始め、その後身長も伸び始めることもあるわけです。

2. 発　達

「発達」は、全身の運動、手先の動き、基本的生活能力、対人関係能力、言葉を理解する能力・発する能力などさまざまな能力が、月齢・年齢に伴ってどのように伸びていくかを示しています。かつて、18トリソミー症候群のある子どもの発達状況は、「植物状態」など過

度に単純化され偏った表現で示され、生命予後が不良であることと合わせて、治療の制限を正当化する根拠として用いられてきました。このことが誤解と偏見に満ちたものであることは、多くの家族が気づいていたはずです。

前述のように、バティ（Baty）先生、カーリー（Carey）先生らは、SOFT の会との共同研究で、18 トリソミーのある子どもの発達状況についても大規模な調査結果を AJMG 誌に発表しました[11]。その結論は、「18 トリソミーのある子どもは、重度の発達遅滞を呈するけれど、生涯を通じて発達を続け、学習し続ける」というもので、それまでの常識を覆す画期的なものでした。情報の得られた 62 人中、定頸が見られたのは 33 人（平均達成月齢 9.0）、寝返り 32 人（30.5）、支えられて座る 25 人（20.4）、1 人で座る 12 人（38.5）、歩行器で移動 5 人（39.5）、手を伸ばして物をつかむ 38 人（9.6）、見つめる 57 人（4.4）、あやし笑い 54 人（4.7）、声を出して笑う 36 人（13.0）、サインを使う 4 人（61.5）でした。独り歩きができる子どもはいませんでした。40％の子どもが経口哺乳をしていました。発達段階を数値で評価するものとして、発達指数（developmental quotient：DQ ＝［発達年齢÷暦年齢］× 100）があります。全年齢を通じた平均 DQ は 18（50 人）でした。日常生活や言語理解は得意としましたが、運動やコミュニケーションは不得手の傾向にありました。年長の子どもの中には、単語やフレーズを理解する、数語話せたりジェスチャーで示せたりする、簡単な指示に従う、他者を認識し交流する、1 人で遊ぶといったことができる子どももいました[11]。SOFT の会の前会長・バーブ（Barb VanHerreweghe）さんから長女ステイシー（Stacy）さんの幼少時からの写真をいただきましたので、ご覧ください（図6）。

日本では、18 トリソミーの会が 2003 年に実態調査を行い、結果は 10 年の歳月を経て 2013 年に AJMG 誌に発表されました[12]。情報の得られた 24 人中、定頸が見られたのは 6 人（達成月齢中央値 19.5）、寝返り 8 人（20.5）、手を伸ばして物をつかむ 8 人（24）、見つめる 16 人（3.5）、あやし笑い 11 人（4）、声を出して笑う 8 人（5.5）、母親を認識 6 人（6）、喃語 5 人（12）でした。2 人が歩行器で移動できました（3 歳、8 歳で達成）。また 2 人が独り歩きを達成しました。1 人は調査時 10 歳 1 か月の女の子で 2 歳 3 か月時に、もう 1 人は調査時 26 歳 4 か月の男性で 5 歳 9 か月時に達成しました。2 人が言語を理解し、1 人は先の調査時 10 歳 1 か月の女の子で 1 歳時に、もう 1 人は調査時 12 歳 4 か月の女の子で 10 歳時に達成しました。情報のある 55 人の子どもの中で、8 人（15％）が全量経口摂取でき、18 人（33％）が一部経口摂取でき、24 人（44％）が全量経管栄養でした（5 人は経腸栄養を受けられませんでした）。1 人は離乳食を食べ、4 人は普通食を食べていました。また、1 人が乳児の世話をし、1 人が身振りを交えて多数の歌をうたっていました[12]。

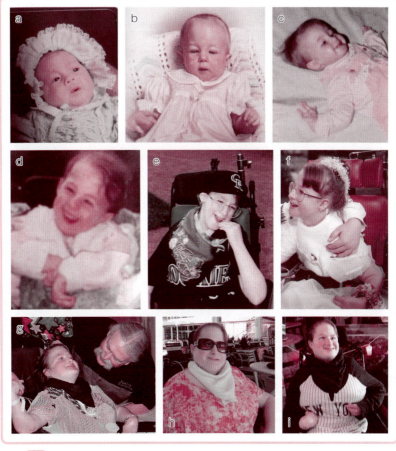

図6 SOFTの会の会長・バーブ（Barb VanHerreweghe）さんの長女ステイシー（Stacy）さんのご様子

a. 生後3か月時。b. 生後6か月時。c. 2～3歳頃。d. 8歳頃。e. 野球をしているところ。f. 12歳時、いとこの結婚式でドレスアップ。g. 30歳の誕生パーティーで父親と。150人のゲストの祝福を受けました。h. 31歳時、クルージングを楽しんでいるところ。i. 33歳時。

6 親の思い

　18トリソミー症候群のある子どもを育てる親の思いはどのようなものか、新しく親になった人たちも、医療スタッフも知りたいのではないでしょうか。モントリオール（Montreal）大学小児科のジャンビエール（Janvier）先生（新生児科医、臨床倫理専門家）は、18トリソミーのある子どもの母でもある共同研究者のファーロー（Farlow）さんらとともに、重要な発信を続けています。2012年のペディアトリクス（Pediatircs）誌に、ソーシャルネットワークに参加している13トリソミー症候群または18トリソミー症候群のある子どもの親を対象に行った質問紙調査の結果を報告しました[13]。99％の親がその子

もを幸せな存在であると答え、98% の親がその子どもの存在により自らの人生が豊かになっていると答え、68% の親が夫婦関係にもよい影響を与えたと答えました。他に子どものいる親の 82% がきょうだいに対してよい影響を与えていると答えました。他方、医療者からは否定的な言葉を受けたと多くの親が回答しました。その内訳は、生きる価値がない（87%）、苦しむだけの人生を送るだろう（57%）、植物状態となるだろう（50%）、意味のない人生を送るだろう（50%）、親の結婚を破壊し（23%）、家族を破壊するだろう（23%）。この事実は、北米という遺伝カウンセリング先進国において、18 トリソミー症候群のある子ども・家族を生きにくくしている原因が、疾患としての重篤性よりむしろ、医療者の誤った情報提供や偏見であったことを示しています [13]。

　さらに、2013 年の AJMG 誌に、出生前診断を受けたものの妊娠継続を選択した 128 家族の思いを報告しています。これらの家族は、人工妊娠中絶へのプレッシャーを感じつつも（61%）、また出生前に亡くなると聞かされながらも（94%）、妊娠継続を選択していました。その理由として、道徳的信条（68%）、子どもを中心とした考え方（64%）、宗教的信条（48%）、親中心の考え方（28%）などがあげられました。診断の時点でほとんどの親は子どもが生きている状態で会いたいと希望し、出生時までに 25% の親が子どもに対するあらゆる治療を希望しました。この論文には「Our children are not a diagnosis（私の子どもは診断名ではない）！」という印象的なタイトルがつけられています [14]。

　前述の 18 トリソミーの会の調査でも親の思いを聞くことができました（詳細は第 1 章 2 節 p.21 参照）。18 トリソミー症候群のある子どもの「一番のチャームポイント」は目（60%）、笑顔（29%）、口・歯（25%）であり、子どもが「一番うれしそうな時」は遊んでいる時（33%）、抱きしめられている時（31%）であり、親が「うれしい、（子どもが）生まれてきてくれてよかったと思う」はいつも（62%）、子どもが何かした時、または親として何かできた時（55%）でした。全体として親たちは、18 トリソミー症候群のある子どもの育児に対して前向きであり、子どもも生存する限り親やきょうだいと何らかの交流をし続けている様子が浮かび上がりました。「大変だなぁと思う」のは子どもの病状およびそれに関連した医療ケアの負担（在宅医療における疲れ、長く生きられないのではないかという不安）（67%）や家族生活への負担（病院への面会、家事やきょうだいの世話とのバランスなど）（28%）でしたが、15% は「大変とは思わない」と答えました [12]。この研究成果は、2013 年 7 月 20 日付け信濃毎日新聞一面トップで報じられました。かけがえのない 1 人 1 人の子どもの「生」と我が子を大切に思う親の「心」を描き出す画期的なものであり、査読者の 1 人からは、「家族の思いは読む人の心を動かすもので、18 トリソミーに関する『呪縛を解く（break the spell)』ことにつながるだろう」との賛辞が贈られました。

7 医学的エビデンス

18トリソミー症候群に関する医学的エビデンスを眺めてみましょう。

1. 新生児集中治療は生命予後を向上させる

先天性疾患の生命予後を調べる標準的研究方法として、一定の人口における患者全員を抽出する population-based study が信用されてきました。18トリソミー症候群においては、米国疾病予防管理センター（Centers for Disease Control and Prevention：CDC）のラスミュッセン（Rasmussen）先生らが米国の2つの大規模なデータベース（the Metropolitan Atlanta Congenital Defects Program：MACDP, the Multiple-Cause Mortality Files：MCMF）をもとに調査し、2003年にペディアトリクス（Pediatrics）誌に発表された研究[15]が、広く引用されてきました。この調査では、1年生存率は5.57～8.4%、生存期間の中央値は10～14.5日でした。こうした population-based study は、扱う患者数が多く、全体的な傾向を把握できるという利点がある一方、合併症や治療の内容が詳しく検討されているものは少ないこと、患者の生命予後が治療方針によって変わるものであった場合に多くの施設でとられている治療方針の影響を受けやすいという問題点・限界があり、その解釈には注意を要します。

周産期医療の現場でまず知りたいことは、標準的な新生児集中治療を行うことで生命予後が向上するかどうか、ではないでしょうか。ブレイクスルーになったのは筆者らが2006年にAJMG誌に報告した長野県立こども病院新生児科の調査[16]と言われています。18トリソミー症候群のある子どもに対して、心臓手術を除く標準的な新生児集中治療を提供、このような治療を受けた24人の子どもの自然歴をまとめました。帝王切開が67%に、気管挿管による蘇生が63%に、外科手術が42%に対して実施され、生存率は1週間88%、1か月83%、1年25%、生存期間の中央値は152.5日と従来の population-based studies に比べ、大幅に延びていました。呼吸管理が困難で真に"致死的"と考えられたのは左横隔膜弛緩症および肺低形成を伴った2人のみでした。先天性心疾患・心不全（96%）、肺高血圧（78%）を背景に、突発的な呼吸心停止（26%）または肺高血圧に関連した症状（26%）で亡くなることがわかりました。人工呼吸を要した子どもは88%で、このうち29%が少なくとも一度は人工呼吸管理を離脱できました。退院できた子どもは21%でした[16]。現時点で最も良好な生命予後を示しているのは、2022年に玉置祥子先生、岩谷壮太先生らがAJMG誌に報告した兵庫県立こども病院の調査です。2013～2017年に出生した子ども27人の1年生存率は59.3%でした[17]。詳細は岩谷先生、玉置先生が執筆した第2章2節（p.79）をご参照ください。以上から、新生児集中治療が生命予後を向上させることは確立したエビデンスであると言えます。

2. 食道閉鎖に対する根治術は特別な危険性なく行われ、生命予後および生活の質向上につながる

　18トリソミー症候群のある子どもにおける食道閉鎖は、絶対的予後不良因子とされてきました[12]。筆者らは、長野県立こども病院と愛知県心身障害者コロニー中央病院（現 愛知県医療療育総合センター中央病院）との共同研究で、食道閉鎖に対する手術の有効性を明らかにし、2013年にAJMG誌に報告しました。食道閉鎖を合併していた24人のうち9人が姑息術のみ（胃ろうなど）、3人が胃ろうと気管食道ろう分離、10人が一期的根治術（食道端々吻合および気管食道ろう分離）、5人が二期的根治術（胃ろう造設し、全身状態安定後に根治術）を受けました。麻酔に伴う合併症はなく、手術に関連して亡くなることはありませんでした。17人が経腸栄養を開始でき、3人が経口で栄養摂取できるようになりました。根治術を受けた子どもの1年生存率は27%、退院率は20%でした。生存期間中央値は、一期的根治術を受けた子どもでは25日（範囲：2〜694日）であり、二期的根治術を受けた子どもでは518日（範囲：32〜1,786日）でした。大多数の子どもの死亡原因は心疾患に関連したものでした。食道閉鎖に対する根治術は生命予後と生活の質（自然な形での栄養摂取・退院の可能性を広げる）の向上につながることから妥当な選択肢と位置づけられ、心疾患へのより良い治療を行うことができればさらに生命予後は向上することが示されました[18]。詳細は髙見澤滋先生が執筆した第2章4節（p.105）をご参照ください。なお、この研究成果は2014年5月27日付信濃毎日新聞で報じられました。そのなかで、長野県立こども病院元院長の石曽根新八先生は、「*寿命を決めるのは本人が持っている能力であって、18トリソミーだから治療しないと医師が決めるのはおこがましい。手術で肺炎になることさえ防げば、体への負担が軽くなり、患者本来の寿命を全うできる。その科学的根拠を示した研究として評価できる*」とコメントしています。

3. 心臓手術は軽度から中等度の複雑さを伴う先天性心疾患をもつ子どもの生命予後を向上させ、在宅生活の可能性を広げる

　18トリソミー症候群のある子どもの90%ほどが先天性心疾患をもつとされ、そのうち90%は二尖大動脈・肺動脈弁や結節といった弁の異常（polyvalvular disease）を伴った心室中隔欠損（ventricular septal defect：VSD）です。残る10%ほどは両大血管右室起始（double-outlet right ventricle：DORV）、房室中隔欠損（atrioventricular septal defect：AVSD）、ファロー四徴症（tetralogy of Fallot：TOF）、左心低形成などの複雑心奇形です。心房中隔欠損（atrial septal defect：ASD）、動脈管開存（patent ductus arteriosus：PDA）も50%以上の子どもに見られ、大動脈縮窄（coarctation of the aorta：CoA）をもつ子どもも少なくありません[1,19]。2つの代表的なpopulation-based studyでは、先天性心疾患の存在は生命予後に影響しないとしています[15,20]。しかしながら、これらは手厚い医療が提供されず、心不全・肺高血圧の増悪以前に無呼吸など呼吸上の問題で亡くなる子どもが多い集団を対象とした観察であるためであろうと推測されます。現

在、先天性心疾患は、食道閉鎖の根治術を含め新生児集中治療を行った場合に生命予後を決める最も重要な因子と認識されています[16,18]。

心臓手術の有用性に関する初めてのまとまった報告は、2004年に発表された、グラハム（Graham）先生らによる欧米の小児心疾患登録システム（the Pediatric Cardiac Care Consortium）のデータに基づくものです。18トリソミー症候群のある子ども24人に対して心臓手術（根治術、姑息術）が行われ、86％（21人）が生存退院しました[21]。日本では、金子幸裕先生、小林城太郎先生らによる日本赤十字社医療センターでの手術を含めた治療経験が先駆けとなりました。PDAに対する薬物治療（インドメタシンまたはメフェナム酸による動脈管閉鎖、PGE1による動脈管の開存）も手術（根治術、姑息術）も行われなかった時期の10人、薬物治療のみ選択肢に入れられた時期の5人、薬物的治療も手術も選択肢に入れられた時期の7人を比較すると、両治療が選択肢に入れられた群では他の群に比べて統計学的に有意に長い生存期間であり、薬物的治療と手術を組み合わせることで、生命予後の向上を期待できる可能性があることが示されました。心臓手術を選択肢に入れることで、他の合併症への積極的な治療が促されたとも考えられ、医療者の治療意欲の増加、親の治療への積極性なども、予後の改善に関係した可能性があると考察されています[22]。その後、国内外から心臓手術に関する報告が続きました。

2023年、米国胸部外科学会が主催した専門家会議が行われ、2024年に「2023年エキスパートコンセンサス文書：先天性心疾患のある13トリソミーおよび18トリソミー児の治療に関する推奨」を発表しました。18トリソミー症候群における世界初の学会公認の診療指針と位置づけられ、歴史的な出来事であったと言えます。主要な推奨事項は「軽度から中等度の複雑さを伴う先天性心疾患のために病棟または新生児集中治療室から退院できない18トリソミー症候群のある子どもにおいて、心臓手術は妥当な選択肢である」というものです[23]。詳細は前田潤先生が執筆した第2章3-a節（p.88）をご参照ください。日本全国の新生児集中治療室において、この推奨が、18トリソミー症候群のある子どもの先天性心疾患の治療方針を決める上での道標になることが期待されます。

8 診療姿勢における歴史的変遷

18トリソミー症候群は、厳しい生命予後と生存している子どもにおける重度精神運動発達遅滞をふまえ、緩和的アプローチが主流でした。欧米においては、先天異常症候群の世界的アトラスである"Smith's Recognizable Patterns of Human Malformation"の記載が広く知られています。1970年発行の第1版から1988年発行の第4版[24]に至るまで、18トリソミー症候群のある子どもの新生児期のケアについては、「*診断がついたら延命のためのあらゆる医療行為の制限を推奨する*」と記載され続けました。日本においては、東京女子医科大学母子総合医療センターでの取り組みを故 仁志田博司先生らがまとめた「新生児

医療における Medical Decision のクラス分け」[25] が 1 つの指針として認識されていました。その中で、18 トリソミー症候群は、13 トリソミー症候群とともに、無脳症、重度仮死状態で出生した 500g 未満の超低出生体重児、人工換気中に高度の頭蓋内出血を伴い神経学的反応が見られなくなった子どもらと同じく Class C「現在行なっている以上の治療は行わず一般的養護（保温、栄養、清拭および愛情）に徹する」に分類されました。

1994 年に発表された SOFT の会の調査結果[11] など自然歴に関するエビデンスの蓄積に加え、新生児集中治療における親の意思を尊重する潮流を背景とし、18 トリソミー症候群のある子どもに対する診療のあり方は変化を遂げました。"Smith's Recognizable Patterns of Human Malformation" における記載は、第 5 版（1997 年）[26] より「*13 および 18 トリソミーに対する新生児期のケアについては、診断がついたら延命のための侵襲的治療の制限を真剣に考慮すべきである。しかし、子どもの病状や両親の心情を考慮し、個別に対応しなければならない*」と改訂され、2021 年に出版された第 8 版でも変わっていません。

2004 年 3 月、18 トリソミー症候群、13 トリソミー症候群を代表とする重症障害新生児に対して、医療スタッフの意見が優先された画一的な診療（多くの場合、制限的・緩和的）になっていたことへの反省に基づき、「重篤な疾患を持つ新生児の家族と医療スタッフの話し合いのガイドライン」[27] が発表されました。これは、特定の疾患における治療・管理マニュアルではなく、「こどもの最善の利益（the best interest of the baby）」のために親と医療スタッフが対等に話し合うための理念を示したガイドラインであり、日本の新生児医療における歴史的な出来事でした。このガイドラインにより、18 トリソミー症候群や 13 トリソミー症候群のある子どもに対して制限的・緩和的アプローチがマニュアル的に決められていた施設においても、親と医療スタッフが話し合いを重ね、児の生命予後・生活の質を向上させるための様々な選択肢が検討されるようになりました。このガイドラインの精神は、2012 年 4 月に日本小児科学会が制定した「重篤な疾患を持つ子どもの医療をめぐる話し合いのガイドライン」に受け継がれ、10 年余を経て 2024 年 7 月に改訂版が公開されました[28]。詳細は福原里恵先生の第 1 章 6 節（p.56）をご参照ください。

9　おわりに

18 トリソミー症候群における自然歴のエビデンスおよび包括的健康管理と支援について紹介しました。これをふまえて、2024 年 8 月現在での 18 トリソミー症候群のある子どもへの最適な診療のあり方を示します[29]。

①「通常の重症児のように」、深刻な予後（生命、神経学的）を医療スタッフと家族が共有し、信頼関係に基づき対等な姿勢で向き合う。子どもにとっての最善の利益をめざして話し合いを重ね、刻々と変化する病状に合わせたきめ細やかな医療的ケア、療育的支援、家族へ

の心理社会的支援を重ねていく。

②出生前に診断される場合、医療スタッフは親を共感的に迎え、胎児を価値ある存在として認めながら、自然歴や親の思いに関する最新のエビデンスをもとに継続的な話し合いのなかで、意思決定を進めていく。分娩様式は十分な情報を提供された親が決める形がよいであろう。

③出生後に診断される場合、まずは子どもの生存にとって必要な蘇生を行い、標準的な新生児集中治療（内科的管理：呼吸・循環・栄養・感染管理、ファミリーケア）を導入する。先天性心疾患や食道閉鎖に対する外科的治療は、子どもの状態から有用性が高い（生命予後、生活の質を向上させる可能性がある）と判断されれば前向きに検討する。体調が許せば療育的支援、また適切な福祉的支援の導入を考慮する。

こうした医療は、すべての子どもに対して最高水準の集中治療を提供し、同時に子ども本人の尊厳と家族ケアを重視し進めてきた日本の周産期・小児医療であるからこそ実現できる、世界に誇るべき高質な医療であり、守っていきたい大切な「文化」です。

謝辞

ステイシー（Stacy）さんの素敵な写真を提供していただきましたSOFTの会・前会長 Barb VanHerreweghe さんに深謝いたします。ステイシーさんは2017年、36歳で逝去されました。その姿は日本における18トリソミー症候群関係者（家族、医療スタッフ）に勇気を与え続けてくれました。心からの感謝の気持ちをお空に届けたいと思います。

18トリソミー症候群のある子どもへの積極的治療に地道に取り組み、エビデンスを作り上げてきた日本の周産期医療・小児医療関係者の方々、我が子を必死に守ってこられた家族の皆様、献身的な活動や実態調査への協力を通じて医療を大きく変えてきた18トリソミーの会の皆様、そしてその全存在をかけて生命の尊さを示し続けてきた子どもたちすべてに、心より敬意を表します。

参考文献

1) Carey JC. "Trisomy 18 and trisomy 13 syndromes". Management of Genetic Syndromes 4th ed. Cassidy SB, et al, eds. Hoboken, Wiley-Blackwell, 2021, 937-56.
2) Edwards JH, et al. A new trisomic syndrome. Lancet. 1 (7128), 1960, 787-90.
3) McKusick VA. John Hilton Edwards 1928-2007. Nat Genet. 39 (12), 2007, 1417.
4) Carey JC. In memoriam. John H Edwards, MD. Am J Med Genet. 146A (24), 2008, 3115-6.
5) 古庄知己. 日本における18トリソミーの予後. 日未熟児新生児会誌. 19 (1), 2007, 38-42.
6) 古庄知己. 18トリソミーの自然歴およびマネジメントの確立をめざして. 日児誌. 114 (4), 2010, 637-45.
7) 古庄知己. 13トリソミーを持つ児, 18トリソミーを持つ児へのエビデンス・ベイスト・マネジメント. 日周産期・新生児会誌. 55 (5), 2019, 1170-4
8) 古庄知己. 13トリソミーを持つ児, 18トリソミーを持つ児への外科的介入を含めたマネジメント. 日周産期・新生児会誌. 56 (4), 2021, 567-71.
9) 古庄知己. 周産期医学に関する倫理 18トリソミー, 13トリソミーのある児をめぐるマネジメントのあり方に関する近年のパラダイムシフト (Ethics in Perinatal Medicine Recent paradigm shift in the management of children with trisomy 18 or 13). 日周産期・新生児会誌. 58 (4), 2023, 956-8.

10) 西 恵理子. トリソミーのすべて：NIPT の時代に（Down 症候群 ,18 トリソミー症候群 ,13 トリソミー症候群）Ⅰ. 基礎・全体像　13 トリソミー症候群や 18 トリソミー症候群をもつ子どもへの包括的医療（自然歴 , 健康管理指針）. 小児科診療. 86（9）, 2023, 1037-45.

11) Baty BJ, et al. Natural history of trisomy 18 and trisomy 13：II. Psychomotor development. Am J Med Genet. 49（2）, 1994, 189-94.

12) Kosho T, et al. Natural history and parental experience of children with trisomy 18 based on a questionnaire given to a Japanese trisomy 18 parental support group. Am J Med Genet A. 161A（7）, 2013, 1531-42.

13) Janvier A, et al. The experience of families with children with trisomy 13 and 18 in social networks. Pediatr. 130（2）, 2012, 293-8.

14) Guon J, et al. Our children are not a diagnosis: the experience of parents who continue their pregnancy after a prenatal diagnosis of trisomy 13 or 18. Am J Med Genet A. 164A（2）, 2014, 308-18.

15) Rasmussen SA, et al. Population-based analysis of mortality in trisomy 13 and trisomy 18. Pediatr. 111（4）, 2003, 777-84.

16) Kosho T, et al. Neonatal management of trisomy 18: clinical details of 24 patients receiving intensive treatment. Am J Med Genet A. 140A（9）, 2006, 937-44.

17) Tamaki S, et al. Improving survival in patients with trisomy 18. Am J Med Genet A. 188（4）, 2022, 1048-55.

18) Nishi E, et al. Surgical intervention for esophageal atresia in patients with trisomy 18. Am J Med Genet A. 164A（2）, 2013, 324-30.

19) Jones KL. "Trisomy 18 syndrome". Smith's Recognizable Patterns of Human Malformation 8th ed. Jones KL, ed. Philadelphia, Elsevier Saunders, 2022.

20) Embleton ND, et al. Natural history of trisomy 18. Arch Dis Child. 75（1）, 1996, F38-41.

21) Graham EM, et al. Effectiveness of cardiac surgeries in trisomies 13 and 18 (from the Pediatric Cardiac Care Consortium). Am J Cardiol. 93（6）, 2004, 801-3.

22) Kaneko Y, et al. Intensive cardiac management in patients with trisomy 13 or trisomy 18. Am J Med Genet A. 146A（11）, 2008, 1372-80.

23) St Louis JD, et al. The American Association for Thoracic Surgery（AATS）2023 Expert Consensus Document: Recommendation for the care of children with trisomy 13 or trisomy 18 and a congenital heart defect. J Thorac Cardiovasc Surg. 167（5）, 2024, 1519-32.

24) Jones KL. "Trisomy 18 syndrome". Smith's Recognizable Patterns of Human Malformation 4th ed. Jones KL, ed. Philadelphia, WB Saunders, 1988, 16-9.

25) 仁志田博司ほか. 新生児医療における倫理的観点からの意志決定（Medical Decision Making）の現状. 日新生児会誌. 23（1）, 1987, 337-41.

26) Jones KL. "Trisomy 18 syndrome". Smith's Recognizable Patterns of Human Malformation 5th ed. Jones KL, ed. Philadelphia, WB Saunders, 1997, 14-7.

27) 公益社団法人 日本新生児成育医学会ホームページ内 https://jsnhd.or.jp/doctor/pdf/guideline.pdf（2024.8.27 アクセス）

28) 公益社団法人 日本小児科学会ホームページ内 https://www.jpeds.or.jp/uploads/files/20240802_hanashiaiGL.pdf（2024.8.27 アクセス）

29) 古庄知己. "先天異常と遺伝". 新生児学入門 第 5 版. 仁志田博司編. 東京, 医学書院, 2018, 372-96.

2 18トリソミーのある子どもの家族の思いに関するエビデンス

櫻井浩子

1 はじめに

2001年3月に「18トリソミーの会」を設立し、20年の歳月が流れ、18トリソミーのある子どもへの治療方針、予後、またケアの姿勢が変わりました。18トリソミーのある子どもへの医療の変化は、日本の新生児医療の1つの象徴といえるかもしれません。

他方で月日は経っても、私たち家族が子どもを思う気持ちはいつの時代もあたたかく、子どもの港であり続けています。本稿では18トリソミーのある子どもの家族の思いと、NICUにおける家族の観点について記していきたいと思います。

2 子どもへの家族の思い

2003年5月から8月にかけて、「18トリソミーの会」では当時の会員を対象に、医療、生活、福祉、心理面にわたる包括的な調査を行いました。私たちが実施した調査は、全国規模で行われた我が国初の18トリソミーのある子どもの実態について調べたものです。世界的には、米国SOFTとユタ大学小児科のグループが1992年に行った13トリソミーおよび18トリソミーの健康面の調査に次ぐものであり、医療、生活、福祉、心理面にわたる包括的な調査としては世界初です。この調査は論文化され、2013年5月に国際ジャーナル『American Journal of Medical Genetics, Part A』に掲載されました[1]。このことは、私たちの調査が国際的、かつ学術的に意義のあるものと認められた証です。古い調査と思われるかもしれませんが、わが子を思う家族の気持ちは、約20年経った今でも変わることはありません。

トピックス別に子どもへの思いを詳しく見ていきたいと思います。

1. 初めての対面

妊娠がわかってから親は、日々大きくなるおなかや胎児のエコー写真を見ながら、どのような気持ちを抱え、将来を想像し、妊娠期間を過ごしているのでしょうか。多くの親が元気な五体満足の子どもの誕生を祈りながら、新品のベビー用品を購入したり、新しい家族との生活に夢を託していくでしょう。しかし、妊娠または出産直後に子どもに18トリソミーがあるとわかり、初めての対面のときのわが子に対する感想は、次のようなものでした。

- 管とかいろいろ治療された後で、かわいそうだと思った。
- 自分の子どもと半分認めたくない。外表奇形があったため、怖かった。
- 小さい、なんて小さいの、なんでこんなに小さいの。
- このように産んでしまって申し訳ない気持ちでいっぱいだった。かわいいと思ったし、いとおしいとも思ったが、「ごめんね」としか言えなかった。
- 五体満足に産んでやれなくて、申し訳ない。
- すごくかわいい。そして美人だ。私の赤ちゃん、今まで見た赤ちゃんのなかで一番かわいい。
- 帝王切開の痛みが残っていたが、初めて会えて抱っこできた喜びでいっぱいだった。
- ああ、頑張っているんだ。

　思い描いていた子ども像との違いに対する戸惑い、子どもが受けている治療の負担に対する気持ちや亡くなってしまうかもしれない不安と悲しみ、さまざまな気持ちを抱いていました。一方で、子どもの可愛さや、やっと会えた喜びを感じている親もいました。親のこころのなかには、両者のどちらか一方が存在するのではなく混在しているものだと思います。日々揺れ動く気持ちのバランス表現であって、どちらが正しいとか、こうあるべきということはなく、ましてこころの戸惑いを持つことが否定されるものでもありません。

　そして、わが子に18トリソミーがあることがわかったとき、親は自身の「障がい観」「死生観」「倫理観」などと向き合いながら、ゆっくりとこころのなかで折り合いをつけていくのです。表1に家族の声を示します。

2. お子さんの一番のチャームポイントは？

　たとえ発達がゆっくりであっても、首がすわったり、寝返り、はいはい、独り歩きができることもあります。親やきょうだいとのコミュニケーションのなかで、あやし笑いができた、喃語を話した、言葉を理解した、言葉を話した子どももいました。また、親が感じる子どものチャームポイントとして、すべて、大きな目、ふくよかな頬、笑顔であり、また、多指症や18トリソミーの特徴の1つである手指の重なりを魅力としてあげた方もいました。

- おいでおいでをしている左手です。
- 右の手の親指の横に、指のなりかけがあり、それがアメリカンチェリーぐらいの大きさで自分の遊び物のように振り回して遊んでいた。反対の手は指が6本あり、ちょうど親指に対して、直角にあり、顔のところにあてて、わかっていないけど、こちらからみるとかわいかった。
- 左手の親指の付け根の骨が欠損しているとき、夫と「魔法のおてて」と呼んでいた。
- 手が小さくて指先は丸くて、胎児のような小さな丸い手で、どんなしぐさをしていてもかわいく見える。
- 右手をグーの手でネコ招きのようなポーズを取っているとき、すごくかわいいです。

第Ⅰ章 18トリソミーの理解のために

2 18トリソミーのある子どもの家族の思いに関するエビデンス

表1 子どもへの家族の思い（「18トリソミーの会」の調査） ＊原則として調査への記入のまま掲載しました。

調査時点での年齢	性別	染色体核型	お子さんの一番のチャームポイントは？	お子さんはどんなときに一番うれしそうですか？	親御さんが「うれしい 生まれてきてくれてよかった」と思うときはどんなときですか？	大変だなあと思うのはどんなときですか？
6日	男児	F	おいておいてをしている左手です。パパにそっくりなクリクリのカールの髪の毛。わたしに似てて高い鼻。	天使になる瞬間、ママと私が「抱っこ」したとき。とても可愛いらしいお顔でした。	子どもの存在がある（いる）とき。子どもと出会えたこと。子どものその名を呼べるとき。子どもの思い出、全てにおいて。	子どもが現実にいないことを思い知らされたとき。心が苦しい。
8日	男児	F	生命力のある毎日。覗き込むとしっかり見つめかえしてくれる。つぶらな瞳でした。ちょっとウセのある細い髪の毛。	母乳を直接吸っているとき、お兄ちゃんがいるとき。	息をして そこにいるだけで	
14日	男児	F	ぱっちりお目々で、キョロキョロしていたところ。おちょぼ口。時々口をすぼめてんからせる仕草をしてくれた。	保育器から出して抱っこしてあげたとき	小さな体で生きて生まれてきてくれたことがうれしかった。	
18日	男児	F	大きなおめめで、じっと見てくれる。だっこされると満足そうに目を細める。吸引されるとイヤそうな顔をする。	抱っこ。母乳を含ませた綿棒を吸う（後で吸引されるのに・・・）。	生まれたとき泣いてくれた。姿を見るだけでうれしかった。	せっかくオッパイを含ませてもらったのに、おなかに入らないとき
27日	男児	F	笑顔	抱っこしているとき	全て！！ いつでも！！	
31日	女児	F	笑顔		言葉に反応して、笑ってくれたとき	呼吸が止まったとき
37日	女児	U	全部！	お風呂からあがって毛布に包まっているとき	私たち夫婦の隣にいてくれているとき	大変でなあとは思わなかったけど、医者にもわからないであろう我が子が自分たちのもとからいなくなってしまう日が怖くて考えたくなくて、いたたまれなかった。
37日	男児	F	右の手の親指の横に、指のかけらがあり、それがアメリカンチェリーくらいの大きさで自分の遊び物のように振り回して遊んでいた。反対の手は指が6本あり、ちょうど親指に対して直角にあり、顔のところにみえるとかわいかった。			
57日	男児	F	開けるとかわいい目、小さな口。ちいさな声、全部かわいかったです。	カンガルーケアのとき（安心してぐっすり眠る）、父母、兄姉など面会のとき（看護師さんたちの話によると、面会後は表情が良かったそうです）、抱っこしてくれるときとき、沐浴。	母乳（ピン）を口から飲めたとき、声を出して泣くことが出来たとき、気持ち良さそうに眠っていると、抱いておけられたとき、毎日会えたこと、生きてくれた時間	チアノーゼが爆発するようになり、無呼吸発作が増したとき
58日	男児	U	大きな目。といより 全部、息子のものがかわいかった。	お風呂が大好きでした。ひざの上に乗せて手を持ってちょっとしたダンス（？）をすると、笑顔でした。	未熟児室の園長さんに、「今の顔、お母さんにそっくり！」と言われたときはうれしかった。	特に大変だと思ったことはなかった。
68日	女児	F	目、口（ウン泣きする日）	頭をナデナデしてもらったとき。ミルク飲んでごーいいと誉められたとき	常に思っている	

調査時点での年齢	性別	染色体核型	おこさんの一番のチャームポイントは？	おこさんはどんなときに一番うれしそうですか？	親御さんがうれしい/生まれてきてくれてよかったと思うときはどんなときですか？	大変だなあと思うのはどんなときですか？
68日	女児	F	パパに似ている大きな目	パパとママが会いに来てくれたとき	抱っこしているときに、酸素の値、心拍数が安定していて、落ち着いているとき。毎日、産まれてきてよかったと思う。	毎日1時間かけて面会に行くこと。行ってしまえばかわいい顔を見て、疲れも吹っ飛ぶけど、行くまでの運転が大変。家の仕事との両立。
73日	女児	F	クリクリした丸い目。長いまつげ	口からミルクを飲めたとき。お風呂に入っているとき。	ただいてくれるだけでとても嬉しかった。顔を見るだけで パパもママはメロメロでした。	家に帰って、なんでここにあの子は帰ってくることが出来ないのだろうと思ったときが、一番辛く大変だった。
75日	女児	F	ぷっくりしたほっぺ、おちょぼ口	おしゃぶりをしているとき。なでなで、トントン	子どものぬくもりを感じたとき。[生きている]尊さを感じた。	NICUの面会に2度行くこと、重度な子は面会時間に融通を効かせて欲しい。夜中は当直医もいて、NICUには看護師がひとりだったので、不安で仕方がなかった。
75日	男児	F	目	ママとカンガルーケアを行うとき	そこにいてくれるときはいつでも	どんなに大変であっても、自分の子どもなら気にならない
84日	女児	F	全部。強いて言えば、クリクリお目目。お腹がすいたとき、注入時おっぱいを吸うように口をむにゅむにゅとところ。注入はいらないのに、味わっているようにチュチュしていた。	お風呂より。お風呂からあげてタオルに包まれるときまで泣いていたのが泣き止み、目をクリクリさせて、気持ち良さそうにスッキリした表情でしばらく起きていた。そのうちトロ〜ンとしてて、いつのまにか愛でしまう。	いつも産まれてきてくれてありがとう。頑張っているところ。やはり抱っこしているときは、その思いは強くなった。	それが限りのあるもの思えば、大変と感じることは無かった。もっといろいろやらせてという気持ち、何よりこの子のために出来ることがうれしかった。むしろ、家事や上の子の世話の方が大変だったのかな。
88日	男児	F	クリクリの目	抱っこ	一緒にいられるとき、身体に触れているとき	3時間おきのミルク。朝方特によく忘れてしまって困りました。
89日	女児	F	ぱっちりした目。小さな鼻・口。かしこそうな顔。でも、ぐ〜の手も、てっぺった後頭部も産毛の多い背中も親にとっては愛すべきところでした。	抱っこしたとき。目が生き生きしていて、よく声を出した。	抱っこしているとき、ウンチをしたり、しゃっくりをしたり、生きている印を見せてくれたとき。入浴させていたとき。	鼻にチューブを入れるとき、泣くことが心臓に負担になるので、泣かせないようにするとき。
98日	女児	F	大きな目。くるんとしたまつげがかわいいのです。	私が抱くと、安心するのかよく寝ます。	全て	毎日の通院。長男のことを考えながら、ずっと病院にいるのはつらかった。
107日	女児	F	長いまつげ、ふさふさの髪の毛。看護師や婦長さんの前で、私がふざけて[まつげの長さは、ママと交換しよう]と言っては大笑いされました。	1つには決められませんが・・・カンガルーケアでパパの胸の上で スヤスヤ眠っていたとき。清拭のとき、泡を沢山立てて押ったガーゼでさすってあげているときの[う〜ん]という顔。ウンチだらけのオシリに気づいて取り替えてあげたときの顔。	小さいなりに色んな表情を見せてくれました。病院側からもすごく豊かな子どもと言われました。小さいなりに豊かな表情で 私に色々を伝えてくれたとき、それをやってあげられたとき、すごく絆を感じました。	身体が追いつかなかったのかもしれません。実感として、大変だった、大変と心配している。余り大変、大変と感じていなかった。子どもが小さなことはず、小さな身体で苦しかったんだろう。今思えば、私の実家から約45分かけて毎日通っていたのですから、産後すぐの身体は負担だったし、父親も週末3時間かけて通うのも金銭的、時間的、体力的、精神的、全て大変だった。

第Ⅰ章 18トリソミーの理解のために

2 18トリソミーのある子どもの家族の思いに関するエビデンス

調査時点での年齢	性別	染色体核型	お子さんの一番のチャームポイントは？	お子さんはどんなときに一番うれしそうですか？	親御さんがうれしい／生まれてきてくれてよかったと思うときはどんなときですか？	大変だなあと思うのはどんなときですか？
107日	女児	F	大きなおめめ	テレビを観ていると き（なぜかテレビを一生懸命観ているんです！）。かわいくて仕方ないです（今でも）。なぜかデコもモモも見ると、泣き止む、なんでだろう～？？？	24時間全てであります（今でも）。かわいくて仕方ないです。普通分娩で産声を聞いたときは、本当にうれしかった。	夜、寝れなかった…。ミルクを飲ませるのに、点滴みたいな容器でゆっくり入れるので、夜中は途中で寝たことも…。でも病院に行きやすい環境だったし、病院側がつくってくれていたので、心配なとき鼻カテ抜けたときは、すぐ行けていたので、それが心の負担をすごく軽くしてくれていた。
137日	女児	F	お目目パッチリ、まつげもお兄ちゃんに似て長い。	カンガルーケア。お兄ちゃんがとてもしあわせだと思う（面会はブラインド越しですが）。	前向きに（病気のことを受け入れることが出来て）頑張れるようになってから、今現在、そして今後もそう思い続けると思う。	
146日	男児	F	くりっとした大きな目。親指の付け根の骨が欠損しているとき、わからないが、髪を洗うやると、ホーッという口になり、大人しくしているおて〜」と呼んでいた。	表情がなかったので、わからないが、髪を洗うやると、ホーッという口になり、大人しくしていた。	抱っこしてできのぬくもりを感じたとき。「頑張って生まれてきてくれて、私を母親にしてくれてありがとう」と思ったことだけど。	一日に摂取できるミルク分量が決まっていたので、泣いてずっとついていても、とにかく抱っこであやすとしかできなかった。泣き声もくれない時は、心臓に負担がかかると思い、気が気ではなかった。真冬の寒い時期に在宅にもどったので、室温調節の気を使った。 3時間後とのミルク注入。一晩ぐっすり眠りたいと思ったが、それができる時は、このこの存在もなくなるときだと思うと、すごいジレンマを感じた。
148日	女児	M	4ヶ月に入り、あやすと笑ったり、声をフンフンさせるところ。眠いとき、満足したときにできるなん語のようなものが、すごくかわいかったです。	外に出たとき。キョロキョロとあたりを見回していました。	満足して眠ってくれるとき。	嘔吐・吐き気が頻回しそうだったり、採血や処置などの苦しむ姿勢を見なくてはいけないこと。 毎日の寝不足。
164日	男児	F	玉ねぎのようなヘアースタイル。寝返りをしようと頑張っている姿。お風呂のときはとても気持ちよさそうでした。	入浴時はいつも気持ちよさそうでした。抱っこしてもらっているときも、うれしそうだったかな…。	家族皆で、楽しく平和な時間を過ごせたとき	お口からミルクを飲めなかったので、おなかがすいて泣いていたしても、自分の口からミルクが飲めないから、満足感を感じるまでずっと泣いているとき。
179日	女児	F	手を握って歌を歌いながら、手足を動かしてやると、うれしそうな顔をしてくれた。お風呂に入ったとき。	手を握って歌を歌いながら、手足を動かしてくれた。うれしそうな顔をしてくれた、お風呂に入ったとき。	家族が揃って、子どもを囲んで過ごすとき。おだやかな時間の中で、平凡だけどこれが幸せというものなんだと実感しました。	自分の睡眠不足。他の子どもたちの生活もあるので、あれこれ一人でやるのは、きついこともあった。
182日	男児	F	プクプクのほっぺ	お風呂	穏やかな寝顔	
185日#	女児	F	目が大きく笑顔がかわいいところ	遊んでもらっているときと抱っこのとき	抱っこして笑ったとき	夜中のミルクのときと泣いているときとサチュレーションが下がるときとミルク時にダンピングがあり、サチュレーションが下がるとき

調査時点での年齢	性別	染色体核型	お子さんの一番のチャームポイントは？	お子さんはどんなときに一番うれしそうですか？	親御さんがうれしい／生まれてきてくれてよかったと思うときはどんなときですか？	大変だなぁと思うのはどんなときですか？
196日	女児	F	目がクルクルしてかわいらしかった。ただ一人目が大きかったので、姉たち娘が一番大きさってかわいかったと言っている（4人姉妹の中で、ただ一人目が大きかったので、姉たち娘が一番大きさって言っている）	抱っこして歩きまわると機嫌が良かった。	抱っこしたり、お風呂に入れたり、日常のなにげない行動ができた時は嬉しかった。NICUで百日のお祝いをケーキ持参でテーブルの人たちと一緒にできたときは、思わず泣いてしまいました。今日明日にも死んでしまうような気持ちを言われていたので、ケーキでお祝いができたことはすごく嬉しかった。	
233日	女児	F			産まれてからずっとNICUだったので、面会に行く度にちゃんと生きていてくれること。そこにいてくれること。少ししか生きられないと言われたのに、7カ月も頑張ってくれている。	
236日	女児	F	目がパッチリ、クリクリと大きくてかわいい。まつげが長い付けるおちゃら髪。おちら口	姉兄と一緒に遊んでいるとき、ホッペをさすってあげたりあやしたり、お風呂が好きで気持ち良さそうに入っていた。姉兄と一緒に行ったピアノ教室で全て機嫌が良かった。	笑顔！を見たとき	体調を崩した時の入院生活。夜泣き。おっぱいを上げられなかったこと。外出できないこと（一緒に車では移動しているが、外で遊べないこと）
249日 #	女児	F	つぶらな瞳。眠くなると、寄り目になるところ。お風呂に入ると気持ち良さそうな顔。	抱っこして散歩をしているとき。キョロキョロですが気持ち良さそうに寝てしまう。お風呂上がり。	いっぱい抱っこができたこと。今、そこにいてくれること。	気管切開の吸引。おっぱいにつかないといけないこと。午前4時まで母が担当。4時から8時の出すまでは父が担当。少しの熱や鼻水ですぐこのまま死んでしまうのでは？と不安になること。
249日	男児	F	笑顔、瞳。	抱っこしたとき	抱っこしたり、お世話をできる幸せを感じられるとき	3時間おきのミルク。痙攣が頻繁に起こること
298日	女児	F	クリクリの目とくーの手。突然笑った笑顔。	くすぐってかまってあげるとき	かわいい笑顔を見るとき。会いに行くと元気な目が目にになるとき。抱っこしているとき（子どもと接していると全てかわいい！）	時間の取り方で家族と合わないこと。
343日	女児	F	パッチリした大きな目	お兄ちゃんが近くにきてくれたとき。家族が全員揃って会話しているとき。	お兄ちゃんが近くにきて、娘が私たちの側について笑ってくれることが何より嬉しかった。	
354日 #	女児	U	笑顔	抱っこしたとき。あやしたとき。お風呂に入っているとき。	子どものうれしそうな顔を見るとき。おねえちゃん、おねえちゃんと呼んでいるとき。	生後1〜4カ月でミルクを口から飲んでいたときは、時間もかかり量も飲めず、必ず定で飲ませていたので、とても大変でした（経管のため）。今は手がかからない、夜もよく寝てくれるので助かります。外出の時は、ミルクの時間を調整したり、いつも用件のみですぐ帰るようにしているので、少し大変。お姉ちゃんの行事などに見てもらおうと調整するのが大変（親には見てもらえない。他界）

第Ⅰ章 18トリソミーの理解のために

❷ 18トリソミーのある子どもの家族の思いに関するエビデンス

調査時点での年齢	性別	染色体核型	お子さんの一番のチャームポイントは？	お子さんはどんなときに一番うれしそうですか？	親御さんがうれしい／生まれてきてくれてよかったと思うときはどんなときですか？	大変だなぁと思うのはどんなときですか？
1歳0月	男児	F	目がパッチリしていてまつげがすごく長い。アンパンマンが大好きで、ビデオをつけるとじーと見ている。若い女の人が好き。メロンの果汁が大好き。口腔ケア用の綿棒にリンゴジュースをつけていつもしゃぶっている。	メロン、リンゴジュースの果汁を飲んでいるとき。プリンを舐めているとき。アンパンマンのビデオを見ているとき。	一緒にいたとき。全部、すべてのとき。	一日一日が大切でした。
1歳0月	男児	U	人なつこくて、笑顔がとってもかわいい。おっきな目。	だっこして遊んでいるとき、おふろに入っているとき	なにげない日常生活を家族3人で過ごせること。	通院。外出→携帯酸素での移動
1歳0月#	女児	F	大きなクリクリの目	お風呂は嫌いだが、風呂上がりがとても気持ちよさそうにしている。	面会のとき、調子が良くて機嫌よさそうな様子を見ているとき	呼吸がしんどくない、苦しそうなどしていないとき
1歳0月	女児	U	笑顔	あやしているとき、お風呂に入っているとき	笑顔があるとき	夜中、泣くとき。経管栄養のため、時間をかけてミルクを飲ませているとき。
1歳1月	女児	F	笑顔、かわいい声	車に乗っているとき、ママと遊んでいるとき	笑っている顔を見たとき	注入。いつ呼吸が止まるかわからない。
1歳1月	女児	U	笑顔	ミルクを飲んでいるとき、ママに甘えているとき。	笑顔を見たとき、子どもなりの成長を見たとき。	呼吸器や気切した部位の管理。なかなか眠ってくれなくてくぐること。(24時間起きていることがある)大泣きした時(顔色が悪くなる)。
1歳3月	男児	U	ぱっちりの目。長いまつげ	ママに抱かれ、名前を呼ばれるとき(笑う)。頭にスリスリされるとき。	家族のことを見つめてくれているとき（声をする方向に、わかっているように見ている）。笑顔を見せてくれるとき。お兄ちゃんと過ごせる日々。	吸引が多くて大変。消毒、薬など医療的なやることが多い。目が離せない：○無呼吸発作（在宅中、3度ほど死への恐怖と戦った心地がした）。○気管チューブ抜きそうになる（実際は1回抜いてしまい、すぐ入れる）。○嘔吐りをし、チューブをふさがないでまっていたり、タオルケットをひっぱりチューブにかけていたり、他に交代できる人がいない。
1歳5月	女児	F	ミルクを飲ませる前に、お口をパクパクしてスタンバイすること。	ご機嫌で 自分の指を眺めているとき。お風呂も大好き	笑わないけれど、楽しそうに見えるとき。嘔吐りが出来るようになって、ほんの少しでも自由に動けることが嬉しかった。	呼吸が辛そうなとき、眉間にしわを寄せて、苦しそうに首を振る。
1歳7月#	女児	F	笑顔など、全てですね。泣いても何をしていてもすごくこうして一緒に居られることが、すごく嬉しいので、一緒に遊んでいるといてかわいです。	起きている間は、機嫌よく、側に入る人が居ないといやがるので、一緒に遊んでいるとき	少しの変化にもドキドキ心配しますが、どんなことも大変だと思いません。	子ども一人だと時間にも余裕があったのだと思うが、長女、三女もまだいなくて、とても手のかかる時期だったけれど、充分子どもの世話ができず、一日一日過ごすのが精一杯だった。
1歳10月	女児	F	身体を丸めて笑う姿	身体に触れて歌ってあげたり、手遊びの歌、体操、などをしてあげたとき	流産せずに、この世に誕生し、私たちに会いに来てくれた事、それだけで良かった！と思う。	

調査時点での年齢	性別	染色体核型	お子さんの一番のチャームポイントは？	お子さんはどんなときに一番うれしそうですか？	親御さんがうれしい／生まれてきてくれてよかったなぁと思うときはどんなときですか？	大変だなぁと思うのはどんなときですか？
2歳1月#	女児	U	顔をクシャッにして笑うこと	家族皆がいるとき	少しずつですが成長しているときと、たと思うとき	風邪を引いたとき、ウンチが出ないとき
2歳3月	女児	F	つぶらな目、麻呂眉、大きな前歯、おちょぼ口	激しい動き（高い高い）、2歳くらいからは飛び出す絵本、プレイジムで遊ぶこと、お口から手遊び	笑顔を見たとき、スヤスヤ寝ているときの笑顔、何かおしゃべりをしているとき、お口からご飯を食べてくれたとき	風邪を引いたとき、入院したとき、チューブ交換のとき
2歳11月#	女児	F	いつまでたっても玉ねぎヘアー、三角まゆげ、大きな目、かなり形の良い鼻、大きな歯	親や姉にあやされるとき、音の出る玩具、お風呂、プール、比較的良く笑う	けっこういろいろ思っている。反対に障害がい児やその家族を誤解していたことを理解している	眠れないとき、具合が悪いとき
3歳0月#	女児	F	笑顔がかわいい、性格が明るい。手がかいさくて指先から丸くてもちもちのような小さな丸い手です。どんなしぐさをしてもかわいいと見える。目がクリクリしていてかわいい。また、超もかわいい顔かわいい、バカ笑いするのが超かわいい、おもしろい	パパとママの2人と一緒に遊んでもらっているとき、目がモロロロしてよく大声を出して笑う。外出中に（緊張して固まっているときは）ニコニコする。音を歌う。歌好きと急に嬉しそうになってきた。ニコニコ笑ってくれるときは、目があうと、ニコニコと笑ってもらった（右であやすと右に寄って左を見て、左を見て右で見て左見る。優しく身体を動かして、遊んでもらうとき、一緒に横たわって手遊びをするとき、人の目を見てクスクス笑う。	朝起きて、横にコロンと丸まって小さくなってくれい。うなり声を上げながら朝から、ココロコロ転がり続ける。夜中に何度もSpO2を下げる。注入の度に黒を吐き気があり、すごく苦しそうにもかかわらず、弱い子どもを連れて、何度も色々な手続のために、役所に行かなくてはならない。	夜中に軽いケイレンが続き、苦しくして愛してくれない。
9歳1月	女児	F	全部。具体的には、いつもニコニコ可愛い、笑顔。穏やかな性格。ユーモアのセンス。諦めず頑張る強さ、のりの良さ、人懐こさ、仕事、部長が悪くなると目をそらすところ、姉が叱られていると感じると手だけをそらすところ、特技は膝の鼻をだすところ、お助け船を出すけど私…	ともかく、何よりも「人」が好き、話し掛けてもらう、歌ってもらう、一緒に何かをするのが好き。CM、歌番組を見るのが好き、テレビを見るのが好き、スマップ風、モー娘が出るのが好きんで喜んでいる。スポーツ番組も好き、サッカーは家族になる。見ることがかがみがある、大興奮状態になる、歌の授業、好きな課題、好きな課題のときは、目を輝かせてノリノリ。	そこにいてくれるだけで、存在してくれるだけで、今年にいてくれることが、生まれてきてくれた事実だけで嬉しい。生きていた頃は、娘の側にいるだけで皆穏やかな気分になり、和やかな雰囲気に包まれた。今でも娘をするのことがない言い争うときどもが及ぶ笑い顔になるのよ。反抗期の娘の話題が及ぶように話せる。いつもニコニコ笑顔で、仕草だけユーモラス。幸せだけを運んできてくれるような子です。入院をたくさんして辛い治療も沢山経験している子。頑張り屋さんで平気な顔もたんどしませんでした。娘には平凡な日常も輝かせる力があった。石を宝石に変える力だと思います。今でもこれからも家族の宝物なんです。	〈体調の管理〉特に具合が悪い時、入退院の直前、直後の経過観察、受診のタイミング、救急外来の受診など毎回状況が違い、神経を使う。〈在宅時〉24時間介護の生活だったので、他人の手は借りず、家族の行事参加などの調整が大変だった。姉妹で取り組むことにこだわったり。〈通院〉大学病院でしたので、季節が変わっても3時間待ちの点滴を待つ2時間、姉妹を待合室の通路で3〜4時間かかってで入れることもあり、一日がかりで具合が悪いときには、一日がかりでした。
9歳6月	女児	F	笑顔	家族でゴロゴロしたりしているとき、歌や踊りが大好きでした。（テレビ、お祭り、ディズニーランドなど）	家族でゴロゴロしているとき、全て	学校の問題：新しく開校される学校に肢体の子どもの入れ物3年近くに運動しました。（病気のことを隠さず伝えてきたので）先生方は音がつかっていましたが、新しい学校に入るまでは、片道1時間半の通学で親子で頑張りました。

第Ⅰ章 18トリソミーの理解のために

❷ 18トリソミーのある子どもの家族の思いに関するエビデンス

調査時点での年齢	性別	染色体核型	お子さんの一番のチャームポイントは？	お子さんはどんなときに一番うれしそうですか？	親御さんがうれしい／生まれてきてくれてよかったと思うときはどんなときですか？	大変だなあと思うのはどんなときですか？
10歳1月#	女児	F	笑顔	赤ちゃんのお世話が出来るとき（小さいずが大好きです）	いつでも	特になし。将来についての不安ならある
10歳4月#	女児	F	沢山あるけど、いろんな表情をしている顔です。声が出せないが、顔や首を全身で示してくれるわかりやすい娘です。右手をグーの手、ネコ招きのようなポーズを取っているとき、すごくかわいいです。	パパの大きな身体によりかかって、身体を揺らしているときにやっと笑顔を見せてくれます。母である私が抱っこするとパパに抱っこしてくれているときの方がより自身安心しているような表情をしているように見え、ほほ笑ましいです。	（子どもに関して）オムツを換えているとき、抱っこするときはうれしいちそうにしているときはうれしい。たくさんねんねしたあと、コットに戻す時に、大泣きするのを見ると、抱っこの気持ちよさがわかって、少し熱めのお風呂に入ってつかっているとき、気持ちよさそうにしているのがうれしい、ミルクが消化されている、ウンチが出たら、ソファうして教えてくれる、などたくさんある。できていないことなどが、大変な中でも皆と同じことを体験できることがうれしくて仕方ない。健康に産まれてきたことがうれしかったことと言うのは普通のことだと全で新鮮でとてもうれしく思っています。（医療に関して）医師や看護師が名前でも子どもに声を掛けたり、抱っこしてあやしてくれているときの光景を見ているだけでもうれしい、どんな些細なことでもNICUでの様子を教えてくれる担当の看護師さんは楽しい時間を過ごせていて嬉しい。	手を抑制され、思い通り動けない（チューブが外れると危険なので仕方がないのですが…）。揚痰チューブが入っているとき、分泌物が多く、大泣きしているとき、顔色が悪くなるとき、ミルクの経口経口カテーテルを入れるとき、相当なエーエーない、かわいそう。
12歳4月#	女児	U	優しさ	妹・弟で遊んでるとき		他人関係が上手くないこと。物事の先を読むことが難しく、他人の気持ちを考えることが余りできない。
12歳4月#	女児	F	誰からも好かれる笑顔	自分の好きなことをしているとき。内、シール遊び。外；すべり台。	家族の輪を作る太陽になっていること。我が家のアイドル的存在になっていると思うところ。	家を空けるとき、一人置いていけないとき。移動するとき（一人では、まだ歩けないので、PCオーバーカー車イス併用）。
26歳4月#	男児	F	無邪気な笑顔	仕事にうっかり笑い声が出てしまう。弟何かを言うとお兄ちゃんの隣や前に座って、手遊びやりしの言葉（本人はおしゃべりをしている）をワンワン言いながら聞いています。○家族が揃って食卓で会話しているときなど、全員の顔を見ながら手まねしたり、合づちを打ったり、ケラケラ笑ったり。ほんとに楽しそう。○乗り物（特に主人の車）が大好きで、パンダカモを見せただけで朝5時でもバッチリ、乗ってもらせないのが難儀。○赤ちゃんのときから沢山の童謡を身振り手振りで歌ってきたが、今では古い歌もよく知っていて、とても楽しそう。	ほとんど毎日、うれしいと思わない日はない。6人家族の中心にする子どもがいる。	私の体調が悪いとき、若い頃のように頑張り気力で対応できなくなったこと。

#, 調査時（2003年10月）、生存中。　　F, フルトリソミー型；M, モザイク型；U, 染色体核型を聞いていない

3．お子さんはどんなときに一番うれしそうですか？

　多くの親が抱っこのときをあげていました。この他にカンガルーケア、入浴のとき、歌をうたっているとき、きょうだいと一緒に遊んでいるときなどがありました。18トリソミーだからといって特別なことは1つもなく、他の子どもと同じように家族との触れ合いを子ども自身が感じていることがわかります。

- お兄ちゃんがいるとき
- 姉兄と一緒に行ったピアノ教室でご機嫌が良かった。
- お風呂からあがって毛布に包まっているとき
- ひざの上に乗せて手を持ってちょっとしたダンス（？）をすると、笑顔でした。
- 身体に触れて歌ってあげたり、手遊び歌、体操、などをしてあげたとき
- 家族でゴロゴロしているとき。歌や踊りが大好きでした。

4．親御さんがうれしい／生まれてきてくれてよかったと思うのはどんなときですか？

　親がうれしい、生まれてきてくれてよかったと感じるときとして、生まれてきてくれたこと自体、今、そばにいること、笑顔があるとき、家族団らん、成長を感じられたときなどがあげられました。全部、全てという回答もあり、大変なことがあったとしても子どもが生まれて、今ここにいることをすべて受け入れている様子がうかがえます。

- 子どもの存在があるとき。子どもと出会えたこと。子どもの名前を呼べるとき。子どもとの思い出、全てにおいて
- 全て！！　いつでも！！
- 家族皆で楽しく平和な時間を過ごせたとき
- 穏やかな寝顔
- 家族のことを見つめてくれているとき。笑顔を見せてくれるとき。お兄ちゃんと過ごせた日々

5．大変だなぁと思うのはどんなときですか？

　大変だなぁと思うことについて、無呼吸発作や嘔吐・吐き気で苦しそうだったり、親自身の睡眠不足、面会に通うこと、定期的なミルクの注入などがあげられていました。他方で、大変だと思ったことはなかった、1日1日が大切だったという感想もありました。

- チアノーゼが頻発するようになり、無呼吸発作が増したとき
- 夜中のミルクのときに泣いてサチュレーションが下がるとき
- 自分の睡眠不足。他の子どもたちの生活もあるので、あれこれ1人でやるのは、きついこともあった。
- 少しの変化にドキドキ心配しますが、どんなことも大変だと思いません。

　子どもとの初対面では現実を受け入れることができなかった親も、実は内面で子どもとしっかり向き合い、日々の家族としてのふれあいのなかで、ゆっくりと親子関係を築いていき

ます。24時間の介護は大変ではありますが、表1で見たように介護負担とは異なる位相において、子どもが生まれてきてくれたことに喜びを感じています。

3 NICUという空間

次からは、NICUにおける医療スタッフとのコミュニケーションについて親の観点から述べていきます。

Chamblissは、外の世界では特別で悲壮で深刻に考えられることでも、病院の中では日常のほとんどでありきたりになっていることを「不幸のルーチン化」と呼んでいます。不幸のルーチン化には、さらに感情のルーチン化、死のルーチン化、世界のルーチン化、部外者に対するルーチン化に分けられます[2]。子どもに限らず患者にとって病院は、日常生活から引き離された、特別で、恐怖に満ちた、不快な世界です。一方、医療スタッフにとっての病院は「いつものこと」にすぎず、このギャップが大きいのです[2]。医療スタッフのルーチンは、非日常な空間に身をおく親にとって、理解できない価値観と感じるときがあります。そして、ルーチンは医療スタッフがまったく気づかぬまま無意識に、親や子どもの心を深く傷つけていることもあります。

今は24時間面会が可能な施設が増えましたが、NICU面会の帰り際に看護師から次の予定について尋ねられます。上記の大変だなぁと思う記述にもあったように、親は自分の心身が疲労状態にあり「今日、病院に行くのはつらい。面会は明日にして、休息したい」日もあります。このような気持ちの他にたとえばきょうだいの用事や、仕事のやりくりがつかないなど各々の家族の事情で面会に行けないこともあるでしょう。私は次の面会予定を聞かれることに対し、娘に会いたいという自然な気持ちとは別に、NICUに来ることが義務のようにも思えてきました。時々、看護師に対し不愉快な顔をしてしまったこともありました。娘が亡くなった後に、この疑問を医療スタッフに質問したら、次のような答えが返ってきました。「お母さんが来られたときに、娘さんにミルクをあげるとかオムツを替えるとか、そういうことができるように準備をしているんだよ。看護師が全部してしまうのではなく、お母さんが面会に来る時間に合わせて、親として子どもの世話ができるようにね」と。そういえば、私の面会時間に合わせて、ミルク注入がセットされていたり、娘の身体を拭く準備がされていたことを思い出しました。私にとって、親として娘の世話をできたことは、大変貴重な経験でした。と同時に、最初にはっきりと面会予定を聞くことの理由を教えてくれたらよかったのに、とも思いました。このようにほんの些細なボタンの掛け違いで、親が面会に行くことが息苦しくなり、医療スタッフとの間にミスコミュニケーションを生じさせてしまう可能性もあります。日頃から、医療スタッフと親双方が面倒でも繰り返し確認したり、質問しやすい環境を整える工夫が必要です。

NICUでみられる面会に来る、抱っこする、母乳を持ってくる、沐浴の手伝いをする、こ

れらの行動は容易に可視化できるため、子ども受容のアセスメント項目として設定しやすいのではないでしょうか。ある日、私が面会に行くと保育器のなかで娘がすやすやととても気持ちよさそうに寝ていました。私は娘の寝顔を見ているだけで、心が穏やかになりました。看護師が「お母さん、抱っこしましょうか」と声をかけてくれましたが、私は「このままでかまいません。抱っこはしなくてもいいです」と答えました。それに対し、「どうして抱っこしないの？」と返され、私はさらに「こんなに気持ちよく寝ているから。起こすのはかわいそう」と言いました。一見、子どもの抱っこを拒否し、子どもへの愛着を感じていないのではともとられる光景かもしれません。しかし、親は子どもの姿やしぐさを見つめ、「今、この時間と空間を共有する」だけで親子としての幸せを感じています。

　また、時々医療スタッフから「お気持ちに変わりはありませんか？」と尋ねられることがありました。親の気持ちは日々揺れ動くものであるため、「昨日はあのように言ったけど、あのあと冷静に考えてみたら今はこう思う」ということもしばしばあります。「お気持ちに変わりはありませんか？」は何気ない日常よく聞く言葉ではあるのですが、「気持ちに変わりがない」ことがデフォルトに置かれています。ですから、「お気持ちに変わりはありませんか？」と聞かれても、親は気持ちが変わったこと、揺れていることが言い出しにくい雰囲気に感じます。親の気持ちを確認するときは、「お気持ちはいかがですか？」と聞いてください。オープンクエスチョンのため、親は自由に自分の気持ちを表出することができます。

4　NICUにおける10のエチケット

　このようなNICUにおける親の観点をまとめたものとして、カナダのモントリオール大学の新生児科医 Annie Janvier 先生が作られた「NICUにおける10のエチケット」があります（表2）[3]。国は違うものの、親自身が感じる観点を的確に表現され、私はこの10のエチケットがとても好きです。私なりの解釈を加えていきたいと思います。

　医療スタッフのなかには、無意識に日常の会話でたとえば「18トリソミーのAちゃん」という表現を使われている方がいます。医療スタッフ間の会話では、医学的情報が基本にあるので、特に違和感を持たないのかもしれません。しかし、親は子どものすべてがAちゃんであって、そのひとつとして「18トリソミーをもつ」という要素があるという捉え方をしています。それゆえ、ここに子どもへのまなざしとして「18トリソミーのAちゃん」と「Aちゃんがもつ18トリソミーという疾患」というような違いが生じることになります。親と話をするときは、「××の…」というレッテルのないその子どもの名前「Aちゃん」と呼んでください。[❶&❷]

　NICUの入院が長くなると、医療スタッフと親の距離も近くなってきます。最初のうちは「主治医の○○です」「担当看護師の○○です」と挨拶されますが、日が経つにつれて、名乗りもなく、いきなり子どもの状態や今後の治療に関する本題を話されることがあります。以

表2 NICUにおける10のエチケット

❶私の子どもを名前で呼んでください、その名前が先生には奇妙に思えても、綴りが間違っていると思えても関係ありません。私の子どもの性別を正しく把握してください。

❷私の子どもにレッテルを貼らないでください。私の赤ちゃんは診断名ではありません。彼女は、「18トリソミー」という子どもでもなければ、「23週で生まれた子」という名前でもないし、「小さな生き物」でも、「8号室にいる気管支肺がひどく異形成してしまった子」でもないのです。

❸ご自身の名前を教えてください。先生が何者で、どのような専門職に就いており、何故ここにいるのかを話してください。親なら知っているものだと決めてかかったり、当然覚えているはずと思い込んだりしないでください。

❹私の言葉に耳を傾けてください。私の赤ちゃんのベッドのところに来たら、私の存在を認めてください。できれば落ち着いて座ってください。我が子の現在の様子を私がどう思っているのかを私に尋ねてください。沈黙を大切にしてください。親がうろたえるのは当然のことと思ってください。それを先生への個人攻撃ととらえないでください。

❺私に通じる言葉で話してください。親はそれぞれ違います。親によっては、数字や、予測や、統計を求める人もいれば、求めない人もいます。概して親は、ほかの赤ちゃんで同じような病態を抱えた子ども、あるいは同じくらいの在胎齢で生まれた子どもと似たような道を我が子がたどるのかどうかを知りたいものです。その親のニーズに合わせて言葉を変えてください。

❻話の内容を統一してください。看護師、学生、研修医、高度実践看護師、呼吸療法士など、医療チームの面々に、親は圧倒されてしまいます。出産に立ち会ったり、難しい話をしたり、緊急事態に臨む医療従事者の人数を少なくしてください。子どもの検査を担当する人の数を少なくしてください。親とのコミュニケーションは、一貫した方法でとってください。

❼私の赤ちゃんのことを把握しておいてください。先生は我が子のことをすべて把握しているものと親は期待しています。先生が担当しているという意識を持ち、責任を持って対応してください。親にとって重要な結果は、その日のうちに教えてください。事実を把握しておいてください。「私は今日代理で入っているだけです」などと決して言わないでください。

❽私の役割を認めてください。私も赤ちゃんのケアに貢献しています。ベッドサイドで何時間も過ごし、搾乳もしています。そして仕事やほかの子どもの世話とも両立させ、ほとんど睡眠をとらずにこなしながら、常に心配事を抱えています。そこのところをご理解のうえ、ご承知おきください。ケアをする親の立場にある者として私のことを認めてもらえたら、良い親になろうという私の決意もより強くなります。

❾私にレッテルを貼らないでください。最悪の状況の中で先生とお会いしていることを念頭に置いてください。先生にとっては日常的なことでも、私にとっては人生で直面した中で最も大きなストレスであるかもしれません。「面倒な親」という言い方をしないでください。それよりも「大変な状況にある親」なのだと思って話をしてください。患者の家族について不満を言う必要があると感じたら、プライベートな場で言ってください。

❿先生が私にとってどれほど重要な存在であるのかを理解してください。私は我が子の命を先生に委ねているのです。先生が私たち家族にとっていかに重要な存在であるのかを軽視しないでください。

（文献3より櫻井が日本語に訳した）

前、会員から「医療スタッフの名札がいつも裏返っていて、誰なのかわからない」という声がありました。各保育器に主治医と担当看護師の名前が掲示してあるからとはいえ、日常の会話のなかで省略してよいものではありません。[❸]

　そして、面会に来た親の存在と親との会話を大切にしてください。子どものことをどう思っているのかなど親の感情にも向きあって欲しいのです。時として、親は今の気持ちを的確

に表現するエネルギーがないときがあります。たとえば、疲れていて思考が停止し、沈黙が続いたり無表情だったりするかもしれません。このような態度は自分のこころに向き合っている時間でもあって、決して医療スタッフを無視したり、攻撃しているわけではありません。[④]

一括りに親といっても、一人ひとりがもつ背景は異なります。医療用語を用い早口に話されても、その理解力はまちまちです。特に、自分の子どものことに関することは親にとって重大な要件であることから、その事実を受け入れる、咀嚼することに時間がかかります。わからない用語が現れたところで、頭のなかが真っ白になり思考が停止します。ですから、親の背景や要望に合わせて、話す言葉を選んでください。[⑤]

今日、チーム医療の概念も浸透し、子どもごとにカンファレンスが開催され、多職種間で治療方針の共有がされています。患者にとってのチーム医療のメリットは、自身の情報についてすべてのスタッフ間でタイムラグなく共有できていること、多職種からの統一した説明が得られることです。しかし、カンファレンスなどで大勢の医療スタッフに囲まれると圧倒され、親は自分の気持ちや意見をすぐさま言うことができません。多数の医療スタッフと親という構図は、親にとって疎外されたように感じ、「ともに」の関係性が築きにくくなります。親とのコミュニケーションは、少数人でとってください。[⑥]

NICUには何人もの子どもが入院しているため1人の医師で複数の子どもを担当し、さらには主治医の代理を担うこともあるかと思います。勤務のローテーションなどの事情は重々承知していますが、親は医療スタッフであれば自分の子どものすべてを把握していると期待しています。そして、その日の子どもの様子を知りたいし、それを受けて親としてできることも考えたいと思っています。「代理だから……」ではなく、親と会う前に今日子どもにあった出来事を把握しておいてください。[⑦]

面会時には、親もベッドにいる子どものおむつ交換やミルクの注入、入浴などケアをしています。ただベッドの横にいるだけでも、私たちは言葉にはならない親子の会話をしています。時には、子どもの予後を心配し、不安な気持ちでいっぱいの時もあります。このような親の立場を見守ってください。[⑧]

子どもの状態によって、親の気持ちは大きく揺れます。とても大きなストレスを抱えています。このようななかで親から発せられる言葉は、とてもきつく感じるかもしれません。しかし、そのような態度は「大変な状況にある親」なのです。どうかこのことを受け止めてください。[⑨]

そして、10番目のエチケットです。医師はじめ医療スタッフは私たち家族にとって重要で、大切な存在であり、そして最愛の子どものいのちを支えるパートナーです。このことに自信をもって子どもたちの治療にあたってください。[⑩]

日常の業務のなかで、この10のエチケットがルーチン化していませんか。時々、自身の言動などを見直していただけると、親も安心してNICUにいることができます。

表3 SPIKESの6段階

S	: setting	面談の設定	情報提供をするための環境を設定する
P	: perception	患者認識の評価	患者の認識を把握する
I	: invitation	患者からの求めの確認	患者のどこまで何を知りたいかを把握する
K	: knowledge	知識と情報の提供	知識、情報を提供する
E	: empathy	感情への共感的対応	患者のおかれている状況に共感する
S	: strategy	方針とまとめ	具体的な対応策を提示する

(文献4より作成)

5 会話の第一歩：相手の言葉のそのままを受け止める

　NICUにおける親から医療スタッフに望むエチケット、姿勢の概念について説明をしました。ここでは実際の場面での対話の工夫についてお話ししたいと思います。

　患者、患者家族に伝える際の技法として、患者、患者家族が理解できる知識や用語を用いて説明し、医療の専門用語はできる限り使わず、理解できているかこまめに確認するといったインフォームド・コンセントが基本となります。特に、コミュニケーションのなかでも悪い知らせを伝えるためのSPIKES（表3）が有用であるとされています[4]。このプロトコルを使うことで患者、患者家族の感情を正当化し、また悪い知らせを聴く患者、患者家族の状態の理解と受容を探索することで、悪い知らせの情報を受け取る患者の苦悩を和らげるのに役立ちます[5]。

　患者、患者家族の認識やおかれている状況を把握し、ニーズに合った対応をするためには、相手のそのままの言葉を受け止め、相手の言葉を使って話すことが大切です。井庭らの著書『対話のことば：オープンダイアローグに学ぶ問題解消のための対話の心得』が大変参考になりますので[6]、引用しつつ医療の文脈に当てはめてみたいと思います。

　私たちは日常の会話のなかで、相手が言ったことを自分なりの言葉に置き換えたり、自分の価値観に基づく解釈を加えがちです。相手が発した言葉を医療の専門的な言葉や自分の慣れている言葉に言い換えてしまうと、違う意味が加わり、相手が語ろうとしていることから話がずれていってしまいます。そうなると、患者、患者家族は自分の言葉や気持ち、考えを医療スタッフに受け取ってもらえていないと感じます。

　そこで、相手が使った言葉を、その言い回しのまま、自分の発言に取り入れます。相手が発する言葉は、そのときの、そういう言葉でしか表せない不安や心の叫びであることもあります。それゆえ、それらの言葉の選び方は、「体験している世界」を理解するための糸口となります。その結果、その人なりの視点や言葉の意味合いをきちんと受け止めながら、それに応答することができます。また、患者、患者家族は、自分の語りがきちんと医療スタッフに受け入れられているとわかると安心感が生まれ、さらなる語りが生まれやすくなります。

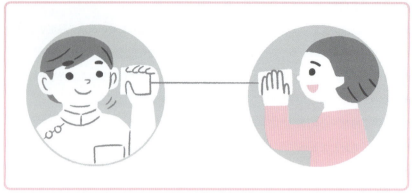

図1 糸電話

　これら一連の流れを私なりに理解すると、昔懐かしい糸電話の仕組みに似ていると思います。糸電話は相手が発した言葉が紙コップを振動させ、その振動が糸に伝わり、その振動が相手のコップに伝わって聞こえます（図1）。相手が発した言葉以外を受け取ることはありませんし、自分の勝手な解釈を入れる要素はありません。相手の言葉のそのままを受け止めることが、医療スタッフと親との会話の第一歩だと考えています。

6　親だからこその気持ち

　親の気持ちは日々揺れ動いています。子どもの状態に一喜一憂し、何本ものチューブや人工呼吸器を付けている子どもの姿を目の当たりにしながら、「この子はどんな人生を、またどんな治療を望んでいるのだろうか」と考え続けています。他方で、子どもの状態を突然告げられた親は、誰かに自分のおかれている状況を理解して欲しいと思っています。自分の気持ちが受け入れられている、理解されていると感じることにより、親のこころは支えられます。特別な言葉はなくとも、黙って傍らにいてもらうことだけで癒され、安心感を得ることができます。そのためには、医療現場にありのままの親の気持ちを聞いてくれる人の存在や、悲しみや怒りの感情を表出できる場が用意されていることが望まれます。

　そして、親は自分が下した判断に「100％これでよかった」とは思えないのが本当の気持ちです。「親が納得する」「親が後悔しないために」と医療スタッフはよく言いますが、親だからこそあの時の判断は正しかったのかと自分が生きている限り、悩み続けるのです。

　「子育て」は、子どもを育てることを意味しますが、私たちは子どもたちから「いのち」や生きることの意味など、両手では抱えきれないほどの学びを得ることができました。まさに、18トリソミーのある子どもたちは、「親育て」の名人です。

引用・参考文献

1) Kosho T, et al. Natural history and parental experience of children with trisomy 18 based on a questionnaire given to a Japanese trisomy 18 parental support group. Am J Med Genet Part A. 161A (7), 2013, 1531-42.
2) Chambliss DF. Beyond Caring: Hospitals, Nurses, and the Social Organization of Ethics. The University of Chicago Press, 1996, 201p.（浅野祐子訳．ケアの向こう側：看護職が直面する道徳的・倫理的矛盾．東京，日本看護協会出版会，2002，274p.）
3) Janvier A, et al. Ethics and Etiquette in Neonatal Intensive care. JAMA Pediatr. 168 (9), 2014, 857-8.
4) Baile WF, et al. SPIKES-A six-steps protocol for delivering bad news: application to the patient with cancer. Oncologist. 5 (4), 2000, 302-11.
5) Marcelle K. SPIKES: a framework for breaking bad news to patients with cancer. Clin J Oncol Nurs. 14 (4), 2010, 514-6.
6) 井庭崇ほか．対話のことば：オープンダイアローグに学ぶ問題解消のための対話の心得．東京，丸善出版，2018，107p.

3 「こころのケア」という視点から

橋本洋子

1 はじめに

　周産期のすべての親子に、こころのケアは必要です。安全と安心を守られ、日々の営みを支えられながら、親子は出会い、親子として育っていきます。ところが、生まれたばかり、あるいはおなかの中の赤ちゃんに何か問題があることを指摘されると、安全感は少なからず破られてしまいます。この時、不安と混乱の中で揺れる家族へのケアが必要となります。18トリソミーのある子どもと家族にも、①予期せぬ出来事に遭遇して揺れる家族へのケアと、②当たり前の親子として、日々の当たり前の営みを支えるケアという、両方が同時に求められます。

　こころのケアとしては、家族自身の中での互いのケアと家族会などによるピアサポート、そして心理士や看護師による心理的ケアなどが考えられますが、それだけには限りません。18トリソミーのある子どもと家族に関わる周産期医療の場のすべての職種や、退院後の生活で出会っていく人々に「こころのケア」という思いが共有されていることが、何よりのこころのケアなのではないかと考えます。ここでは、①②それぞれのこころのケアのあり方について考え、18トリソミーのある子どもと家族をめぐる動向とこれからの課題についても触れてみようと思います。

2 予期せぬ出来事に遭遇して揺れる家族へのケア

1. 18トリソミーの可能性や診断を伝えられる時

　妊娠・出産を経験する女性を含む家族は、誰しもどこかで不安を感じながらも、「自分たちに何かが起きるはずがない」という漠然とした（根拠のない）安全感を保っています。生まれたばかりまたはおなかの中の赤ちゃんについて、何らかの問題があることを告げられるとき、その安全感は一気に破られ、家族は不安と混乱のただなかに放り込まれます。

　18トリソミーの場合、最初に可能性を告げるのは、出生前検査に関わる施設や産科のクリニックなど、子どもの治療に携わる施設とは異なる場合も多いかもしれません。しかし、最初の段階でどのような内容をどのように伝えられたかということは、その後の経過に重大な影響を及ぼします。最初に可能性を告げることになる医療スタッフには、この段階で少な

くとも破壊的な影響を与えないですむよう慎重な配慮が望まれます。そして、衝撃を受けている家族をそっと包むような温かなケアが少しでも行われることを望みたいと思います。そこから、ようやくさまざまな情報を弁別しながら受け入れていく素地ができます。

18トリソミーという診断が確定すると、家族はあらためて大きな衝撃を受けます。ただし、「18トリソミー」という診断名は単に診断名であり、目の前の子どもの状態、さらには将来的な見通しを確定するものではありません。18トリソミーの場合は、18番の染色体が3本あり、現在どのような症状を表しているかということが「事実」であり、その後の経過は、エビデンスがあったとしても「可能性」や「推測」の域を出ないのです。そのことを、伝える側も受け取る側もしっかりと認識していたいものです。

確定診断を伝える時、家族が「早く治療選択を行わなければならない」あるいは「早く受け入れて、早く立ち直らなければならない」と焦らないですむように、医療スタッフには配慮が必要です。診断と医学的説明がなされた後、治療に直接かかわらない心理士などが家族の傍らにそっと寄り添っていると、ふと家族から言葉がこぼれてくることがあります。聞き出すことではなく、問わず語りを聴く、時には沈黙さえも聴くことが、そのまま大切なケアになり得ます。揺れる思いを聴きながら、医学的説明として話された内容が家族のこころの中で熟していく時間をそっと待つことも求められます。

2．治療選択をめぐって

18トリソミーに限りませんが、診断が確定すると、医師より医学的説明がなされ、治療の選択について話し合われます。このとき、十分な情報さえあれば、適切な治療選択が可能であると言えるでしょうか？

命や人間を見るとき、私たちは二重の視点を持っています。1つは、自分から切り離して客観的・科学的・分析的にとらえる視点であり、これを仮に「生命の視点」と呼ぶとすると、この視点が確立したからこそ、現代医学は客観的で普遍的な知や技術として進歩を遂げたと言うことができるでしょう。一方で、わが子や愛する人を見るとき、私たちは自分から切り離して考えることなどできず、互いに影響し合い関与し合う関係に生きる、かけがえのない存在として見ている自分に気づきます。このようにとらえる視点を「いのちの視点」と呼ぶとすると、人と人が出会い関係が育つためには必須の視点であると知ることができます。ただし、常に医療スタッフが「生命の視点」、家族が「いのちの視点」から見ているとは限らず、周産期医療の場では二重の視点が錯綜しているのだと考えられます。

わが子の命にかかわるような治療選択を行うとき、客観性の高い「生命の視点」からなら情報に基づいて合理的に判断することは可能です。しかし、個別性の高い「いのちの視点」からは合理的判断などできず、こころは揺れて当然なのです。たとえ意識されていなかったとしても、妊娠に気づいた時点から、親子は「いのち」としてつながっています。子どもの最善の利益を考えるとき、「生命の視点」に立って外側から評価するだけではなく、「いのちの視点」から子どもの立場に立って考えることが必須です。親は、「いのちの視点」に立つ

というベースをもつことで、子どもにとっての最善の利益を代弁し、自己決定のできない子どもに代わって、治療を選択することが可能になるのです。

　十分な医学的情報と生活情報が伝えられることは前提となりますが、知的に理解できても情緒的についていけない状況もあいまって、家族のこころは揺れます。このとき、揺れる思いをそのままに聴くことに意味があると考えています。説得を試みたり、何とか葛藤を解消しようとしたりするのではなく、医療スタッフが「共に悩む」ことが大切なのではないでしょうか。さらに、治療に直接かかわらない、たとえば心理士などが家族の思いを聴き、「共に悩む」道のりに同行できると、医療スタッフと家族とのかけ橋の役目もできるのではないかと考えます。やがて、子どもの力にも助けられ、家族は家族自身のこころを見つめ、主体的に治療を選択していかれます。どのような選択が行われたとしても、子どもと家族へのケアが変わらず継続されることが重要です。

3. 妊娠中に選択を求められる時

　新型出生前診断（NIPT）などで妊娠早期に18トリソミーの可能性が伝えられた場合や羊水検査で診断が確定した場合、妊娠を継続するか否かという選択を求められることがあります。この時、家族は不安と混乱の中にいるだけではありません。前項でふれたように、医学的な説明を受けることで「生命の視点」が活性化されます。妊娠週数の早い段階で「生命の視点」が活性化してしまうと、「いのちの視点」は消滅しませんが見えなくなってしまいがちです。子ども自身の力を感じることも容易ではありません。「生命の視点」からなら合理的な選択として妊娠の継続をあきらめることもできます。しかし、妊娠の継続をあきらめた場合でも「いのち」はなかったことにはできません。妊娠の継続は目の前の「いのち」と共に生きていく道を選ぶことですが、妊娠の継続をあきらめた場合でも、目の前にいてはくれないけれど無かったことにできない「いのち」と共に生きていくことになります。出生前検査を行う場合は、陽性の結果や診断が出た時に、妊娠を継続するか否か、家族がしっかり葛藤し主体的に選択できるようなサポートが望まれます。そして、妊娠の継続をあきらめた場合には、大切な「いのち」の喪失を悲しみ、表出することのできる場と時間が用意されなければなりません。丁寧なグリーフケアが必要となるのです。

　妊娠後期に18トリソミーの可能性が伝えられると、家族は出産後の蘇生や治療について選択を求められるかもしれません。しかし、赤ちゃんの状態は、生まれてみなければわかりません。たとえ、家族が出産後に治療をしないと選択したとしても、出生後の赤ちゃんと出会い、赤ちゃんの様子を確認して家族が判断できるように、医療スタッフは配慮していたいものです。

3 当たり前の親子として、日々の当たり前の営みを支えるケア

1. 周産期医療の場で

　周産期医療の場は、治療の場であると同時に親子が生きる場でもあります。周産期医療の場でのこころのケアの基本は、①赤ちゃんが生きることを支えつつ、親をはじめとする世界と交流できるように環境を調え、②親が子どもと出会い、関係を育て、親としての自信を育んでいけるように、親子の時間と空間を守り、③赤ちゃんを含めた新しい家族が家族として育っていくプロセスを支えることにあると考えています。赤ちゃんに18トリソミーという診断が下ったとしても、それは変わりません。

　周産期医療の場に在って、医師は診断と治療を行い、家族への医学的説明をします。看護師は医療的ケアと家族へのさまざまなケアを行います。ソーシャルワーカーは社会制度や社会資源の紹介、理学療法士・作業療法士・言語聴覚士はリハビリテーションを行います。心理士のケアの実際は第2章17節（p.172）を参照していただきたいと思いますが、基本的には傍らにいることで「聴く器」となることを志します。これらの医療やケアが18トリソミーのある子どもと家族の尊重という縦糸で紡がれていくとき、それぞれの専門性に立脚したケアそのものがこころのケアの意味をもち、子どもと家族をチームで支えることが可能になります。家族は、当初はケアの対象としてしっかりと守られ支えられる必要がありますが、子どもとの関係を育てつつ、大きく揺れながらたどるこころのプロセスを経て、次第にわが子の専門家（子育ての主体）として医療チームと協働する存在になっていきます。

　同じ18トリソミーでも一人ひとり違う子どもたちが、医療の場でもより豊かに生きることができるように、家族を含めたチームで支えていくことが大切です。一人ひとりの子どもたちと家族が、厳しい治療を受けながらも日々を少しでも楽しめるようにと、多職種の医療チームが心を配ることによって、実は医療チーム自体が大きな喜びをもらい、医療スタッフとして育ててもらっていることを実感することも多いように思います。

2. 在宅の生活へ

　近年では、退院して在宅での生活を楽しむことができる18トリソミーのある子どもたちが増えてきました。周産期医療の場での連携が時間軸の水平へのひろがりの連携としたら、時間軸の垂直のつながりという連携が求められているのです。本書でもとりあげられていますように、在宅医療や福祉はもちろん、保育や教育への展望が必要になってきています。退院の時点で、在宅の生活を支えるケアとのつながりを構築することが大切です。

　医療的ケア児支援法の施行で、在宅の生活を豊かにする方向へと世の中は動いていると期待したいものです。18トリソミーのある子どもと家族に出会う方々に届けたいメッセージがあります。それは子どもたちが「ここまで育ってきた」こと、家族が「ここまで育ててきた」ことへの尊重と敬意をつないでいってほしいということです。社会全体が18トリソミーをはじめ特別な配慮が必要な子どもたちの存在を知って、共に生きていくことに、大きな

意味があるのではないかと思います。

4 心理士から見た 18 トリソミーをめぐる動向とこれからの課題

1. 心理士から見た 18 トリソミーをめぐる動向

　かつて「18 トリソミーは積極的治療をしない」ということが医療の場の常識だった時代がありました。と言ってもほんの 20 年ほど前のことです。「"18 トリソミーだから"ということではなく、目の前の子どもの状態を見て治療をしてほしい」という家族の思いが「18 トリソミーの会」の結成となり、18 トリソミーの会によって大規模で包括的な実態調査が行われました。本章 2 節（p.19）で語られているように、その結果はいくつかの学会で発表され、国際ジャーナルにも掲載が叶い、『18 トリソミー』（本書初版、2014 年）として結実しました。

　初版の『18 トリソミー』の発刊から 10 年が経ち、医学の進歩には目覚ましいものがありますが、18 トリソミーをめぐる状況はどのように変化しているのでしょうか。全国の周産期医療施設で仕事をする心理士の集まりである周産期心理士ネットワークのうち周産期領域での経験年数 6 年以上の会員に、18 トリソミーをめぐる動向について心理士の印象を聞かせてほしいと、web アンケートの形で問いかけてみましたところ、周産期医療の場での心理的ケアに携わって 6～20 年以上の 32 名から回答がありました。内訳は、総合周産期センターに所属する 20 名と地域周産期センターに所属する 12 名でした。

　回答のあった心理士の印象としては、入院してこられる 18 トリソミーのある子どもは 10 年前と比べると最近数年は「増えた気がする」が 45％、「減った気がする」が 16％、残る 39％は「どちらでもない」ということでした。出生前診断で 18 トリソミーの診断またはその可能性を知らされていた家族については、1 名が「減った気がする」と答えましたが、65％が「増えた気がする」と答えていました。外科手術やリハビリテーション、摂食指導などを受ける 18 トリソミーのある子どもは「増えた気がする」と答えた心理士がいずれも 60％前後で、「減った気がする」という回答はありませんでした。在宅につながる 18 トリソミーのある子どもについては、2 名が「減った気がする」と答え、約 60％の心理士は「増えた気がする」と答えました。

　外科手術やリハビリテーション、摂食指導などを受ける 18 トリソミーのある子ども、そして在宅につながる子どもが増えた気がするという回答が多かったのは、この 10 年の傾向を反映しているものと感じました。一方で、入院してくる 18 トリソミーのある子ども自身が「増えた気がする」とともに「減った気がする」との回答も少なくないのは、出生前診断で 18 トリソミーの診断またはその可能性を知らされていた家族が「増えた気がする」という回答と合わせて考えると、出生前診断の結果を知って産む決断をされた家族の存在と、一方で出産に至らなかった例も相当数あるのかもしれないという推察ができるように思います。

2. 心理士から見たこれからの課題

　自由記載には、18 トリソミーのある子どもと家族に出会ってきた心理士から、心のこもったメッセージが届けられました。そして、同時にいくつかの課題も浮かび上がってきたように思います。

　18 トリソミーのある子どもについて、「18 トリソミーだから」と一律に治療方針を決めるのではなく、一人ひとりの状態に適した治療を、家族と医療スタッフの話し合いのもと決めていくという施設が増えているのは確かです。一方で、施設によって、あるいは診療科によって、18 トリソミーについての考え方や診療方針に大きな違いがあることも事実で、施設ごと診療科ごとの共通認識が望まれるところです。

　出生前診断にまつわるケアのあり方については、出産後のこころのケア以上に施設間格差が大きいものと考えられます。第 4 章にありますように、出生前診断をめぐる領域でも、心理士がもっと貢献できるのではないかと考えています。

　在宅の生活を支えるケアの充実も課題の 1 つです。医療の場を退院する時、家族には歓びとともに大きな不安があります。退院後の生活への展望が開けるように、医療の場と福祉などの在宅ケアをつなぐ「垂直の連携」が必要です。そして、在宅での生活に向けてさまざまな連携が進行している場合にも、時には家族が立ち止まって、ふと息がつけるようなケアが求められます。きょうだいへの配慮も大きな課題です。実際に在宅の日々を楽しんでいる 18 トリソミーのある子どもと家族を知ることは、家族はもちろん医療の場の多職種にとっても大きな力になることでしょう。

5　おわりに

　ここまで読んできてくださって、「結局、こころのケアとは何をすることなのか」という疑問をもたれた方もいらっしゃると思います。「こころのケア」には、マニュアルのように決められた何かがあるわけではありません。ケアされる側の状況や状態に応じて、思いを感じ取りながら流動的に対応することが大切です。18 トリソミーのある子どもの家族ではありませんが、ある母親の言葉が印象的でした。「黙って話を聴いてくれる人と、道を教えてくれる人、それから各方面それぞれに詳しい人が、暗闇の中を探すまでもなくずらりと並んでいてくれたら、とても心強い」と。本書を間にして、医療スタッフや他の専門職と家族とが、互いに敬意をもって率直に話し合うことができたなら、それはこころのケアとしても大きな意味があるのではないかと思います。

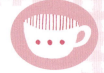

わが子への思い ● 18トリソミーの会メンバーから

えいちゃんファミリー

　永泰は我が家のアイドル。周りのみんなに愛されて2年間精一杯生き抜きました。障がいがあっても、にこにこ笑い、家族や周りの人を幸せにしてくれます。

　18トリソミーのある子どもは発達遅滞があると言われていますが、全部わかっています。むしろ親の私たちよりも色々なことが見えていたのかもしれません。

　これからもずっと大切な存在で、心はいつも一緒にいます。

　出会えたこと、生まれてきてくれたこと、本当にありがとう。

　治療に関しては、積極的に取り組んでいただける病院もありますが、そうでない病院もまだまだあります。「18トリソミーだから」と、希望する治療を受けられなかったときはとても悩みました。その分、永泰に合った治療が選択できる病院に巡り合えたときは心も救われました。

　今後は子どもの未来に繋がる可能性を信じて、18トリソミーであっても、患者や家族の気持ちに寄り添った医療がどこでも当たり前に受けられることを願っています。

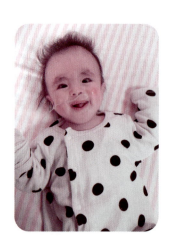

4 18トリソミーをめぐる医療の歴史

中村友彦

1 はじめに

　新生児医療の3本柱は、①早産児の救命と予後改善、②病的新生児の適切な診断と治療、③重篤な疾患をもつ新生児の診療、です。1980年代からの周産期医療体制の整備と胎児診断技術の向上によって、日本の早産児の救命率と新生児死亡率は世界で最も低くなりました。しかし、3本目の柱である「重篤な疾患をもつ新生児の診療」は取り残されてきたように思われます。その代表的な疾患が「18トリソミー」で、1993年に開院した長野県立こども病院はこの30年間にまさにこの3本柱の充実に努め、「18トリソミーのある子どもの診療」においては、2006年のKoshoらの論文発表[1]以後、日本のみならず世界から注目されて来ました。

　本稿では具体的にその変遷を紹介し、今後の日本における「18トリソミーのある子どもの診療」の展望を述べます。

2 長野県立こども病院の変遷

　長野県立こども病院における18トリソミー診療の変遷について、3つの期間に分けて振り返ってみます。

1．1990年代：開院から周産期センター開設まで

　長野県立こども病院は1993年に開院しました。2000年の周産期センター開設までは産科がなかったので、18トリソミーのある赤ちゃんは出生前診断されることなく、院外で出生後に呼吸障害等を主訴に入院してきました。身体的特徴、合併疾患から18トリソミーを疑い、呼吸管理を含め標準的な医療を行いながら染色体検査を提出し、数週間後に染色体検査の結果が出てから診断名と予後等について家族に話し、その後の治療方針について話し合いました。

　当時は染色体検査を提出する際、親に「どのような染色体異常を疑って、なぜ染色体検査が必要なのか」「検査結果によってどのような選択肢があるか」といった十分な説明をすることが一般化していなかったのは、振り返ってみると問題だったと思います。その結果として、入院後から染色体検査の結果が出るまでの数週間は、正確な医療情報が不足しており、

医療スタッフと家族の間で治療方針決定に齟齬が生じることが少なくありませんでした。当時、家族は医療スタッフにどのような思いを抱いていたのでしょうか。

2. 2000～2019 年：周産期センター開設後

　周産期センター開設後は、当院産科医による超音波診断で 18 トリソミーが疑われると、「どのような染色体異常を疑って、なぜ染色体検査が必要なのか」「検査結果によって妊娠中、分娩後にどのような選択肢があるか」を十分に説明できるようになりました。同意を得て羊水染色体検査を行い、出生前に確定診断がなされるケースも増えました。もちろん、すべての家族が羊水染色体検査に同意することはなく、出生前検査、そして診断に苦悩する家族に多く出逢い、医療スタッフ側もまた悩みました。

　胎児診断された場合は、円滑に新生児医療に繋げるために、その赤ちゃんごとに新生児科医が「胎児担当医」として「母体担当医」（産科医）とともに診療計画に携わりました。胎児診断、出生後に診療に関わるすべての診療科医師、看護師、心理士、保健師が参加して胎児診療検討会を赤ちゃんごとに開催し、1）診断、胎児治療の適応、的確性、妥当性、倫理性、2）分娩時期と方法、3）出生後に必要とされる診療と予後、4）必要とされる家族支援、などを検討しました。この体制の成果としては、1）最適なタイミングでの分娩、2）胎児期の病態を理解して適切な新生児医療へ移行、3）情報の共有によって多職種連携がスムーズになる、4）出生前と出生後の説明が一貫し、出生後の家族の混乱を避けられる、5）家族は出生前に十分な時間をかけて意思決定ができる、といった利点がありました。家族背景が複雑であったり、親自身が精神的疾患を抱えている場合もあり、出生前から保健師、精神科医、心理士がかかわることも多くなりました[2]。

3. 2020 年～：在宅医療児の増加と訪問診療センターの開設

　気管切開、在宅酸素・人工呼吸をしながら在宅医療に移行する 18 トリソミーのある子どもたちが増えてきたことを背景に、2020 年には当院にあらたに訪問診療センターを開設し、月に 1 度の訪問診療、訪問リハビリを利用する子どもが増えてきました。また定期的な検査・評価入院も積極的に受け入れる体制を構築中です。しかし、18 トリソミーのある子どもに限らず、まだ一般的には小児の訪問診療、訪問看護、訪問リハビリ施設は少なく、今後の小児医療全体の課題といえるでしょう。

3　仁志田先生の問題提起から話し合いのガイドライン策定へ

　本書初版のこの節の執筆者は故 仁志田博司先生（東京女子医科大学名誉教授）です。仁志田先生は日本の新生児医療のパイオニアとして日本の新生児医療の発展に多大な貢献をされましたが、その 1 つが倫理的な考え方を新生児医療の現場に導入し、1987 年に「新生児医療における倫理的観点からの意思決定（medical decision making）」として論文発表をされたことです（表 1）[3]。この方針の導入にあたって、仁志田先生は「明らかに死が避けら

表1　NICUにおける倫理的観点からの医療方針決定の基本

1. 判断の基準
   患児にプラス（子どもの最善の利益）になるか
2. 判断の情報
   ①医学的：治療が可能であるか・後遺症の重篤度
   ②社会経済的：家族の精神的負担・限られた医療資源の有効活用
   ③法的：医療中止および成育限界の法的解釈
   ④倫理的：新生児といえども生きる権利、尊厳を持って死ぬ権利
   などの情報を収集する。
3. 判断のプロセス
   ①医学的情報を中心として情報の分析
   ②家族への情報提供とそれに対する家族の意見聴取
   ③スタッフ全員によるカンファレンスによる医療側の判断
   ④その医療側の判断を家族に提示
   のステップを踏む。
4. 最終判断
   ・家族の意見を最大限生かした判断を原則とする。
   ・医療側と家族側の意見が異なるときは結論を急がない。
5. 最終判断による対応
   ・上記のプロセスで定まったクラス分けによる医療管理とする。
   ・最終判断をスタッフ全員に伝え全員が従う。
   ・医学的状況の明らかな変化以外に安易な方針変更は行わない。

（文献3より）

れない赤ちゃんにも苦しみのみを与える医療が続けられていた一方、予後不良と考えられた場合においては十分な倫理的議論がなされないまま、主治医や上長の判断で簡単に治療が行われなかったり（withhold）、治療が中止（withdraw）されていました。たとえ赤ちゃんといえども人間の命であり、1人の医療スタッフの判断でその命運を左右することは極めて危険、衆知を合わせた判断のプロセスを作るべき」と述べています。

かつて、18トリソミーのある子どもの治療方針は主治医または診療科責任医師が決定し、家族や他の医療スタッフはそれに従ってきたという時代がありました。そういった状況への問題意識から、家族と医療スタッフが「子どもの最善の利益」を求めて話し合うことを目的として2004年に作成されたのが「重篤な疾患を持つ新生児の家族と医療スタッフの話し合いのガイドライン」です（p.48参照）。さらに、2012年には日本小児科学会から「重篤な疾患を持つ子どもの医療をめぐる話し合いのガイドライン」が出され、2024年に改訂されました（本章第6節 p.56参照）。

18トリソミーのある子どもの治療方針は、これらガイドラインに沿って、医療スタッフと家族の話し合いのもとで決定されていくことになります。

4　18トリソミーのある子ども・家族との関わりとその課題

最後に、18トリソミーをめぐる医療の歴史を踏まえて、18トリソミーのある子ども・家

族と医療スタッフの関わりという視点から、今後の課題を整理します。

1. 病状を正しく認識すること～18トリソミーに関する医療的情報の発信～

　2006年のKoshoらの論文[1]以降、日本国内でも数多くの論文が発表され、それらは18トリソミーのある子どもへの「倫理的観点からの医療方針決定」を行う上で大きく貢献してきました。医療スタッフと家族が18トリソミーのある子どもの病状を正しく認識し、治療を選択するために、これからもエビデンスに基づいた医療的情報が数多く発信されることが求められます。

2. 家族の「療養や生活に関する不安、疑問、大切にしたいこと」を共有すること

　新生児・小児領域の稀少疾患では、当事者・家族同士が「療養や生活に関する不安、疑問、大切にしたいこと」を情報交換することと、医療スタッフがそれらについてよく知ることがとても重要となります。本疾患の親の会である「18トリソミーの会」の活動は、貴重な役割を果たしてきましたし、これからもますます期待されるところです。

3. 家族に治療の選好を尋ね最善の選択を支援する～ファミリーセンタードケア～

　ファミリーセンタードケア（family-centered care：FCC）が日本の新生児医療に浸透してきています。FCCとは「医療スタッフと家族が一緒に築く医療」です。NICUでは、家族の主体的なケア参加を促し、医療スタッフは家族を支え、見守りながらケアや観察を一緒に行います。冒頭で述べたように、日本の新生児死亡率は世界で最も低く、出生体重1,000g未満の超低出生体重児の生存率は世界一となりました。しかし、後障害や合併症とともに生きる子どもはゼロにはなりません。FCCが目指すのは、たとえ後障害や合併症があっても、家族として幸せを感じながら退院後の生活をスタートできるようにサポートすることです[4]。

5　子どもと家族のQOLのさらなる改善を

　令和3年に「医療的ケア児及びその家族に対する支援に関する法律」が制定されました。その第一章第一条には、その目的として「この法律は、医療技術の進歩に伴い医療的ケア児が増加するとともにその実態が多様化し、医療的ケア児及びその家族が個々の医療的ケア児の心身の状況等に応じた適切な支援を受けられるようにすることが重要な課題となっていることに鑑み、医療的ケア児及びその家族に対する支援に関し、基本理念を定め、国、地方公共団体等の責務を明らかにするとともに、保育及び教育の拡充に係る施策その他必要な施策並びに医療的ケア児支援センターの指定等について定めることにより、医療的ケア児の健やかな成長を図るとともに、その家族の離職の防止に資し、もって安心して子どもを生み、育てることができる社会の実現に寄与することを目的とする。」と記載されています。18トリソミーのある子どもは何らかの医療的ケアを必要とするので、法の下に、子どもと家族が受けられる支援の可能性が広がったことは大きいと思います。

18 トリソミーのある子どもは、適切な治療が行われても、子どもの全身状態や、新生児期以降の地域小児医療体制、家族支援上の問題等によって長期入院となる場合や、亡くなってしまう子どもも少なくありませんが、入院・在宅にかかわらず、きょうだいも含む家族と豊かな時間を過ごせるようなハード・ソフト両面での支援が必要です。たとえば、家族が寝食を共にできる病院内個室の整備、ショートステイが可能な施設と社会制度の充実、小児訪問診療、訪問看護ステーション等の拡充によって、18 トリソミーのある子どもと家族のQOL を今後さらに改善することが期待されます。

参考文献

1) Kosho T, et al. Neonatal management of trisomy 18: clinical details of 24 patients receiving intensive treatment. Am J Med Genet A. 140A (9), 2006, 937-44.
2) 宮下　進ほか. 長野県立こども病院における胎児診療システムの運用と効果. 日未熟児新生児会誌. 19 (3), 2007, 481.
3) 仁志田博司ほか. 新生児医療における倫理的観点からの意思決定（medical decision making）. 日新生児会誌. 23 (1), 1987, 337-41.
4) 小田　新. ファミリーセンタードケアとは何か. 日児誌. 128 (3), 2024, 443-52.

重篤な疾患を持つ新生児の家族と医療スタッフの話し合いのガイドライン

1. **すべての新生児には、適切な医療と保護を受ける権利がある。**
   > 注：医療スタッフは、すべての新生児に対して、その命の誕生を祝福し、慈しむ姿勢をもって、こどもと家族に接するべきである。

2. **父母はこどもの養育に責任を負うものとして、こどもの治療方針を決定する権利と義務を有する。**
   > 注：父母は必要な情報の説明をうけ、治療方針を決定する過程に参加する権利と義務を有する。医療スタッフはその実現に努めなければならない。

3. **治療方針の決定は、「こどもの最善の利益」に基づくものでなければならない。**
   > 注：家族や医療スタッフの利益ではなく、こどもの利益を最優先させることを家族と医療スタッフが確認する。

4. **治療方針の決定過程においては、父母と医療スタッフとが十分な話し合いをもたなければならない。**
   > 注：「こどもの最善の利益」の判断に際しては、それぞれの治療方針を選択した場合に予想される利益・不利益について慎重に考慮されなければならない。

5. **医療スタッフは、父母[注1]と対等な立場[注2]での信頼関係の形成[注3]に努めなければならない。**
   > 注1：父母はこどもが受ける医療について自由に意見を述べ、気持ちを表出できる機会を保障されるべきである。
   > 注2：医療スタッフは、父母の立場を理解するよう心がけ、父母の意見を尊重するよう努めるべきである。
   > 注3：信頼関係の形成のためには、こどもと家族のプライバシーに対する配慮が不可欠である。

6. **医療スタッフ[注1]は、父母[注2]にこどもの医療に関する正確な情報[注3]を速やかに提供[注4]し、分かりやすく説明しなければならない[注5]。**
   > 注1：医師・看護者・コメディカルスタッフは、それぞれの専門的立場から下記（注3）のような医療情報を伝える必要がある。
   > 注2：説明をする際は、父母同席が原則である。どちらか一方に先に説明しなければならない場合であっても、父母同席が可能となった時点で再度説明を行う必要がある。
   > 注3：提供すべき情報には、診断名・病態、実施されている治療内容、代替治療方法、それぞれの治療方法を選択した場合の利益・不利益と予後、ケアに関する看護情報、療育に関する情報、社会的資源および福祉制度に関する情報などが含まれる。
   > 注4：重要な情報は書面にて提供し、父母からの質問には適宜応じる。
   > 注5：説明に際しては、父母に対して精神的な支援を行う。

7. **医療スタッフは、チームの一員として、互いに意見や情報を交換し自らの感情[注1]を表出できる機会[注2]をもつべきである。**
   > 注1：ここでいう「感情」とは、こどもの治療にかかわる際に医療スタッフの中に引き起こされる様々な情緒的反応を指す。
   > 注2：こどもと家族に対して共感的に接しスタッフ間の協力関係を維持するためには、怒り

や悲しみ、無力感といった否定的な感情が生じる場合であっても、そのような感情を十分に自覚し、スタッフ間で率直な話し合いと情緒的支え合いを行っていくことが望ましい。

8. 医師は最新の医学的情報とこどもの個別の病状に基づき、専門の異なる医師および他の職種のスタッフとも協議の上、予後を判定するべきである。

  注：医師は限られた自分の経験や知識のみに基づいて予後判定を行ってはならない。

9. 生命維持治療の差し控えや中止は、こどもの生命に不可逆的な結果をもたらす可能性が高いので、特に慎重に検討されなければならない。父母または医療スタッフが生命維持治療の差し控えや中止を提案する場合には、1から8の原則に従って、「こどもの最善の利益」について十分に話し合わなければならない。

 (1) 生命維持治療の差し控えや中止を検討する際は、こどもの治療に関わるできる限り多くの医療スタッフが意見を交換するべきである。

  注：限られた医療スタッフによる独断を回避し、決定プロセスを透明化するため、治療の差し控えや中止を検討する際は、当該施設の倫理委員会等にも諮ることが望ましい。

 (2) 生命維持治療の差し控えや中止を検討する際は、父母との十分な話し合い(注1)が必要であり、医師だけでなくその他の医療スタッフが同席したうえで(注2)父母の気持ちを聞き、意思を確認する。

  注1：話し合いには医師と看護者が共に参加するべきである。その他の医療スタッフおよび父母の気持ちに寄り添える立場の人物（心理士、ソーシャルワーカー、宗教家、その他父母の信頼する人）の同席も望ましい。
  注2：多数の医療スタッフが立ち会うことによる父母への心理的圧迫にも十分な配慮が必要である。

 (3) 生命維持治療の差し控えや中止を決定した場合は、それが「こどもの最善の利益」であると判断した根拠を、家族との話し合いの経過と内容とともに診療録に記載する。

 (4) ひとたび治療の差し控えや中止が決定された後も、「こどもの最善の利益」にかなう医療(注1)を追求し、家族への最大限の支援(注2)がなされるべきである。

  注1：この場合の「こどもの最善の利益」とは、こどもの尊厳を保ち、愛情を持って接することである。
  注2：家族とこどもの絆に配慮し、出来る限りこどもに接する環境を提供すべきである。

10. 治療方針は、こどもの病状や父母の気持ちの変化に応じて見直されるべきである。医療スタッフはいつでも決定を見直す用意があることをあらかじめ父母に伝えておく必要がある。

出典：厚生労働省成育医療委託研究（課題番号：13公-4）「重症障害新生児のケアのガイドラインとハイリスク新生児の診断システムに関する総合的研究」（主任研究者：田村正徳）、平成15年度研究報告書
日本新生児成育医学会ホームページ（https://jsnhd.or.jp/doctor/pdf/guideline.pdf）にて全文を閲覧できます。

5 「18トリソミーの会」の これまでとこれから

櫻井浩子

1 はじめに

　日本における18トリソミーのある子どもへの治療方針は、親の思いによって動かされたといっても過言ではないでしょう。このような特徴的な歴史をもつ背景には、「18トリソミーの会」の設立および活動が大きく寄与したと自負しています。

　医療というものは、今と将来を見据えています。目の前にいる患者を治療し、そして将来の患者のために研究や治験などを行っています。しかし、あえてこれまでの歴史に目を向けることで、今日と将来への教訓を客観的に捉えることができるのです。

　「18トリソミーの会」の設立は、2001年3月のことです。ここでは、「18トリソミーの会」の20年の轍とこれからについて述べます。

2 はじめの一歩

　「18トリソミーの会」の設立の発端は、私の個人的な経験に基づくものです。代表をしていると自分の経験を話す機会がないので、少し詳しく書き記したいと思います。

　1997年3月6日の夕方、私は娘 千笑（ちえみ）を出産しました。出産予定日を過ぎても陣痛は起きず、おなかのなかにいる娘の心拍がどんどん低下したため、緊急帝王切開となりました。出生時の体重は2,000gでした。妊娠中期頃から健診のたびに、「なかなか赤ちゃんが大きくならないね」と産科医に言われていました。毎回、落ち込む私を心配するかのように看護師が「小さく産んで、大きく育てようよ」と励ましてくれました。

　地元の総合病院で出産したため、娘は出生後すぐにこども病院に搬送されました。数日後、娘の病気が18トリソミーであることがわかりました。

　私の退院と同時に地元の病院に戻ってきた娘ですが、決して容態は安定していませんでした。NICUの主治医から18トリソミーや娘の状態の説明を受けても、頭の中に残るのは衝撃的な言葉だけでした。「なすすべがない」「もって2か月」。娘は目が見えないようでしたが、私にとって目が見えないことは些細なことであり、何よりも数か月後に娘のいのちが消えてしまうという現実を受け入れることができませんでした。

　人工呼吸器の再挿管について担当看護師から問われても、18トリソミーに関する情報を

たくさんもっているわけでもなく、そのような状況のなかで判断をしなくてはならないことは親として情けないことでした。地元の図書館や本屋で医学書を立ち読みしても、どの本も判で押したかのように数行の記載のみで、そこに書かれているのは「予後不良」「致死的」の２語だけでした。

　娘のことをもっと知りたい。この思いは、娘が亡くなったあとも続きました。ネットで検索してヒットしたある患者会に入会し、そこで初めて在宅で生活をしている18トリソミーのある子どもに出会いました。子どもたちは顔立ちがよく似ているので、娘に再会できたような嬉しさでこころが一杯になりました。しかし、この患者会で出会った子どもたちの親は病気の情報をもっておらず、周囲に18トリソミーのある子どもと家族がいない。まさに、孤独との闘いをされていました。このような状況でも、皆、私と同様に、子どものことをもっと知りたいと必死の思いを抱えていました。

　ならば、医療スタッフを巻き込んで医学的情報を共有し、またコミュニティの場として、「18トリソミーの会」を立ち上げよう、そう強く思い立ったのです。最初は有志数名で活動を始めました。地域の図書館から病院一覧の本を借り、かたっぱしから新生児科・小児科のある病院に手作りのパンフレットを郵送しました。そして、ホームページを立ち上げました。すべて自己負担です。

　新生児科に限ったことではありませんが、20数年前の医療スタッフと患者会の関係は、決して良い関係とは言えませんでした。会の話をしただけで、ある医療スタッフから「患者会は、傷のなめあいをしていたらいいんですよ」と言われたこともありました。しかし、この悔しかった出来事は、今でも私の気持ちを奮い立たせるきっかけとなっています。

　「18トリソミーの会」は、会員として子どもと親に限定せず、設立当初から賛助会員として医療スタッフの方に入会いただいています。このような体制をとる理由として、子どもの治療は、医療スタッフと親が協働しながら決めていくことが理想だと考えているからです。

　そして、何よりも、子どもの声なき声に耳を傾けられるのは、親しかいません。親だからこそ、子どもの治療に関われることがあります。親の立場を尊重することも患者会の１つの役目でもあります。

　こうして、「18トリソミーの会」ははじめの一歩を歩み始めました。

3　活動内容

　現在、「18トリソミーの会」の運営は、7名の親である会員によって支えられています。全員が無償ボランティアです。運営メンバーは、日々子育てや仕事をするなかで、時間を見つけて会の活動をしています。それでも、私たち親にとって会に関わることは、子育てと同じです。

　「わが子の経験をほかのお子さんに役立てたい」、そう願って、子どもが亡くなってから入

会される会員もまれではありません。ある母親が、こんなことを言っていました。「会の皆さん、本当に親切で、私の子どものことを気にかけてくれることが不思議でならない」と。私は「子どもたちは、お顔が似ているので、わが子に再会したように思えて、だから親身になるんですよ」と答えました。他の患者会と異なり、当会は子どもを亡くした親の割合が高いことも事実です。子どもが亡くなったから退会ではなく、肉体はなくともこころの中で生きている、そしてわが子の成長を会員の子どもたちに重ねあわせる、このような気持ちを会員同士が共感しあうことも大切にしています。

さて、活動についてご紹介します。

会員には 2 つの種類があります。正会員は子どもとその親です。出生前検査によって、おなかのなかの子どもが 18 トリソミーと診断された夫婦も入会できます。賛助会員は、医療スタッフ、障がい児福祉関係者等で、私たち「18 トリソミーの会」に賛同する方です。

「18 トリソミーの会」の主な活動は、次のとおりです。

1. パンフレットの発行・配布

18 トリソミーのある子どもを妊娠したときや誕生のときに、医療スタッフから親に手渡していただけるよう、当会の活動を記載したパンフレットを配布しています。

また 2022 年には、きょうだい児支援のパンフレット『18 トリソミー：きょうだいのあなたへ』を作成・発行しました。親向けではなく、きょうだい当事者が読むことを想定し、ひらがな表記で作りました。内容は、18 トリソミーの病気について、さみしかったり、悲しかったり、眠れないときなどは遠慮なく親や祖父母、学校の先生に伝えて良いことを記しました。

2 つのパンフレットは、会のホームページよりファイルをダウンロードすることができます。

2. ピアカウンセリング

会員の経験値に基づく情報を提供しています。たとえば、手術の経験談や在宅生活の工夫など幅広い内容について、会員専用の LINE オープンチャットを用いて相談にのっています。もちろん、個人情報は厳重に扱っています。

3. 交流会の開催

18 トリソミーの会では、不定期ではありますが、交流会を開催しています。会員が全国に居住していることから、年数回オンラインで、また年 1 回は対面で行っています。テーマは特に決めずに、そのときの気持ちや悩みを自由に話しています。

4. 『18 トリソミー用母子健康手帳』の発行・配布

保健所で配布される母子健康手帳は、18 トリソミーのある子どもにとって成長などが適応範囲外となり記載できることも限定され、親が手帳に向き合うことは時につらい作業となります。子どもたちのゆっくりとした成長に親が歩調を合わせ、ともに歩む姿勢が育児の基本であり、子どもの疾患の特徴等を踏まえた手帳はその支援として有効であると考えました。

そこで、2021年に公益財団法人木口福祉財団「2021年度地域福祉振興助成」を受け、18トリソミー用の母子健康手帳を作成しました。手帳は、医療スタッフと親が一緒に充実した内容に作り上げていくものとしました。医療スタッフによる記載頁を多く設け、妊娠中から在宅生活までの記録（おなかのなかの赤ちゃんが18トリソミーとわかったときから6歳までを想定）ができ、18トリソミーの成長曲線も掲載しました。全国の周産期母子医療センター約400施設に1冊ずつ寄贈し、その後家族、保健センター、デイサービス、訪問診療医、訪問看護ステーション、看護教員、看護学生など多様な立場の方から申込みがあり、幅広く活用されています。また、日本に住む外国人家族や海外の18トリソミーのある子どもとその家族のために、英語に翻訳した手帳も作成しました。

　手帳に関する感想は次のようでした。

【手帳に関する感想】

- 親御さんにこの手帳を見せたらとても嬉しそうな表情をされて、渡してしまった。そのため、もう1冊送ってほしい。（医師）
- 子どもに使える成長曲線や医療情報が豊富で、この子と向き合う意味においても心強い。（家族）
- 18トリソミーのある子どもの成長曲線が掲載されているので、保健師さんがこの子の成長をやっと理解してくれた。（家族）
- 受診している病院の医師に手渡ししたら、「非常にありがたい」との言葉をもらった。（家族）

5. 書籍『18トリソミー』の発行

　2014年に初版『18トリソミー』を発行しました。医療スタッフだけなく家族も活用できるようなるべくわかりやすい言葉で記載し、そして読んでいて気持ちに負荷がかからないよう工夫をしました。医学書ではありますが、医療スタッフと家族双方が活用できる書籍です。「ピンクの本」として、皆さんの身近な本として愛用されているのではないでしょうか。

　そして、初版から10年の歳月が流れ、子どもをめぐる状況も変化しました。18トリソミーのある子どもへの心臓手術は今では、大動脈縮窄根治手術や肺動脈バンディング手術、心室中隔欠損症根治手術などが行われています。そして、子どもたちも小学生、中学生、高校生となり、高校を卒業し作業所へ通う方もいます。子どもが成長するとともに家族からは日常生活の様子や在宅での工夫（医療的ケア、食事、療育など）に関する情報が求められるようになりました。1年生存率はかつての定説であった10％から、25％へ、近年では50％という施設もあります。とはいえ施設間格差は完全には解消できませんが、この本により18トリソミーのある子どもへの他施設の治療方針や手技を知り、見直しを検討した施設もあると聞いています。

　初版は主に新生児・乳児期を想定して書かれていましたが、今は妊娠中、NICU、在宅、療育へと幅広いスパンで、最新の経験値に基づいた情報が求められています。このことから

表1 書籍『18トリソミー』への思い：親の声（一部抜粋）

［初版の感想］

- 18トリソミーの子に多い合併症が載っていたので生まれる前から病気について先に知っていたので先生から説明された時も冷静に話を聞けたのはよかった。
- アンケートなどに親の我が子への深い愛情が書き綴られていて、読んでいて胸が熱くなりました。専門書を読んで泣いたのははじめてです。内容も幅広く分かりやすく書いてあり、18トリソミーの家族や関わる人たち全ての方に読んでいただきたい本だと思います。
- 娘が生まれた時、18トリソミーと検索してもなかなか情報がでてこず、不安に襲われていた時に、この本に出会い、心から救われました。
- 無事に生まれてきてくれて、これからのことを考える気持ちになった時に、少しでもできることはないかと思い取り寄せました。不安な思いが消えることはないけど、同じ思いを抱えている人がいること、1人じゃないことを知れた。
- 担当医から借りて読みました。情報が少ない中でこちらの書籍には様々なデータがあり、希望が持てました。
- 世の中にまだまだ情報が少なく困り果てていました。命に関わる疾患なので、出産日が近づく中で、調べても調べても情報が足りない。そんな中で、よくまとめられたこの本に出会い、どれほど救われたか、本当に感謝しています。
- 生まれてきた息子が18トリソミーと知り少しでも情報が欲しくて購読しました。難しい事や専門的なことが多く全部を理解は出来なかったけど、知らないことが続くことがより怖かったので、少しでも18トリソミーと言う疾患を知れるきっかけになれて良かったです。
- 妊娠中18トリソミーと判明して購入しました。医学的なことも、家族の話も細かくいろんな範囲で書かれていて、とても参考になりました。出産後も自分の子どもと照らし合わせて読み、活用させていただきました。
- 妊娠中に購入し、読みました。子どもが気管切開をしなければいけないと悩んだとき、エアウェイについての情報をこの本から得ることができました。主治医達も知らない情報だったので、本当に有り難かったです。18トリソミーへの治療法は病院によって、さまざまだと思います。この本をもっと医療現場の方々に読んでいただきたいと感じます。
- 18トリソミーのある子どもの親は、なんの知識もないまま、突然の告知により予後不良という残酷な説明を受けます。1人の医師の説明で納得のいく説明になるわけはなく、SNS、書籍、家族会などあらゆる媒体に情報を求めることになります。そうした中、本書には複数の医療機関、複数の医療スタッフのそれぞれの見解・知見がまとめてあり、18トリソミーを理解する助けになり、本当に助かりました。

現在闘病中の家族のみならず、これから生まれる子どものためにも内容の改訂が必要だと考えました。こうして第2版の発行へとつながりました。改訂にあたっては、家族からの要望を集めました。いただいたコメントの一部を抜粋し表1に示します。

4 これから

　会の活動はいたってシンプルになりました。ここ10年は、会員の居住地や子どもたちの状況など個別性を考慮し、活動を模索してきました。近年のSNSの広がりにあわせ活動内容を見直していくことは、会員のみならず運営メンバーの負担軽減にもつながりました。このことは細く長く活動を続ける意義において、必要な転換であったといえます。そして、患者会は、家族が必要な時に利用できるプラットホームと位置づけも変わりました。これから

[出版への思いなど]

- 私の娘は幸い体重の増えもよく、合併症も比較的軽いほうだと思います。しかし、やはり18トリソミーというと、それだけで寿命が極端に短いなどの理由で治療の選択肢が狭くなったりします。実際、主治医にもそういった話をされました。また、妊娠中にこの本を手に取った方が正しい知識のもとに今後の方針を決められるように、18トリソミーの子どもたちとその家族が望んだ治療を受けられるように、最新の正しいデータを元にした本の出版を望みます。
- 妊娠中、この本を読み込みました。先に病気のことを知っておいて良かったと思います。専門的な情報はこの本しかないから、改訂版が出版されることはとても嬉しいです。
- 18トリソミーのある子どもをもつ親御さんは、情報が少なく、不安を抱えている方が多いと思います。また病院により、治療への対応方針が異なることから、親御さんが納得する治療へとつながっていないことも多いと思います。そのため、今最新の医療はどうなっているのかを、本でまとめることは、18トリソミーのある子どもをもつご家族にとって大変意義のあることだと思います。医療の知識を深め、病院との話し合いを円滑にする手助けになると思います。ぜひ出版してほしいです。
- 我々当事者からは需要がありますが、社会全体としては決して需要は高くないと思います。そんな中でこれからの時代のために出版に向けて尽力していただいているのは頭が下がる思いです。出版されたら購入したいです。
- とにかく情報が少ない中での貴重な本なので、出来るだけ早い第2版を望みます。
- 10年前は治療さえしてもらえない時代に、どうやったら助けてくれるか我が子のために、もがいて頑張ってくれたお母さんお父さん達がいてくれて、今があるのだとわかって感謝しきれない思いになりました。そういった歴史があって、少しずつ治療実績も増えて、寿命も伸びている今があり、その中に自分の我が子も仲間入りできて、未来産まれて来る子達のためにもなるのだと思いました。
- 紙媒体で出版してくださると、夫婦、きょうだい、祖父母世代も目を通して共通理解ができるので、家族の結束や理解にとても有効で助けになります。
- 1人でも不安になっている家族に大切な情報が届くこと、看護師や医者になる方なった方に、情報が届くことを願っています。私達が存在していることを少しでも多くの方に届きますように。

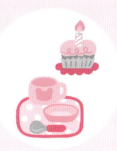

も医療や社会の変容に応じた柔軟な活動を心がけていきたいと思います。

● 18トリソミーの会
[ホームページ] https://18trisomy.com/
[問い合わせ] ホームページの問い合わせフォームより送信ください。

6 新生児・小児医療と「話し合いのガイドライン」

福原里恵　櫻井浩子

1 はじめに

　18トリソミーは、生命予後が非常に不良であり、生存しても重度の発達遅滞や医療的ケアを継続する必要があることから、「致死的で予後不良な疾患」という概念で考えられていました。近年、胎児エコー技術が高まり、出生前に18トリソミーが疑われるケースが増えています。胎児および新生児は自らの意思を表現することができないため、治療方針等は保護者による代理意思決定となります。周産期医療現場では、出生時に蘇生をするか、以後の治療を差し控えるかは、疾患名を根拠に医師主導で方針が決定され、それにスタッフも家族も従うという時期がありました。

　わが国における代理意思決定の概念が明確化されたのは、1987年、仁志田らによる新生児医療における倫理的観点からの意思決定支援[1]に始まり、『新生児学入門 第3版』では、「患者のために正確な医学的情報を中心として患者にとって最良の方法は何かを判断すること」「家族には医学的情報を最大限提供し、家族が何を希望に考えているかを読み取り、関係医療従事者全員の意見聴取と議論を行う」というプロセスが記載されていますが、「治療方針は、NICU責任者が家族および医療関係者の意見を総合して最終判断し、家族に最終決断を迫らない」と書かれていました[2]。昨今、長期に生存し、ゆっくりではあるが成長しているという18トリソミーに関する報告があり[3]、我が国でも手術的介入がなされ[4,5]、家族と共に暮らす子どもたちのことが多数報告されるようになってきました。これらは医療スタッフのこれまでの「当たり前」が通用しないことを示す大きな事実です。

2 重篤な疾患を持つ新生児の家族と医療スタッフの話し合いのガイドライン（新生児GL）[6〜9]

　田村らは、成育医療委託研究「重症障害新生児医療のガイドラインとハイリスク新生児の診断システムに関する研究」班の研究活動の一環として、2004年に新生児GLを作成しました。作成にあたっては新生児医療に関与する医師・看護師、心理士に加えて、法律学、社会学、宗教学、哲学、神学、社会福祉学、人文社会学、人間情報学、国際社会科学など幅広い分野の専門家と18トリソミーの会の代表者に分担研究者や研究協力を依頼し、検討会を

表1 重篤な疾患を持つ新生児の家族と医療スタッフの話し合いのガイドラインの基本方針

- 生命維持に必要な治療の差し控えや中止の基準の明示は、極めて個別性と倫理性の高い事柄で困難であるので、治療指針的なガイドラインは作成しない。
- 生命維持に必要な治療の差し控えや中止が妥当ではないかと医療スタッフが考えたり、両親が要望した場合に、両親と医療スタッフが話し合う場合の基本理念を文章化する。
- 家族や医療スタッフの利益よりも、子どもの利益を最優先させることを出発点とする。
- 医療スタッフは、親が、赤ちゃんの最善の利益の観点から意思決定できるように支援する。

重ねて作成されました。重症障害児の治療方針を決定するにあたり、標準的なガイドラインが必要という声は高かったのですが、一方で、このようなガイドラインが作成された場合の弊害として「医療が画一的で機械的な振り分けとなり、医療スタッフの思考が停止する」と危惧する声も少なからずありました[10]。

新生児 GL の基本方針は、表1のように定められました。本文は 10 の条項と注から成り立ち、条項 9・10 は生命維持治療の差し控えや中止について述べられています（p.48〜49 参照）。家族と医療スタッフによる共同意思決定のプロセスを示したという点で非常に画期的なものでしたが、現場からは「理念的、抽象的であり、差し迫った医療現場で具体的な結論を出すことにつながらない」といった批判も寄せられました。

新生児 GL 発行から 10 年が経過した 2014 年、日本新生児成育医学会（旧日本未熟児新生児学会）の倫理委員会が行った調査によると[11,12]、「話し合う」という風土は一定程度現場で定着しているように見えましたが、「新生児 GL がなくても対応できる」という回答も多く、「倫理的規範であるが使いにくい」「抽象的な表現なので使いにくい」「こどもの最善の利益がわかりにくい」などの意見が認められました。

ところで、新生児 GL は誰のためのものでしょうか？「こどもの最善の利益」に適うよう、患者本人にとっての最善を求め、現場の医療スタッフと家族が共に支え合うためであるはずです。ところが、肝心の家族はガイドラインの存在を知る機会がなく、読んだとしても頭に入って来づらい方もおられるのではないでしょうか。そこで 18 トリソミーの会は、家族にとって新生児 GL をわかりやすく解説するために「ご家族と医療スタッフがより良い話し合いを持てるために」[13]を作成しました（p.62〜63 に全文を掲載）。また新生児 GL が現場で十分に活用されていないことが想定されたため、日本新生児成育医学会倫理委員会では2016 年より、学術集会時に家族を含む多職種でガイドラインの理念に沿って倫理に関する話し合いを行うワークショップ（WS）を開催しています[14]。

3 重篤な疾患を持つ子どもの医療をめぐる話し合いのガイドライン（小児 GL）

2012 年 5 月に日本小児科学会から小児 GL が公表されました[15]。基本的な考え方は新

生児GLと同様ですが、現場で使いにくいという意見を踏まえ、チェックリストやフローチャートを作成するなど工夫されました。

　日本小児科学会倫理委員会では、2023年度、前文中の「医療や社会の状況の変化に応じ、ガイドラインの改訂・更新に引き続き責任を持って取り組む」という記載を受け、現場で悩まないためではなく、現場で正しく悩むためのガイドとなることを目的として小児GLの見直しに着手しました。2024年3月、第14回倫理委員会公開フォーラムを開催後、改訂案を公開し、その後パブリックコメントを経て、2024年7月に小児GL（2024年改訂版）を公表しました[16]。

　子どもに主眼を置き、子ども・保護者・医療スタッフ3者の共同意思決定のプロセスを重視する理念を遵守しつつ、現状に即するように本文を更新し、基本理念をわかりやすく整理し、緩和ケアの視点を明確化しました。本文は、「本ガイドラインの基本姿勢」「基本精神」「医療チーム内での話し合いのあり方」「子ども・保護者との話し合いの進め方」「生命維持治療の差し控えや中止の検討」という項目立てとしました。「チェックリスト」は話し合いを実践する上で具体的な内容に関して漏れなく確認できるように本文と並べる構成とし、署名欄を削除しました。「フローチャート」も二者択一的な思考を導きやすいため削除しました。現場の困難感や葛藤に対し、少しでも理念と実践の乖離を埋められるように「Q&A集」が新たに作成されました。このQ&A集は、今後も現場や当事者・家族から届けられる声を受けて、更新されていくものであり、今回はその第一歩です。改訂版において本文は、主語を医療スタッフで統一していることも特筆すべき点で、まずは医療スタッフがガイドラインを正しく活用できることを意識しました。改訂版が子どもと家族の最善につながることが期待されます。また、今後は家族の視点で捉えた「ガイドライン家族版」も検討されることが望まれます。

4　今、医療現場における課題

　長瀬ら[17]は、2015〜2019年に18トリソミーの出生前診断後に22週以降で分娩となった家族を対象にアンケート調査を行い、35例（59%）からの回答結果を発表しました。妊娠中の説明については、「適切であった」「まぁまぁ適切であった」が32例（92%）で、分娩方針や児の治療方針が「希望通り」「ほとんどが希望に沿っていた」が33例（95%）でした。しかし、自由記載には、治療方針の決定について「治療方針の押しつけ」として『医師から家族の時間を大切にした方がいいと言われたら積極的治療を望みにくかった』『手術という選択肢を選ぶのは正答ではないという圧を感じた』などが記載され、治療方針に関する想いについて『積極的な治療をしないことは納得して選んだがSNSで治療して生きている子をみるとつらい』『治療していたら数か月生きられたかと考えてしまう』『県外では積極的に手術をして前向きに親子で生きている方が多く存在することを知ってショックだった』

という記載もありました。櫻井[18]は、18トリソミーを取り巻く状況は変化しても、親が我が子を思う気持ちは何時の時代においても色褪せることなくあたたかく、そして力強いと述べています。その中で『ただ、いてくれるだけでとても嬉しい』『家族が揃って、子どもを囲んで過ごすとき、おだやかな時間のなかで、平凡だけどこれが幸せということを実感した』という当事者の声を紹介しています。同じく櫻井らの2020年の研究[19]では、「医師と分かり合えなかった体験」「医師に希望や意見を伝えられなかった体験」「子どものいのちに関わる最終決定への関与についての希望」「医師との有意義な話し合いのための工夫」について回答がたくさん寄せられました。64%の家族に、医師と家族の価値観や想いが異なるためお互いに分かり合えないという想いや、当時について感謝・今はわかるという「正の心情」の一方で「疎外感や見捨てられた気持ち」などが認められました。また79%が「医師の話が不可能から始まる」ため、希望を伝えることができず、不安や納得できない気持ちを抱えていました。また、「話し合い」の場面においては、柔軟な姿勢、真摯な姿勢が求められ、対等な関係性の中で話しやすい環境や雰囲気であることが望まれていました。

　新生児GLや小児GLが公表されたこと、18トリソミーを取り巻く治療の変遷や予後の改善などに応じて、私たち医療スタッフも変化しているはずです。実際にガイドラインに沿って話し合いがすすめられ、大切な我が子は亡くなったが悲しみの中においても医療スタッフとともに走りきったという想いを抱いている方もいらっしゃることでしょう。しかしながら、当事者の回答を見る限り、まだ医療スタッフの固定概念や価値観、あるいは施設の方針に従わざるを得ない状況下で医療が進められている可能性がうかがわれます。

　小児GL（2024年改訂版）では、医療者が独断的に結論を決め、医療者の価値観を押しつけてしまうことがないよう、

6.　医療チーム内での話し合いおよび方針の決定に際しては、限られた医療者による独断を回避し、話し合いのプロセスを透明化する。
　　ⅰ．限られた医療者のみで話し合うことは避け、医療チーム全体で情報を共有し、今後の方向性を整理する。（ⅱは省略）

7.　まずは可能な限り医学的事実を評価し、それに則った方針を検討するステップを基盤とする。医療者は医学的事実について子ども・保護者に説明し、その上でそれぞれの価値観や思いを共有する。
　　ⅰ．医師は、最新の医学的情報と子どもの個別の病状に基づき、予後などについて可能な限り正確に評価し、医療チーム内で共有し、その妥当性について協議する。
　　ⅱ．医療者は、子どもと保護者に対して、子どもの病状・最新の医学的情報・その他の治療方針と検討に必要な情報を丁寧に説明する。（ⅲ・ⅳは省略）

と記載しています。また、

8.　医療者は、子ども・保護者とともにお互いを尊重し、対等な立場で十分な話し合いをもった上で、治療方針を決定する。

としています。「対等の立場」とは、そうあるべきで、そうあっていると思いたいのですが、もともと持っている医学的な知識が違うため、いくら医療者として分かりやすく説明したつもりであってもイメージしているものがお互いに異なっており、同じ土俵で話せていない可能性があります。前述の WS においても家族と医療者は考え方の視点が異なるために対等であることが難しく、医療者と家族をつなぐ中立的な立場の存在が必要と述べられています[20]。

　合併する疾患に侵襲的な治療を考える場合、家族が苦渋の決断をする場面が生じる可能性はあります。しかし、意思決定支援の場で、「治療でお子さんが苦しむより両親とともに過ごす時間を大事にした方が良い」という説明が「家族の重荷を医療スタッフが代わりに背負う」という前提で示されることは医療スタッフの独善ではないでしょうか。医療スタッフは、18 トリソミーが「予後不良の疾患」という従来の固定概念を更新し、最新の医学的情報に基づいて個別の子どもの病状を考慮し、「子どものこれから」を可能な限り正しく予測するとともに、家族が判断するために必要なピアの紹介ができる体制も整えながら「話し合い」をすすめていく必要があります。

　家族は、子どもを中心として、医療スタッフと家族が両輪となり、共に悩みながら「こどもの最善の利益」を求めて話し合うというプロセスを期待されているのではないでしょうか。

参考文献

1) 仁志田博司ほか. 新生児医療における倫理的観点からの意思決定 (Medical decision making). 日新生児誌. 23 (1), 1987, 337-41.
2) 仁志田博司. "8. 新生児医療と医の倫理". 新生児学入門 第 3 版. 東京, 医学書院, 2004, 148-56.
3) Baty BJ, et al. Natural history of trisomy 18 and trisomy 13: II. Psychomotor development. Am J Med Genet. 49 (2), 1994, 189-94.
4) 古庄知己. 13 トリソミーを持つ児, 18 トリソミーを持つ児への外科的介入を含めたマネジメント. 日周産期・新生児会誌. 56 (4), 2021, 567-71.
5) 片岡功一. 18 トリソミーおよび 13 トリソミー児の心臓血管手術. 日小児循環器会誌. 36 (1), 2020, 3-15.
6) 重篤な疾患を持つ新生児の家族と医療スタッフの話し合いのガイドライン. "はじめに". https://jsnhd.or.jp/doctor/pdf/preface.pdf (2024.3.27 アクセス).
7) 前掲 6) "ガイドライン". https://jsnhd.or.jp/doctor/pdf/guideline.pdf (2024.3.27 アクセス)
8) 前掲 6) "あとがき". https://jsnhd.or.jp/doctor/pdf/afterword.pdf (2024.3.27 アクセス)
9) 前掲 6) "参考文献". https://jsnhd.or.jp/doctor/pdf/bibliography.pdf (2024.3.27 アクセス)
10) 田村正徳. "新生児医療と「話し合いのガイドライン」". 18 トリソミー：子どもへのよりよい医療と家族支援をめざして. 櫻井浩子ほか編著. 大阪, メディカ出版, 2014, 58-63.
11) 福原里恵ほか. 再考：重篤な疾患を持つ新生児の家族と医療スタッフの話し合いのガイドライン 「重篤な疾患を持つ新生児の家族と医療スタッフの話し合いのガイドライン」の活用状況の調査報告. 日未熟児新生児学会誌. 26 (3), 2014, 509.
12) 福原里恵. 重篤な疾患をもつ児・予後不良な児への対応—新生児医療におけるガイドライン. 周産期医学. 45 (5), 2015, 619-23.
13) 重篤な疾患を持つ新生児の家族と医療スタッフの話し合いのガイドラインご家族向けのリーフレット. https://www.18trisomy.com/guideline-leaflet.pdf (2024.3.27 アクセス)
14) 福原里恵. 「重篤な疾患を持つ新生児の家族と医療スタッフの話し合いのガイドライン」の歩み〜新生児成育医学会倫理委員会の活動とこれから〜. 日新生児成育医会誌. 36 (2), 2024, 218-24.

15) 重篤な疾患を持つ子どもの医療をめぐる話し合いのガイドライン. http://www.jpeds.or.jp/uploads/files/saisin_120808.pdf（2024.3.27 アクセス）

16) 重篤な疾患を持つ子どもの医療をめぐる話し合いのガイドライン（2024 年改訂版）. https://www.jpeds.or.jp/uploads/files/20240802_hanashiaiGL.pdf（2024.8.3 アクセス）

17) 長瀬寛美ほか. 当院で出生前診断後に分娩となった 18 トリソミー児の母へのアンケート調査～18 トリソミー症例への情報提供と治療方針決定のプロセスを考える～. 日遺伝カウンセリング会誌. 2022, 43（4）, 327-33.

18) 櫻井浩子. 18 トリソミー症候群のある子どもの家族の思い，そして小児科医に伝えたいこと. 小児科診療. 86（9）, 2023, 1105-10.

19) 櫻井浩子ほか. 18 トリソミーの子どもの家族と医師との話し合いにおける心理社会的体験. 周産期医学. 52（3）, 2022, 416-21.

20) 福原里恵ほか. 重篤な疾患を持つ新生児の家族と医療スタッフの話し合いのガイドライン（話し合いの GL）をもっと活用しやすくなるように多職種で話し合おう！―どうして話し合いの GL をうまく活用することができないのか？―. 日新生児成育医会誌. 29（2）, 2017, 326-8.

ご家族と医療スタッフがより良い話し合いを持てるために

医療スタッフと家族のために作成された『重篤な疾患を持つ新生児の家族と医療スタッフの話し合いのガイドライン』(p.48〜49に全文掲載)が、それぞれの共通理解のもとに活用されることを願って、「18トリソミーの会」によって作成されたものです。ガイドラインの条項の1〜10にそれぞれ対応しています。

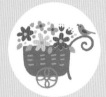

1. この世に生まれたすべての赤ちゃんには、適切な医療と保護を受ける権利があります。どんなに重い病気を持っていても、医療スタッフはいのちの誕生を祝福しています。

2. ご家族はお子さまを育てていく責任者として、お子さまの治療方針を決定する過程に参加する権利と義務を持っています。そのために必要な医療情報について、医療スタッフから十分な説明を受けて下さい。

3. 治療方針の決定は、「こどもの最善の利益」を第一に考えていきます。医療スタッフやご家族の事情ではなく、お子さまにとって最も適切な治療は何なのかを考えていきます。

4. お子さまの治療方針は、医療スタッフとご家族との十分な話し合いのなかで、考えていきます。いくつかの治療方針が考えられる時、それぞれの方針について予想される利益と不利益について十分な説明を受けて下さい。

5. ご家族と医療スタッフは対等な立場にあります。お子さまが受ける医療について、自由に意見を言い、気持ちを正直に話せる機会が保証されています。

    日々揺れ動く気持ちを、遠慮せずに医療スタッフにお伝え下さい。医療スタッフは、ご家族の立場を理解し、ご意見を尊重すること、またご家族のプライバシーに十分配慮することを心がけております。

6. ご家族は医療スタッフから、お子さんに関する正確な情報を速やかに、わかりやすく説明を受ける権利があります。

    医師・看護者・心理士・ソーシャルワーカーなどそれぞれが持っている専門的な情報を聞きましょう。

    正確な情報とは、診断名、病態、実施されている治療内容、代わりとなる治療方法、それぞれの治療を選択した場合の利益・不利益と予後、ケアに関する看護情報、療育に関する情報、社会的資源および福祉制度に関する情報などです。

7. 医療スタッフは、チーム医療として、お互いに意見や情報を交換したり、診療で生じた思いについて話し合うように心がけています。

8. 医師は最新の医学情報とお子さま一人ひとりの病状に基づき、専門の異なる医師および他の職種の医療スタッフとも協議をし、将来の見適しを判断しています。

9. お子さまの治療の差し控えや中止は、生命にとって後戻りできない結果をもたらすことになりますので、特に慎重に話し合いをいたします。

    もし、そうしたご意見を医療スタッフまたはご家族がお持ちになった時は、お子さまの治療に関わるできるだけ多くの医療スタッフとご家族とによる十分な話し合いのなかで、「こどもの最善の利益」を考えていくことになります。

    ご家族のお気持ちに寄り添える立場の人(心理士、ソーシャルワーカー、宗教家、その他ご家族の信頼される方)の参加も必要です。

    どのような決定になっても、医療スタッフは、お子さまの尊厳を保ち、愛情を持って接し続けます。またご家族に、大切な時間をいい形で過こしていただけるよう最大限の配慮をいたします。

10. 治療方針は、お子さまの病状やご家族の気持ちの変化に応じて、見直されていきます。いちど決定した方針も、いつでも再検討する準備があります。その時々のご家族のお気持ちを、どうぞ遠慮なく医療スタッフにお伝え下さい。

[18トリソミーの会,2006,生まれたお子さまに病気があることがわかったご家族のみなさまへ
https://www.18trisomy.com/guideline-leaflet.pdf より転載(2024年8月5日アクセス)]

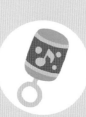
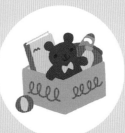

櫻井×福原 座談会
「医療スタッフと家族の"話し合い"をめぐって」

櫻井● 2004年に「重篤な疾患を持つ新生児の家族と医療スタッフの話し合いのガイドライン」(新生児GL)が公表されたとき、医療スタッフからは、すでに親とは話し合いをしている、「子どもの最善の利益」がわからない、他方で親と話し合う意味はあるのかといった意見がアンケートに記載されていたかと思います。それから20年経った今、親との話し合いの必要性に対する医療スタッフの意識はどのように変わったと思われますか。

福原●私は日本新生児成育医学会の倫理委員会を担当し、学術集会の都度行っているワークショップ(WS)で家族も含めた多職種が話し合う場を設けてきました。その際必ず、家族の方からは医療スタッフだけでは得られないとても貴重な視点でのご意見をいただき、非常に学びが多いのです。ただ、開催規模は家族を含む多職種総勢40〜50名で、医師の参加は数名程度です。参加人数を考えると、このWSの成果が医療スタッフに浸透するかというと、非常に微力ですが、意識して考え続けている人たちがいると思います。

櫻井●学会などアカデミアのなかでも診療の手技やマニュアルに関するものが主とされ、親との話し合いは必要と思いつつも、実際は医療スタッフの気持ちが向かないという感じでしょうか。

福原●治療の質向上への関心が高いことは事実ですが、話し合いの重要性を感じている人もとても多いと思います。ただ、あるシンポジウムで家族を交えた話し合いで「看取り」に関する医療スタッフの意見を伝えたら、後日「それがつらかった」とおっしゃった経験から、以後話し合いに家族を入れていない、という発言がありました。本来は、なぜ「それがつらかった」という言葉が出たのかをチームで振り返ることが大事だと思います。

櫻井●親と医療スタッフの話し合いの振り返りは適宜必要だと感じていられるのですね。こうした振り返りのツールとして、このガイドラインは役立つのでしょうか。

福原●「重篤な疾患を持つ子どもの医療をめぐる話し合いのガイドライン」(小児GL)のチェックリストは、話し合いを振り返るツールとして大事だと思います。ただ、一度確認されたものは、「できた」と判断して見直しされないなど形骸的に使われている可能性も懸念されます。小児GL改訂(2024年)では、基本姿勢であり常に大切で理念的なものはチェックリストを作らず、話し合いの実践の段階で都度確認すべきことを本文の中に入れ込みました。話し合いと並行して振り返ると同時に、後日の振り返りの場にもガイドラインを活用してほしいと思います。

櫻井●親との話し合いの際に心がけていることや、親の気持ちや希望を引き出す工夫などはされていますか。

福原●当たり前のことですが、態度やちょっとした言葉遣いに気を配っています。第1章2節(p.19)で櫻井さんがおっしゃっていますが、否定やマイナスの言葉で聞かないように気をつけています。親が聞きたいと思っておられることを推測して、そこを説明するようにしています。説明後に、こちらが想定もしていなかった質問をされたときには、それを振り返り自分の中に積み重ねています。複雑な話は、できるだけあらかじめ文章にしておき、最後に渡します。重要な話は流れを物語にして説明し、物語の最後に、もう一度要旨と少し先の見通しを説明するようにしています。親も内容と見通しを理解できないと質問や希望を出しづらいと思います。

櫻井●場数をこなしていくことで経験が積み重ねられ、臨機応変な対応ができるようになるかと思いますが、主治医が若手医師の場合はいかがでしょうか。

福原●最初は、指導医の説明への陪席や、事前に伝える内容などを協議しておく方法もあると思います。また若手医師の説明に指導医が同席し、補足説明や後ほど振り返りをしたりしています。同席した看護師からのフィードバックも大事ですね。今後、働き方改革と勤務体制の変化で、説明のトレーニングの機会が減る可能性を少し懸念しています。

櫻井●説明において、親からは「親は素人ではあるけれど、子どもの病気や治療については、しっかりと知って関わりたい」「無知であるがために治療を受けられなかったということは避けたい」という意見があり、やはり親は子どものことをすごく知りたいのです。

福原●そうですね。だから、包み隠さず話す必要はありますが、伝え方は大事で、親の受け取り方に影響します。最初にズバッと最悪なことを伝える方法をとる人がいます。悪いことは事実だから伝えるが、そこから徐々に、良くなったことは良くなったときちんと伝えるそうです。受け取り方は２つあります。最初にズバッと言われて、ショックを受けたけど、この人は正直に言ってくれると強い信頼感を持たれるのです。一方で、ズバッと言われたら、怖くて、もう話したくないという人もいるのです。難しいのですが、親がどちら派かを見抜く必要があります。オブラートに包みすぎて、結局何が言いたいかよく分からないと思う人もいます。同じ内容であっても、時と場合と親の心情によって話し方や話す順序などを工夫する必要があり、医師には経験と研鑽と人間力が必要ですね。

櫻井●今、お話されたことはとても大切なことだと思います。信頼関係を築く「はじめの一歩」ですね。親のなかには主治医に会うたびに、「短命」「いつ亡くなるか分からない」と言われ続けて、「もう怖くて仕方がなかった」という方もいました。事実は事実で伝えつつも、どのようにフォローしていくのかが大事です。親と医療スタッフが双方を「子どもを支える同志」と認識し、一緒に走る車の両輪のような関係性、厳しいなかを共有しながらも一緒に同じ方向に向いていく関係性が大事ですね。厳しいことだけだと、どうしても対立の構図になってしまいます。

福原●厳しい状態の中にもちょっとしたお子さんの変化とかをお伝えできると良いと思います。「なんと、採血しようと思ったら、いきなり目がぱっちり開いて雰囲気を察したようでした！」などベッドサイドで会話することもあります。その瞬間、親とは同じ視線で赤ちゃんを見つめているように感じますが、この方法が正解かどうかはわかりません。医学教育でも学ばない部分です。

櫻井●「話し合い」と一言で言ってしまいますが、そのなかには本当は丁寧にみなくてはならないたくさんの要素が含まれていると思います。

福原●厳しい話をした後、２回目に話すときには、「前回お家でどんなお話をされましたか？」と聞くようにしています。なかなか言葉が出ないときには、「看護師さんからここに悩んでおられたって聞いたのですが……」と切り出したときに、親が「そうなんですよ」と言われたら、それを切り口にして話を進めることができます。でも同じ手法が全員に通用するわけではないです。

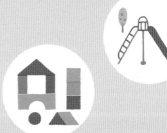

櫻井●話し合いのガイドラインは、ロールプレイのマニュアルではないですからね。

福原●そうなのです。現場からは、うまく話し合えないから話し合いのガイドラインをハウツーもの（こういう時にはこのように伝えると良いなど）にして欲しいという声もあがるのですが、話し合いは流動的ですので、ある人への黄金の言葉は別の人には黄金ではないし、相手からの返答もそれぞれ違うし…。

櫻井●相手の言葉だけでなく、表情や目線などの非言語コミュニケーションをキャッチすることも話し合いの1つですね。親の中には、「医療スタッフとどのように話し合ったらいいか分からない」という方もいます。医師の表情や言葉、それに対して自分がどうリアクションをとったらいいのかわからないのでしょう。「1歳まで生きられる可能性は何％」とか「お家にも帰れない」と言われたら、頭が真っ白になるだけですよね。

福原●医師が緊張して真面目な顔で話しているのを、「無表情な怖い顔」と親が思ってしまった場合、「何かご質問は？」と言われても、何も言えないですよね。だから、ちゃんと親を観察して、医学の専門家ではない心理士やソーシャルワーカーが、親のわからないことも含め、代わりに聞いてくださることも大事だと思うのです。

櫻井●それはとても良いですね。どうしてもマニュアルにすると、何が理解できた、何が理解できていないとチャート式に沿ってイエス／ノーという答えになります。たとえば「大丈夫です」という言葉のフレーズだけで話が進んでいくことは、見かけだけの話し合いになってしまいます。「大丈夫です」という言葉は、どんな場面でも出てくるフレーズで、使い勝手が良い言葉ではあるのですが、多様な解釈ができてしまうため、もう一度その意味について確認する必要があります。

福原●親たちが能動的に自分でできることとして、患者会やピアの立場はとても大事で、「今日病院でこんな説明を受け、こんな状況」に対してピアの方たちから、助言をもらうことで理解が進んだり、医療スタッフに質問したりできるかもしれません。

櫻井●まさに18トリソミーの会でも会員専用のオープンチャットで、誰かが「今回こういうことを医師から提案されたけど、理解できないし、侵襲性が高いかどうかもわからない。医師から同じ提案された方はいますか？」と流すと、すぐコメントがつきます。「うちの子どもの場合はこうで」とか、「今度主治医に会ったとき、こんなことを確認してみて」というようなアドバイスがもらえます。子どもの状態はまちまちであっても共有できることも多いので、こうすればいいよと親目線のアドバイスがあって、こういう場も大切だと感じています。

「人工呼吸器をつけますか？」と言葉で説明されても、人工呼吸器という医療機器について、これまでの経験のなかでの出会い、たとえば身内が何かしらの機会に装着したとか、ドラマのあのシーンに登場したというように、イメージすることは一人ひとり異なるのだと思います。だから、親が理解できるように、イラストや写真、人工呼吸器をつけている子どもの写真を見せるような工夫はとても有効だと思います。気管切開も同じですね。

福原●気管切開は、当事者の希望を聞いてからですが、ピアのお母さんにお願いして、病院で会ってもらっています。百聞は一見にしかずです。

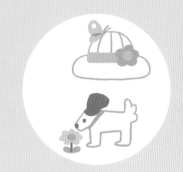

櫻井● 18トリソミーの会では、オンラインでオフ会をしています。実際に在宅で生活している家族が、「こういうの」と言って画面越しに医療機器などを見せてくれます。医療機器を整理するワゴン1つにしても、「○○のメーカーのワゴンがちょうど大きさがよくて使いやすいよ」とアドバイスしてくれたら迷わず買えますよね。「ワゴンを買って用意しておいてください」と言われても大きさも使い勝手も分からず、親は混乱します。家族同士の情報交換は経験値に基づいているからとても大事です。

櫻井●親から医療スタッフへの働きかけや関わり方はどうでしょうか。私は医療の場面でなくても、相手に興味がないと、この人のことをもっと知りたいから話してみようとは思わないと考えています。相手が医師であっても、1人の人として相手に興味を持つ姿勢は大事なことだと思います。親には、どうしても医師や看護師がいつも忙しそうに見えて、こんなこと言ってもいいのかなと心の迷いがあります。「なんでも言ってくださいね」と言われても、「え、本当に言っていいの？」と内心思います。

福原●そうですね。こちらがそんなつもりがないとしても、通り一遍の関わりに見えた場合には、「なんでも」は言えないと思います。平素の何気ない言葉かけや表情から、医療スタッフへの安心感のようなものが感じられると思います。

櫻井● 18トリソミーの子どもの治療方針は、施設方針ありきの中で話が進んでいくケースがあります。親が子どもの治療を望んでいても、方針ありきの前提だから、「希望を聞き入れてくれない」「否定された」「子どもをないがしろにされた」「見捨てられた」と思ってしまいます。話し合いの大前提にある各施設の方針は、とても大きな障壁になっています。だから、私はどうような経緯から各施設の方針が確立されていったのか、とても興味があります。

福原●最初はそこのトップの考え方で決まり、それが積み重なると組織の風土になっていき、その方針が当たり前になっていくのだと思います。

櫻井●施設の方針があるとガイドラインに「各々の価値観、考えを尊重し……」と書かれていても、話し合いに限界があるのではないでしょうか。18トリソミーのように重い病気の子どもだと、どこの病院と縁があるかで、その後も大きく変わってしまうのが現状です。

福原●今回、改訂された小児GLをまずは医療スタッフに向けて書こうということになりました。主語は子どもなのですが、その上で医療スタッフはどういう行動をとるのかという視点で作成しました。まずは医療スタッフが話し合いのガイドラインの意義を理解し、正しく使うことができなければ、話し合いの課題は解決しない。改訂版が、家族と医療スタッフのより良い話し合いにつながるきっかけになればよいと思います。

櫻井●目の前のAちゃんの治療を考えるときに、医療スタッフが過去に出会った同じ病気の子どもの経験にすごく引っ張られているように見えることがあります。たとえば、以前18トリソミーのBちゃんが在宅で生活をしていたけれど、親は介護が大変だったと。そうすると、この子どもたちは家に帰らないほうがいいんじゃないかとか、親にとって子

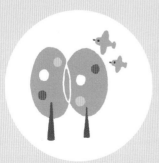

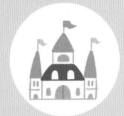

どもたちは負担でしかないのではと、目の前にいるAちゃんに、BちゃんとBちゃんの親を投影しがちではないでしょうか。私はとても違和感を抱いています。

福原●AちゃんとBちゃんは違うし、Bちゃんの親が当時大変だったことを後日どう感じていたかが分からないのに、「否定」はできないと思います。実際、在宅医療の生活は大変だけれど、「家族で一緒に暮らせることが幸せ」とおっしゃっている方が複数名おられることを知っています。医療スタッフが自分の過去の経験に引っ張られるのはありがちですが、経験を客観的に分析し、文献や他施設の知見も加えて判断することが大事だと思います。

櫻井●話し合いのガイドラインでは、子どもの治療方針に親も決定に参加することが書かれていますが、以前すべての小さなことから親に判断を委ねる施設がありました。ある親は「もう、とにかく負担でしかなかった」と言っていました。「何について、どう決定していくのか？」は臨床医療のなかで重みづけが一つひとつ異なってくると思います。それこそ親に決定させるのは負担になるからと決定のカードを医療スタッフが取り上げてしまうのか、あるいは逆に親に全カードを与えてしまうのか、そのバランス感覚についてどのように思いますか。

福原●いずれも極端はよくないと思います。全部親に丸投げなんてとんでもないですが、かといって、逆に親の重荷を代わりに背負うというのも一見格好よく見えますが、背負った人が一生家族を支え続けることは非現実的だと思います。

櫻井●親からも、「道標をたくさん出してもらったなかから、最終決定したい。けれど、『どうしたいですか？』とだけ聞かれてもわからないことが多い」というコメントがありました。

福原●日本新生児成育医学会のWSにおいて、親から出た意見は、家族の意見をまとめやすいように医療スタッフに伴走してほしいが、決して医療スタッフが選択する意見に導いて欲しいわけではない。後悔はゼロにはならないが、あの時あの選択しかできなかったと思えるような話し合いの場とプロセスが大事ということでした。

櫻井●「親が後悔しないため」とか「親が納得するため」という言葉を医療スタッフからしばしば聞きますが、親は、どんな決定を選んでも後悔するのです。こういう言葉は使われやすくて、そのために医療スタッフが決定のカードを引き取りたがるのでしょうか。親は、そのときの「子どもの最善の利益」を考え抜いて、1つの決定に至るのですが、それはそのときの思いであって、そのあと「本当にそれで良かったのか」と心のなかで考え続けています。いくつかの分岐点があって、あのとき違う選択をしたら、もっと違う結果があったのではないかなど、親はどんな結果に至ったとしても、自分が生きている限り思い続けます。それが親なのです。

福原●よく「児の最善の利益が定義されていないのでわかりにくい」と言われますが、ケースによってそれぞれ違うから、定義されていないのです。親とともに一生懸命考えて、今選び得る最善はこれかなというのが、その子どもの最善の利益につながると思います。将来振り返ったら、違う方針も思いつくかもしれないけれど、共に考え、悩み、話すことでそれを一緒に見つけたと思えることが大事ではないでしょうか。

櫻井●この「話し合いのガイドライン」が医療スタッフにどのように波及して、そしてゆくゆくは新生児医療、小児医療がどのように変わっていって欲しいと思われますか。

福原●施設の方針で意思決定のプロセスや結果が変わるのでは、公平に医療を受けられないですよね。たまたまその子どもが生まれた地域の病院の方針のため選択できなかった、ということが起こらないようにこのガイドラインをどうやって普及させていくかは重要です。現場の実態を明らかにし、それをガイドラインの普及やさらなる改訂へと結びつけていくことが大事で、子どもに関わるすべての医療スタッフに、このガイドラインの解説や、一つひとつに込められた意味を伝え続けていくことで、今までこれが当たり前と思っていた人の誰かが変化する可能性があると思います。その結果、日本中どこで生まれても、同じように家族と医療スタッフが、伴走し、一緒に悩んで、考えて、決めていくという、そういう形になったら良いと思います。

櫻井●18トリソミーのある子どもと家族に対し、医療スタッフとの話し合いについてメッセージはありますか。

福原●私が出会った18トリソミーのある子どもたちには、長く生きられず退院できなかった人も、退院したけれど亡くなった人も、10歳を超えている人もおられます。肺動脈絞扼術後、無事に退院された方が続いた後に、「肺動脈絞扼術はせず、今の治療以上を望まない」と希望された方がおられると、スタッフが困惑することがありました。スタッフの価値観は、「肺動脈絞扼術をすれば安定して退院できるのにどうしてしないのだろうか」というものですが、固定概念にとらわれず、家族がどのようなプロセスで決心されたのかを丁寧に話していくことが大事だと思います。18トリソミーだからする、しない、とか、これを選ぶべき、ではないと思います。そして、一緒に考えて決めた方針に沿って対応しますが、途中で気持ちに変化があればそれに柔軟に対応したいと思います。

櫻井●「今、その子がここに生きている」ことの証言者のような関係性であるとよいと思います。それがたとえ1日であっても、在宅に戻ったとしても。NICUや小児医療はこの関係性が築ける唯一の場所のように感じます。大人ですと社会貢献などがありますが、赤ちゃんや子どもにはそれがないので、子どもたちのことを気兼ねなく語れる相手としても医療スタッフが必要です。

福原●そうですよね。早くに亡くなって、「うちの子どもが生きた証は何だろう」って思われると思いますが、亡くなった子どものことは絶対に心に残っていて、出会った子どもと家族が医療スタッフを育ててくれていると思うのです。家族との間でよかったこと、うまくいかなかったことの経験や気づきに私たちはすごく育ててもらっていて、自分自身も出会ったたくさんの人たちが、今の自分につながっていると思います。親子の存在が医療スタッフを育ててくださる……これは究極の社会貢献だと思います。

櫻井●ありがとうございました。

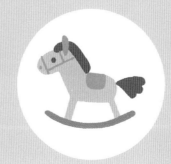

わが子への思い ● 18トリソミーの会メンバーから

美琴ママ

　医療が進歩しても様々な疾患や病気をもつ人々がいます。もちろんその中には小さな赤ちゃんもいて、娘の美琴もその一人です。

　妊娠6か月で18トリソミーと診断されました。ネット検索しても、おなかの中で亡くなってしまう可能性や、生まれたとしても予後不良のことばかり書かれていて、楽しいことは一つもない、真っ暗闇だと思っていました。毎日主人と話しては泣いてばかりで、友達にも妊娠報告をできずにいました。

　私たち夫婦がこれからの育児に勇気をもてたのは、偶然選んだ病院の医療従事者の方々のおかげです。小さな疑問から将来の不安など聞いていただき、いつも寄り添っていただきました。

　美琴にとって一番よい選択は何か？と、私たちの決断に対し選択肢があることは、辛いことでもあり幸せなことでもありました。

　3歳6か月になった今も、おうちで昨年誕生した弟と仲よく楽しく過ごしています。

　全国どこで生まれても、18トリソミーのある子どもたち、家族が、決められた未来ではなく選べる未来があるとよいなと思います。

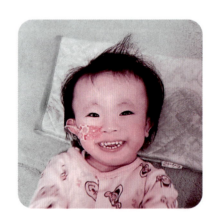

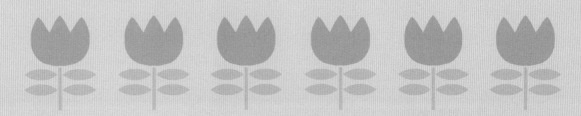

第 II 章

周産期・小児期の診療の実際

1 産科管理

笠井靖代　石川久美子　井出早苗　天方秀輔　中尾 厚　宮内彰人

1 はじめに

　18トリソミーの産科管理は、18トリソミーと診断されたあるいは疑われた時点での妊娠週数や、その根拠となる検査所見などにより一律の対応をとることは容易ではありません。医師が十分な情報提供を行った上で夫婦と話し合い、双方の情報を共有しながら、治療について一緒に意思決定していくことが望まれます。近年注目されている共同意思決定（shared decision making）とは、医学的な情報や最善のエビデンスと、患者の生活背景や価値観など、医療スタッフと患者が双方の情報を共有しながら一緒に意思を決定していくプロセスを言います。これまでの医師が方針を決定する「パターナリズム」から「共同意思決定」への転換が、医療スタッフにも当事者夫婦にも求められているのではないかと思います。

　総合周産期母子医療センターで遺伝カウンセリング・出生前相談外来を担当する臨床遺伝専門医の立場と、染色体疾患のある胎児の母親の妊娠・分娩を担当する産婦人科医の立場から、産科としての18トリソミーへの対応を考察しました。

2 妊娠22週未満

1．出生前検査・NIPT

　生殖補助医療の普及に伴う母体の高年齢化により、遺伝カウンセリング・出生前検査を希望される夫婦は確実に増えています。生殖補助医療、いわゆる体外受精による妊娠で生まれる子どもの数は2021年の統計では6万9,797人であり、全出生数81万1,622人の約8.6％、つまり11.6人に1人に相当し、今後はさらにこの割合は増えていくことが予想されます[1]。

　出生前検査の1つであるNIPT（非侵襲性出生前遺伝学的検査）は2010年に米国で開発され、日本では2013年4月からまず臨床研究として実施されるようになりました。倫理的な問題をはらむこの検査を実施するにあたっては、専門家の間での議論やパブリックコメントを経て、日本医学会による認定施設に限定した運用となりました。しかし認定施設の条件として、分娩を扱う施設であることや産婦人科と小児科の専門医そして臨床遺伝専門医が常勤で所属することなどの要項があるために、認定施設は2021年2月時点で日本国内

108 施設にとどまっていました。その間に、検査前の遺伝カウンセリングを実施せずに営利目的で検査のみを行う未認可施設が出現し、そこで検査を受ける夫婦が急増するという問題が生じてきました。

そのため、2020 年に日本医学会の中に出生前検査認証制度等運営委員会が設置され、翌年に検査を実施する基幹施設と連携施設、検査分析機関（いわゆる検査会社）についての新たな認定制度が作られ、出生前検査を受ける夫婦へのサポート体制、遺伝カウンセリングや検査の質や正確さを担保する体制がとられることになりました。その結果 2024 年 4 月現在、NIPT 検査実施の認定を受けた施設は 502 施設（基幹施設 176、連携施設 320、暫定連携施設 6）となりました [2]。また NIPT を検討している夫婦への遺伝カウンセリング実施にあたっての説明ツールとして、先天性疾患や染色体疾患の総論、18 トリソミーのある子どもの家族のインタビュー動画 [3] なども含めた充実したサイトが公開されています。

これまでに臨床研究として実施された NIPT のデータ（101,218 件）[4] から、18 トリソミーに関して特に知っておいていただきたいと考えるのは、以下の 3 点です。

まず 18 トリソミーの陽性的中率は 88.0% であったことです。NIPT で 18 トリソミーの判定が陽性だった 559 人のうち羊水染色体検査に進んだ人は 417 人、そのうちで診断が確定した人は 367 人（88.0%、365/559）であり、偽陽性だった人が 50 人いました。NIPT は一般には精度の高い検査とされていますが、陽性的中率はダウン症（21 トリソミー）では 97.3% であったのに比較して、罹患率の低い 18 トリソミーや 13 トリソミーでは、それぞれ 88.0%・54.3% と相対的に低くなっています。このことは、非確定的検査である NIPT で陽性であっても羊水染色体検査により診断を確定する必要があることを示しています。

次に陰性的中率についてです。NIPT を受検して陰性となった妊婦 58,893 件についての追跡調査により、ダウン症と 18 トリソミーにそれぞれ 3 件の偽陰性（検査では陰性であったが実際にはトリソミーと診断）がみられました。10,000 人に 1 人程度（およそ 0.01%）の偽陰性があることになります。非確定的な検査ですが、陰性的中率は非常に高い検査だと言えるでしょう。

3 点目としては、18 トリソミーと診断が確定された 490 人のうち、妊娠継続をした人が 26 人（5.3%）いたという点です。妊娠を中断した人が 297 人（60.6%）、また子宮内胎児死亡が 167 人（34.1%）であり、流産・死産は一定程度みられますが、妊娠継続を選択した方も少なからずおられることになります。さらには数字には示しにくいのですが、遺伝カウンセリングを受けたが NIPT は受けなかった、あるいはそもそも遺伝カウンセリングも受けなかったという夫婦もいます。夫婦それぞれの選択があり、それを支える共同意思決定のプロセスとともに共同意思決定の考え方を社会に啓発していくことも大変重要だと思います。

2. 超音波検査

母体の年齢などの漠然とした不安があり、遺伝カウンセリングを受けた上で NIPT をはじめとする出生前検査を希望される場合とは別に、初期の超音波検査で胎児の後頸部の浮腫、

囊胞性ヒグローマ、胎児水腫などの所見が認められ、出生前検査を受けるかどうかや妊娠継続の有無について短期間での決断が迫られる場合があります。このような時にも、遺伝カウンセリングを通じた情報提供を行い、夫婦が納得した決定ができるように支援することが必要です。特に、超音波検査で染色体疾患を疑う所見が認められた後に、子宮内胎児死亡（intra uterine fetal death：IUFD）となる場合がありうること、一方で羊水染色体検査による確定診断では染色体異常が認められないこともあるなど、様々な可能性について伝えています。

3 妊娠 22 週以降

1. 超音波検査所見

妊娠 22 週以降に、超音波検査所見により 18 トリソミーを疑うことがあります。特徴的な所見としては、表1 に示すようなものがあります。何らかの心疾患、消化管の閉塞とそれに伴う羊水過多、筋緊張亢進に伴う手足の所見（overlapping finger、rocker-bottom-feet）、それ以外に臍帯や頭部の所見、脊髄髄膜瘤、口唇裂などがあげられます[5]。

2. 羊水染色体検査

妊娠 22 週以降に積極的に羊水染色体検査を行うかどうかについては、議論が分かれる点だと思います。羊水染色体検査は、いわゆる出生前診断として妊娠 15 週から 17 週に実施する場合に流産リスクが 0.3％ 程度あることから、「侵襲検査」と位置づけられています。

妊娠 22 週以降で羊水検査を実施する場合にも、前期破水やそれに伴う早産、胎盤早期剥離などのリスクが伴います。また、仮に染色体検査で 18 トリソミーと確定診断がついた場合でも、出生後の治療を考えるにあたって必要となる重症度やそれぞれの合併症の有無については超音波検査などで個別に評価する必要があります。そのため羊水染色体検査のリスク

表1 18 トリソミーに特徴的な超音波検査所見

胎児発育不全（fetal growth restriction：FGR）
羊水過多
単一臍帯動脈
臍帯過捻転
臍帯水瘤
小脳低形成
頭蓋の変形（ストロベリーサイン）
心疾患：心室中隔欠損（VSD）、両大血管右室起始（DORV）、大動脈縮窄（CoA）、ファロー四徴症など
手足の異常（overlapping finger、rocker-bottom-feet）
食道閉鎖
馬蹄腎
脊髄髄膜瘤
口唇裂

を承知の上で、どうしても妊娠中に染色体の確定診断をしなければいけないのかどうかについて、医療スタッフと夫婦で共同意思決定ができるように努めています。

一方羊水過多があり、妊娠継続のために治療として羊水除去を行うことがあります。特に18トリソミーでは、治療のための羊水除去は少なくありません。羊水除去で得られた羊水から染色体検査を行い、確定診断を行う場合にも、十分な遺伝カウンセリングを実施して、夫婦が検査について十分に理解することを心がけています。

3. 当センターで経験した33例

日本赤十字社医療センターにおいて、2011年から2021年までに経験した妊娠22週以降の18トリソミーのある赤ちゃんの分娩33例について詳しく説明します[6]。

1) 母体年齢

母体年齢の分布を図1に示します。35歳以上の母親は28例あり、全体の84.8%を占めていました。一方で、20代の母親も2例みられました。18トリソミーは一般に母親の配偶子形成・第1減数分裂の不分離によるものが多く、その結果母体の高年齢化に伴い発症の確率は上昇します。しかしあくまでも相対的な確率の上昇であり、この結果はどの年齢層においても偶発的に起こりうることを示しています。

2) 分娩様式・分娩管理

分娩様式を図2に示します。33例のうち帝王切開分娩が25例、経腟分娩が8例、8例のうち2例はIUFDとなっていた例でした。死産以外の経腟分娩6例について、うち5例は胎児適応での帝王切開術について同意されていましたが、分娩経過中に児へのストレスは出現せずに順調に経腟分娩に至った例でした。胎児機能不全となった1例は、事前の話し合いで胎児適応での帝王切開術や赤ちゃんの救命処置を希望されなかったため、経腟分娩で出生した後、蘇生を行わずに新生児死亡となりました。妊娠中に、心疾患や消化器疾患、発育不全などが認められて救命が難しいと判断された赤ちゃんでした。出生後すぐに母親に抱

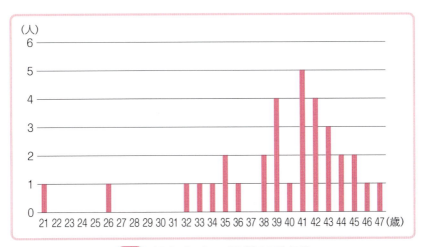

図1 18トリソミー33例の母体年齢

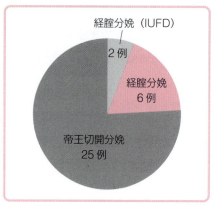

図2 18トリソミー 33例の分娩様式

いてもらい、母の胸もとで静かに息を引き取りました。

　帝王切開分娩25例の適応については、胎児心拍モニタリングなどで胎児へのストレスが認められた胎児機能不全が15例、それ以外が10例となっていました。10例の内訳は、骨盤位3例、既往子宮手術3例（帝王切開術、子宮筋腫核出術）、双胎妊娠1例、軟産道強靱1例、子宮内感染1例、胎児発育不全1例でした。

　IUFDを除いた31例のうち、30例では、胎児適応での帝王切開術についての同意を得ており、その上で医学的な適応のもとに手術の必要性を判断していました[6]。

3) Prenatal Visit

　分娩様式や出生後の赤ちゃんの救命処置を決定するにあたって重要なのはPrenatal Visitです。当センターでは、超音波検査で18トリソミーが疑われた場合には、まず産婦人科医師・臨床遺伝専門医から染色体疾患の可能性について説明します。その後、Prenatal Visitとして新生児科医、産婦人科医、助産師、看護師、臨床心理士・公認心理師などの多職種で、夫婦に対して情報提供を行っています[6,7]。新生児科医からは、赤ちゃんの病気、出生後に推察される病状と治療などについての説明を行います。妊娠・分娩管理については、産婦人科医から説明します。その他、夫婦からの質問を多職種で受けています。また初回のPrenatal Visitでは病気の説明のみにとどめ、2回目以降に出生後の蘇生の有無や治療の有無、あるいは胎児適応での帝王切開術の有無などについて夫婦の意向を確認するようにしています。夫婦の気持ちが揺れ動くことは少なくないため、その都度意思を確認することも必要となります。さらには、大人数で実施されるPrenatal Visitでは、夫婦が本心を打ち明けにくいこともあるので、看護サイドは常に夫婦に寄り添い、気持ちを打ち明けられる存在であるように努めています。

4) 赤ちゃんの予後

　次に出生体重と生存期間について図3に示します。すべて2,500g未満の低出生体重児であり、1,500g未満の極低出生体重児が16例、1,000g未満の超低出生体重児が6例となっ

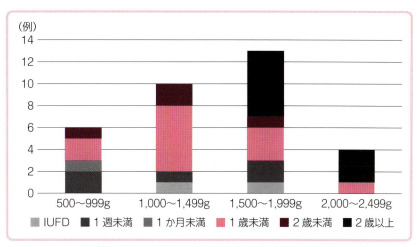

図3 18トリソミー33例の出生体重と生存期間

ていました。1年以上の生存例は、超低出生体重児で1例、1,000〜1,499gでは2例、1,500〜1,999gでは7例、2,000〜2,499gでは3例でした。33例全体では13例（39.4％）の赤ちゃんが1歳を超えて生存できています。なお、IUFDを除いた31例のうち夫婦が積極的に赤ちゃんの外科治療を希望されたのは25例、希望されなかったのは3例、「出生後に決めたい」が3例でした。

5）死産・新生児死亡

　IUFDあるいは分娩中の経過で死産となった場合について、当センターでの対応を説明します。当センターでは、分娩後できるだけ早期に赤ちゃんに会っていただくように心がけています。亡くなった赤ちゃんに口唇裂などの外表の形態異常があると、会うことに親が不安や恐怖を感じるのは当然のことだと思います。しかし、出産後落ち着いてから赤ちゃんに会ってもらおうと先延ばしにしていると、さらに赤ちゃんに会うハードルが高くなることが懸念されます。出産経過を介助・伴走した助産師が中心となり、悲しい出産をした母親の心に寄り添いながら、赤ちゃんに会うことを静かに提案し、赤ちゃんに尊厳を持って接し、母のもとに連れていくように努めています。多くの母親が涙を流しながらも「かわいい」と言って、しっかりと赤ちゃんを抱きしめたり、話しかけたりしています。どのような出産であっても、穏やかな親子の時間を過ごせるように支援しています。

6）次回妊娠

　染色体トリソミーは、最初に述べたように、配偶子（卵子や精子）の形成過程における染色体の不分離により、1本余剰に染色体を持った配偶子が受精卵を形成することにより生じます。この染色体不分離には、母体の高年齢化が影響しています。

　トリソミーの出産歴のある母親において、次子がトリソミーである再発率は、若干高いとされています。年齢だけではなく染色体不分離を来たしやすい何らかの素因の可能性が想定されており、一般集団における発症率の2〜3倍と考えられています。18トリソミーにつ

いてのデータは乏しく、ダウン症のデータを参考に 35 歳未満では 1% 程度，35 歳以上では通常の年齢別発症率の 2 倍程度と説明されることもあるようです。18 トリソミーは、21 トリソミーにおける母体年齢ごとの発症率と比較して 10 倍ほど発症率が低く、次の子どもについての再発率を過度に心配する必要はないと思われます。

　以前は侵襲検査である羊水検査しか選択肢がなかったことも影響していると思われますが、他の施設で、18 トリソミーのある赤ちゃんを出産した 13 人の中で、転座型の 18 トリソミー 1 人を除く 12 人は、全員羊水検査を受けずに、全員染色体異常のない次子を出産したとの報告があります[8]。また 18 トリソミーのある赤ちゃんの分娩既往妊婦 170 人において，次子が 18 トリソミーであった子どもは 0 人との報告があります[9]。

　転座型のトリソミーの場合には、標準型とは異なり一定の再発率があります。この場合には、臨床遺伝専門医による遺伝カウンセリングを受けて、今後の妊娠について十分に理解し、夫婦が納得した意思決定ができるように努めています。

4 おわりに

　18 トリソミーのある赤ちゃんを妊娠している母親の産科管理においては、個別に赤ちゃんの合併症を丁寧に評価すること、Prenatal Visit の場で夫婦に十分な情報提供を行い、不安をいだく夫婦を多職種で支えることが必要だと思います。夫婦が、胎児適応による帝王切開術を選択するかどうか、出生後の赤ちゃんの救命処置や治療をどうするかなどについて、納得した意思決定ができるように支援するとともに、医療スタッフは最終的に夫婦の意思を尊重することも求められています。

 引用・参考文献

1) 日本産科婦人科学会，2021 年体外受精・胚移植等の臨床実施成績
https://www.jsog.or.jp/activity/art/2021_JSOG-ART.pdf（2024.5.26 アクセス）
2) 出生前検査認証等運営委員会，一緒に考えよう，お腹の赤ちゃんの検査
https://jams-prenatal.jp（2024.5.26 アクセス）
3) 出生前検査認証等運営委員会，障害のあるお子さんの暮らし（18 トリソミー）
https://prenatal.cfa.go.jp/growth-and-life/living-with-children-18trisomy.html（2024.5.26 アクセス）
4) 出生前検査認証等運営委員会，NIPT を受けた 10 万人の妊婦さんの追跡調査
https://jams-prenatal.jp/testing/nipt/follow-up-survey/（2024.5.26 アクセス）
5) 与田仁志．新生児科医がおこなう胎児超音波診断．日新生児成育医会誌．31（1），2019，1-6．
6) 井出早苗ほか．18 トリソミー．周産期医学．51（9），2021，1241-8．
7) 中尾　厚ほか．"日本赤十字社医療センター 施設を超えてノウハウの蓄積を"．18 トリソミー：子どもへのよりよい医療と家族支援をめざして．櫻井浩子ほか編著．大阪，メディカ出版，2014，189-92．
8) 渡辺　博．"産科管理"．前掲書 7），74-9．
9) Uehara S, et al. Risk of recurrence of fetal chromosomal aberrations: analysis of trisomy 21, trisomy 18, trisomy 13, and 45,X in 1076 Japanese mothers. J Obstet Gynaecol Res. 25（6），1999，373-9.

2 新生児集中治療

岩谷壮太　玉置祥子

1 はじめに

　18トリソミーのある赤ちゃんのほとんどは、在胎週数に比べて出生体重が小さいことに加えて、胎児機能不全や羊水過多などの原因によって早産で出生することが多いです[1]。また、先天性心疾患、食道閉鎖症や鎖肛などの消化器疾患、水腎症などの泌尿器科疾患といった様々な合併疾患を抱えていることも多いです[2]。以上から、18トリソミーのある赤ちゃんが元気に成長することを手助けし、さらに発達を促すためには、出生直後から外科手術を含めた新生児集中治療を行うことが重要となります。

　兵庫県立こども病院の周産期医療センターでは、小児外科、心臓血管外科、脳神経外科などの外科部門と協力しながら包括的な治療を提供しています。「重篤な疾患を持つ新生児の家族と医療スタッフの話し合いのガイドライン」[3] が作成されたように、新生児医療の現場で生命倫理の問題が見直されてきた経緯のなかで、当センターにおいても18トリソミーのある赤ちゃんに対する出生時の蘇生処置、内科的な集中治療、先天性心疾患や食道閉鎖症に対する外科治療は変化してきました。この稿では18トリソミーのある赤ちゃんに対する集中治療の概要について述べたうえで、当センターにおける治療内容や生存予後がどのように変化してきたか、実際の経験やデータを紹介したいと思います。

2 急性期の集中治療

1. 出生時の蘇生処置

　18トリソミーのある赤ちゃんは、胎児機能不全による新生児仮死、中枢性無呼吸、さらには早産出生や低出生体重に伴う未熟性などの要因によって出生時に自発的な強い啼泣がみられず、多くの場合、呼吸補助を中心とした蘇生処置が必要になります。下顎が小さいために上気道の閉塞が生じやすく、マスク加圧を行う際には十分に下顎を挙上して気道を開通させる体位を整えることが大切です。マスク加圧で心拍が十分に回復しない場合には、気道の開通が得られていない、もしくは食道閉鎖症、横隔膜ヘルニア、新生児呼吸窮迫症候群のような呼吸に影響を及ぼす合併症によって有効な陽圧換気ができていない可能性が考えられます。比較的高い吸気圧でマスク加圧を行うことによって蘇生が可能な場合もありますが、実

際の臨床現場では、より確実な気道確保のために気管挿管が必要になることが少なくありません。18トリソミーのある赤ちゃんは、気管挿管の処置が通常より難しいことが知られています[4]。下顎が小さいために声帯開口部が前方に偏位しており、喉頭展開しても声帯が見えづらいという特徴があります。このような場合は、介助者が前方から輪状軟骨圧迫を行うことで声帯が見えやすくなります。また、唇顎口蓋裂を合併している例では、喉頭展開の手技自体が難しく、喉頭蓋や声帯の位置関係が同定しづらいことがあります。いずれの場合でも、声帯が十分に確認できていない状態で挿管処置を急ぐと、気管チューブで喉頭周辺の組織を損傷してしまうリスクがあります。気管挿管の経験が豊富な医師が蘇生に立ち会えるよう、あらかじめ応援を要請しておくことも大切です。

2．呼吸管理

18トリソミーのある赤ちゃんは、下顎が小さいことに加えて、中枢性無呼吸による舌根沈下や、喉頭軟化症、気管軟化症などの合併症のために、気道が閉塞しやすい傾向があります。そのため、特に生後早期には、何らかの陽圧呼吸補助が必要となることが多いです。経鼻式の陽圧呼吸補助で呼吸の確立が不十分な場合には、前述のように気管挿管による人工呼吸管理を行います。高圧換気を行っても肺の拡張が得られにくい例では、サーファクタントの気管内投与が有効なことがあります。

人工呼吸管理を開始するうえで注意が必要なのは食道閉鎖症の合併です。18トリソミーにみられる食道閉鎖症の多くは、上部食道が盲端で、下部食道と気管の間に交通（気管食道ろう）を伴う Gross C 型です[5]。食道閉鎖症を合併している症例では、気管チューブが深く挿入されてしまうことでチューブ先端が気管食道ろうに迷入してしまい、換気不全を起こすことがあります。また、気管チューブを適切な位置に留置して陽圧換気を行っても、吸気が気管食道ろうを通じて胃に流入してしまうため、肺に十分な吸気圧がかかりにくく、膨満した胃によって横隔膜が押し上げられることで肺の拡張が妨げられることもあります。出生前に羊水過多や胃泡が小さいなどの所見から食道閉鎖症が疑われる場合には、以上のような点に注意して呼吸管理を開始すること、出生後はできるだけ早く食道閉鎖症の有無を判断することが重要です。胃管がうまく挿入できない場合にはレントゲン検査でコイルアップサイン（胃管が上部食道内で反転してしまう）を確認します。十分な太さの気管チューブが挿入されている場合には、気管支鏡を用いて気管食道ろうの有無、気管食道ろうがみられる場合にはろう孔とチューブ先端の位置関係を確認することも有用です。

3．循環管理

18トリソミーのある赤ちゃんの90％以上が先天性心疾患を合併します[2]。体を循環する血流が不足し、肺に向かう血流が増加する高肺血流性心疾患の頻度が高いです。また、大動脈と肺動脈をつなぐ動脈管が出生後も太く開存したままであることが多いという特徴もあります。内科的な管理として、肺への血流を減らして心不全症状を緩和する目的で水分制限や利尿薬の投与を行います。体の血流を維持する目的で昇圧薬の投与や輸血を行う場合もあり

ます。しかし、これらはあくまで対症療法であり、最終的には増加した肺血流によって肺の血管が傷むことで肺高血圧症という状態に至ります[6]。また、体を循環する血流が不足した状態が持続すると、腸管の血流も不十分となり、壊死性腸炎という重篤な合併症を発症することもあります。当センターでは、増加した肺血流を減らすための外科的治療として、動脈管閉鎖術や肺動脈絞扼術を赤ちゃんに応じて行っています。ただし、18トリソミーのある赤ちゃんは体格も合併疾患も様々であり、手術に伴う合併症のリスクが高いことも事実ですので、全身状態と手術の侵襲性を十分に検討したうえで実施するようにしています。

4. 栄養管理

18トリソミーのある赤ちゃんは在胎期間に比べて出生体重が小さいことに加えて、出生後も体重が増えにくいという特徴があります[2]。また、食道閉鎖症や鎖肛などの消化管疾患を合併している場合は、胃ろう造設術や人工肛門造設術などの外科的治療を行わなければ経腸栄養を行うことができません。長期間にわたって十分な栄養を腸管から摂取することができない場合は、中心静脈カテーテルからの経静脈栄養を併用することで体重増加を促します。

また、18トリソミーのある赤ちゃんは腸回転異常症やメッケル憩室の合併が多いことでも知られています[7]。普段は無症状であっても、これらの疾患が原因で突然、腸捻転を発症する場合があります。腹部膨満や胆汁混じりの嘔吐などの症状を認めた場合には、消化管の異常の可能性を考慮し、緊急手術の必要性を判断します。

3 急性期以降にみられるチアノーゼ発作や徐脈に対する対応

18トリソミーのある赤ちゃんではしばしば、間欠的な強いチアノーゼ発作、換気不全に伴う徐脈が認められます。これらの症状は急性期よりもむしろ、赤ちゃんが活動的になってきてから生じることが多いです。比較的高い吸気圧で十分な吸気時間をとって用手換気を行うことで改善が得られます。SpO_2値を参考に必要に応じて酸素を使用することも大切です。赤ちゃんによって原因は様々ですが、てんかん発作によって無呼吸が生じたり、筋肉の緊張が強くなってうまく換気ができなくなることもあります[8]。先天性心疾患のために肺高血圧症が進行している場合には、体動や啼泣に伴って肺に血液が流れづらくなることで強いチアノーゼ発作を認めます。気管軟化症がある場合には、強い啼泣や激しい自発呼吸によって気管の内腔がつぶれてしまい換気ができなくなります[9]。これらの原因が複数重なってチアノーゼ発作や徐脈を生じている場合もあります。原因によって治療方法は異なりますが、いずれの場合も鎮静薬の投与によって症状が緩和されます。また、てんかん発作が原因であれば抗てんかん薬が有効な場合もあります。当センターでは、このような発作症状に対してフェノバルビタールという抗てんかん薬を鎮静の目的で使用することが多いです。先天性心疾患に伴う肺血流の増加により換気不全を来たしている場合は、一時的な利尿薬の増量や水分制限で症状が改善するかもしれません。気管軟化症がある場合は、呼気終末陽圧（PEEP）を

高く設定することが有効かもしれませんが、呼気がうまく排出できなくなる呼出障害が生じる場合があります。レントゲン検査で肺の過膨張所見がないかに注意しながら、呼吸器条件を適切に調整することが重要です。症状が強い場合には、総合的に気管切開による管理を検討する場合もあります。

4 食道閉鎖症に対する治療

前述のように 18 トリソミーにみられる食道閉鎖症の多くは、上部食道が盲端で、下部食道と気管の間に交通（気管食道ろう）を伴う Gross C 型です。陽圧換気を行うと、ろう孔を通じて下部食道へと吸気が流れ込むことで胃が空気で膨満し胃破裂を起こすリスクがあるため、生後早期の手術が必要となります。当センターでは過去の経験をふまえて、近年では生後 0〜1 日目に手術を行うことが多くなっています。食道閉鎖症に対する一般的な手術方法は、気管食道ろうを切離して上部食道と下部食道をつなぐ食道吻合術です。しかし、18 トリソミーのある赤ちゃんでは体重が小さいことに加えて、先天性心疾患や呼吸器疾患などの合併症によって全身状態が不安定なことが多く、生後早期に食道吻合術を行うことが難しいことが多いです。その場合は、まず胃ろうを造設し、気管食道ろうを切離するか（気管食道ろう離断術）、もしくは腹部食道をしばる手術（腹部食道絞扼術）を行うことで、空気が胃に流入するのを防ぎます。その状態で胃ろうからの経腸栄養を行いながら体重増加を図り、全身状態が安定した時点で食道吻合術を行うことを検討します[10]。

食道吻合術を行っていない場合には、唾液が飲み込めないために口腔内や上部食道に分泌物がたまってしまい、誤嚥性肺炎や窒息の原因になります。当センターでは、太めの吸引チューブ、もしくはセイラムサンプチューブという先端の尖っていない側孔のあるチューブを用いて、口腔内と上部食道盲端にたまった分泌物を持続的に吸引しています。しかし、吸引しきれない分泌物が口腔内にたまることで呼吸が不安定になりやすく、人工呼吸器での呼吸補助の中止が難しい場合が多いです。また、持続的もしくは頻回の吸引が必要な状態というのは、自宅への退院の大きな障壁となります。安定した呼吸状態での退院を目指して、赤ちゃんの体格や全身状態が許すならば食道吻合術を検討すべきであると考えています。

5 当センターにおける急性期の集中治療と生存予後の変化

当センターは 1994 年に開設され、執筆時点（2024 年 3 月末）までに 159 名の 18 トリソミーのある赤ちゃんが入院しました。新生児医療の現場で生命倫理の問題が見直されてきた経緯のなかで、当センターでも 18 トリソミーのある赤ちゃんに対する治療は変化してきました。標準的な出生時の蘇生処置を含めた新生児集中治療に加えて、2006 年に先天性心疾患に対する最初の心臓手術、2007 年に食道閉鎖症に対する最初の姑息術を行いました。

現在では、赤ちゃんの全身状態を慎重に判断しながらも、あらゆる外科的治療を選択肢に入れ、手術のリスクと得られる治療効果を十分に検討したうえで提供しています。このような時代的な変遷を受けて、当センターで入院管理した 18 トリソミーのある赤ちゃんの生存予後がどのように変化したのか検討しました[11]。

　2008 年から 2017 年の 10 年間に当センターに入院した 18 トリソミーのある赤ちゃん 56 例について、2008 年から 2012 年に出生した 29 例（前期群）と、2013 年から 2017 年に出生した 27 例（後期群）に分けて、患者背景、治療内容、生存予後を比較しました。全 56 例の在胎期間・出生体重の平均値は、36.5 週・1,603 g であり、21 例（38%）が出生体重 1,500 g 未満の極低出生体重児でした。先天性心疾患は 55 例（98%）、食道閉鎖症は 16 例（29%）に合併していました。前期群と後期群で、これらの患者背景に有意な違いはありませんでした。一方、生存予後を比較してみると、前期群に比べて後期群で生存率が大きく向上しており（図1）、1 年生存率は 35% に対して 59%、2 年生存率は 24% に対して 48%、3 年生存率は 14% に対して 44% といずれも改善していました。生存退院率についても経年的に上昇しており（図2）、前期群の 8 例（28%）に対して後期群では 22 例（82%）まで上昇していました。

　生存予後および生存退院率の向上が得られた要因を分析するために、急性期の治療内容を比較しました。内科的治療について、全 56 例のうち出生時に気管挿管による蘇生を必要としたのは 23 例（41%）、入院中に人工呼吸管理（手術前後を含む）を行ったのは 54 例（96%）、中心静脈栄養を行ったのは 44 例（79%）でした。こうした内科的治療の各種頻度に変化はありませんでした。一方、外科的治療について比較してみると（表1）、何らかの手

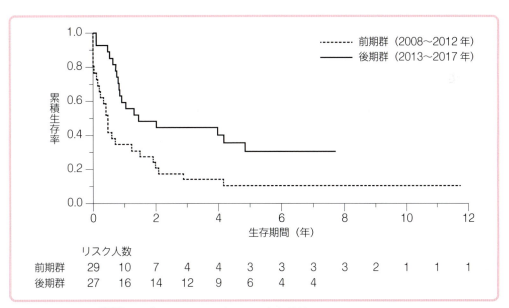

図1　カプランマイヤー法による生存曲線（文献 11 より一部改変）

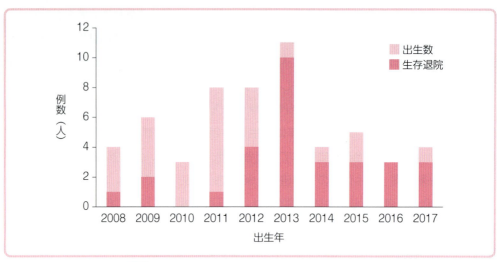

図2 生存退院例の経年変化（文献11より一部改変）

表1 外科的治療の変化（文献11より一部改変）

	全症例 (2008〜2017年) n = 56	前期群 (2008〜2012年) n = 29	後期群 (2013〜2017年) n = 27	p値
外科的治療あり	43/56 (77)	17/29 (59)	26/27 (96)	0.001
食道閉鎖症手術	13/16 (81)	8/11 (73)	5/5 (100)	0.509
初回手術日齢（日）	1 (0-10)	2 (1-10)	0 (0-1)	0.004
胃ろう造設術	12	8	4	
腹部食道絞扼術	9	8	1	
気管食道ろう離断術	4	3	1	
食道吻合術	3	0	3	
心臓手術	28/55 (51)	10/28 (36)	18/27 (67)	0.032
初回手術日齢（日）	31 (3-163)	45 (3-163)	28 (7-98)	0.164
動脈管閉鎖術	21	7	14	
肺動脈絞扼術	25	8	17	
心室中隔欠損閉鎖術	2	1	1	
気管切開術	19/56 (34)	6/29 (21)	13/27 (48)	0.048
手術月齢（月）	7.2 (2.6-137.4)	6.8 (5.6-137.4)	8.2 (2.6-83.6)	0.726

例数（%）または中央値（範囲）

術治療が行われた症例が前期群の17例（59%）に対して後期群では26例（96%）と大きく増加していました。特に、先天性心疾患に対する心臓手術が行われた症例が、前期群では10/28例（36%）であったのに対して後期群では18/27例（67%）と有意に増加していました。これらの検討結果から、内科的な治療の変化ではなく、外科的治療、特に心臓手術の頻度が増加したことが、生存予後と生存退院率の向上につながったと考えています。

6 赤ちゃんと家族に対するサポートの今後の課題

1. 退院に際して

　これまでに述べてきたように、18トリソミーのある赤ちゃんがNICUを退院して家族とともに生活できるように、外科的治療を含めた様々な治療が変化してきています。しかし、退院を進めるうえでは、人工呼吸管理や経管栄養といった在宅医療が必要となること、退院後も気道感染などにより再入院を繰り返す頻度が高いことがわかっています[12,13]。当センターにおける検討でも、NICUを退院した18トリソミーのある赤ちゃんは全例で経管栄養を行っており、約半数で気管切開や在宅人工呼吸管理による呼吸補助を必要としていました[11]。つまり、退院した赤ちゃんと家族のQOLを長期的に改善していくためには、新生児期だけではなく乳幼児期も含めた包括的な支援が必要となります。このような背景から、当院では在宅医療が必要となる赤ちゃんに関して、新生児内科、総合診療科、看護師、医療ソーシャルワーカーを中心に定期的にカンファレンスを行い、NICU入院中から赤ちゃんと家族の状況についての情報共有を行っています。退院調整の際には、かかりつけ医、訪問看護師、保健師などと事前に連絡をとり、これらの医療スタッフと家族を交えた面談の機会を設けています。このように、18トリソミーのある赤ちゃんが退院して家族とともに生活できる環境を整えるためには、医学的な支援だけではなく、近隣の医療機関や保健・福祉サービス、地域の療育施設などとも密に連携していくことが重要となります[14]。

2. 発達支援

　18トリソミーのある赤ちゃんの生存予後の改善に伴い、その発達を支援していくことも今後の重要な課題と考えています。18トリソミーのある赤ちゃんは、運動の発達がゆっくりであることに加えて、関節の拘縮や、呼吸補助の必要性によって自動的な運動が制限されてしまいます。長期的に同じ体位で過ごす時間が長くなると姿勢が歪み、側弯（背骨が左右に曲がってしまう状態）が進行してしまいます。全身状態が安定した時点で早期に理学療法を開始し、退院後は家族にも定期的な体位変換を行ってもらうことが大切です。また、外耳道閉鎖や狭窄などの耳鼻科的な合併症により、難聴の頻度が高いことも明らかとなっています[15]。必要に応じて補聴器の装用を行うことで、精神的な発達がさらに促される可能性があります。新生児科医はこの点に留意し、遅滞なく耳鼻科的なスクリーニング検査をすすめていく必要があります。

7 おわりに

　18トリソミーのある赤ちゃんに対する集中治療について、当センターでの経験やデータをふまえて述べさせていただきました。施設によって治療内容に異なる部分はあると思いますが、それぞれが治療の経験を蓄積し、赤ちゃんと家族にとってより良いと思われる治療を

提供できるよう、これからも模索していくことが重要と考えています。18トリソミーのある赤ちゃんは決して一律に予後不良ではありません。退院して家族と長く過ごされている赤ちゃんがたくさんいます。その生活を支援していくためには、新生児科医だけではなく、小児科診療に関わるすべての医療スタッフの協力が不可欠です。

 引用・参考文献

1) Fick TA, et al. Trisomy 18 trends over the last 20 years. J Pediatr. 239, 2021, 206-11.e1.
2) Cereda A, et al. The trisomy 18 syndrome. Orphanet J Rare Dis. 7, 2012, 81.
3) 田村正徳. "重篤な疾患を持つ新生児の家族と医療スタッフの話し合いのガイドライン" 公益社団法人新生児成育医学会. https://jsnhd.or.jp/doctor/pdf/guideline.pdf（2024.3.31 アクセス）
4) Bai W, et al. Difficult airway management in children with trisomy 18: a retrospective single-centre study of incidence, outcomes, and complications. Br J Anaesth. 130（6）, 2023, e471-3.
5) Hasebe M, et al. Lower birth weight in newborns with trisomy 18 and esophageal atresia. Am J Med Genet A. 185（8）, 2021, 2593-6.
6) Tahara M, et al. Medial defects of the small pulmonary arteries in fatal pulmonary hypertension in infants with trisomy 13 and trisomy 18. Am J Med Genet A. 164（2）, 2014, 319-23.
7) Kepple JW, et al. Surveillance guidelines for children with trisomy 18. Am J Med Genet A. 185（4）, 2021, 1294-303.
8) Kumada T, et al. Epileptic apnea in a trisomy 18 infant. Pediatr Neurol. 42（1）, 2010, 61-4.
9) Dress C, et al. Airway findings in trisomy 13 and trisomy 18: A 10-year retrospective review. Pediatr Pulmonol. 59（2）, 2024, 342-7.
10) Nishi E, et al. Surgical intervention for esophageal atresia in patients with trisomy 18. Am J Med Genet A. 164（2）, 2014, 324-30.
11) Tamaki S, et al. Improving survival in patients with trisomy 18. Am J Med Genet A. 188（4）, 2022, 1048-55.
12) Kosho T, et al. Natural history and parental experience of children with trisomy 18 based on a questionnaire given to a Japanese trisomy 18 parental support group. Am J Med Genet A. 161（7）, 2013, 1531-42.
13) Ishitsuka K, et al. Medical procedures and outcomes of Japanese patients with trisomy 18 or trisomy 13: analysis of a nationwide administrative database of hospitalized patients. Am J Med Genet A. 167（8）, 2015, 1816-21.
14) 四本由郁ほか. 先天性疾患に伴い在宅医療を必要とする小児の臨床像. 日遺伝カウンセリング会誌. 39（3）, 2018, 109-15.
15) Tamaki S, et al. Characteristics of hearing impairment in patients with trisomy 18. Am J Med Genet A. 194（1）, 2024, 107-10.

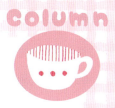

わが子への思い ● 18トリソミーの会メンバーから

星来ママ

　我が家に希望の星がやって来るように、そんな願いを込めて星来（せいら）と名付けました。

　星来が18っ子だとわかったときは、真っ暗闇にいるような絶望感で、それを救ってくれたのは、2歳だったお姉ちゃんが涙を拭いてくれたこと、ニコニコ笑顔の18っ子と会って、育てられるかもしれないと希望が湧いたことでした。

　羊水過多で三度も羊水を抜き、37週5日で陣痛が来て、小さかった星来はあっという間に生まれました。1,648gでした。

　食道閉鎖があり、生後10時間で胃ろうを作るオペ、翌日には食道と気管を切り離すオペに送り出しました。運よく食道と胃をつなぐ根治術ができました。その後、無呼吸や感染などの危機を乗り越え、一つずつ管が外れていき、今は口からよく母乳を飲んでいます。

　星来が生まれてくれたことで、私は今まで見えていなかった世界を知り、当たり前の日常に感謝できるようになりました。

　星来は2か月を迎え、2週間後に家に帰る予定で、準備を進めています。

　目がクリクリで、起きているといつも周りを見回している星来に、たくさんの物を見せてあげたいです。

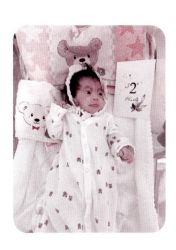

3-a 心疾患への対応（内科）

前田 潤

1 はじめに

　18トリソミーの約90％に先天性心疾患を合併します[1]。18番染色体が1本多い状態が心臓発生の過程に障害を生じ、先天性心疾患を引き起こすことが予想されます。当初の筒状構造であった心臓の原基が、2つの心房、2つの心室に分化していくためには、たくさんの遺伝子が特定の時期、部位に秩序正しく発現し、機能することが必要で、この過程の障害が先天性心疾患の原因になります[2]。18番染色体には400個以上の遺伝子があるとされていますが、18トリソミーの先天性心疾患がどの遺伝子の過剰によって引き起こされるのか、あるいは複数の遺伝子が関与しているのかなどの遺伝的な原因はまだ解明されていません。

　18トリソミーでは、心室中隔欠損、心房中隔欠損、動脈管開存などの肺血流が通常より過剰になるタイプの心疾患が多くみられます。先天性心疾患のある18トリソミー126例を対象とした国内調査では、心室中隔欠損が75例（59％）と最も多く、そのうちの68％にさらに心房中隔欠損や動脈管を合併していました。その他、両大血管右室起始、大動脈縮窄、ファロー四徴症、房室中隔欠損、左心低形成症候群などのより複雑な心疾患も認められました。肺血流過多のため、75例（52％）に肺高血圧を合併していました。また、46％に房室弁や半月弁の肥厚などの形態異常があり、そのうち57％は複数の弁に異常が認められました[3]。肺高血圧や複数の弁異常は18トリソミーに特徴的な所見です[4]。図1に弁異常の1例を示します。

　この稿では、小児循環器医（内科）の立場から、18トリソミーに合併する先天性心疾患の治療について、現在までの国内外の動向、特に2024年に米国胸部外科学会から提言された18トリソミーにおける心臓手術に関する推奨を中心に述べたいと思います。

2 先天性心疾患に対する手術方針

　第1章1節（p.2）で、18トリソミーの種々の合併症に対する治療方針の変遷について、詳しい解説がありました。そこでも述べられていたように、以前の「生命予後不良な疾患であるので侵襲的な治療を行うべきではない」という考え方は、「個々の症例に応じて外科的な治療まで考慮する」という考え方に変わりつつあります。高率に合併する先天性心疾患に

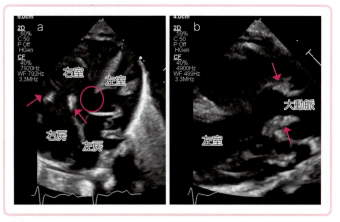

図1 心室中隔欠損を伴う18トリソミーの弁病変（心エコー図）
a：四腔像．三尖弁の肥厚（↑）と大きな心室中隔欠損（○）
b：左室長軸像．大動脈弁の肥厚（↑）

対しても、QOLや生命予後の改善を目指して、国内外で手術が行われるようになり、手術後生存例の集積が進んでいます。また、退院を目標とした、部分的修復である姑息術（肺動脈絞扼術、体肺シャント術など）にとどまらず、長期的な予後を見据えて、人工心肺を用いたより侵襲度の高い心内修復術も行われるようになってきました。2004年に発表された米国の多施設共同研究では、18トリソミーおよび13トリソミー35例に心臓手術を行い、21例（60%）が生存退院しました。手術35例のうち21例（60%）は心内修復術（心室中隔欠損閉鎖術、大動脈縮窄修復術、ファロー四徴症修復術、房室中隔欠損修復術）が行われており、18トリソミーにおける心内修復術例を集積した初めての大規模な研究と思われます[5]。2017年に発表された北米の小児心臓病データベースを用いた研究では、心臓手術が行われた69例の術後生存期間は、中央値16.2年で、5年生存率73.5%、10年生存率67.6%、15年生存率55.6%でした。従来の10%未満とされていた1年生存率の著明な改善のみならず、術後15年以上の長期生存がまれではないという結果が示されました。この研究では、心内修復術31例と姑息手術13例との比較で、術後生存期間中央値が各々32.2年・10.1年と有意に心内修復術例の生命予後がよいという結果も得られています[6]。

2011年の我が国の全国調査では、18トリソミー126例中32例（25%）に心臓手術（姑息術23例、心内修復術5例、姑息術後心内修復術2例、不明2例）が行われ、術後生存が18例（56%）あり、未手術例より生存期間が長いことが明らかにされました[3]。また、Nakaiらは、心室中隔欠損を合併した18トリソミーに対して、姑息術後心内修復術を行った18例と姑息術にとどまった46例を比較し、各々生存率が78%・44%、生存期間中央値が46.3か月・17.2か月であり、心内修復術が姑息術より有意に予後を改善することを示しました[7]。

一方で、これらの研究では、より心疾患・心外合併症が軽度で、全身状態が比較的良好な

例に心内修復術が行われることが多いため、よりよい手術成績が出やすいという点には注意が必要です。2019年にCooperらは、米国胸部外科学会のデータベースにある18トリソミーの心臓手術270例を分析し、心室中隔欠損閉鎖術や心房中隔欠損閉鎖術のような比較的単純な心臓手術であっても、術後死亡率が10%以上であることを発表しました。通常では0.5〜2%程度の死亡率ですから、18トリソミーでは5〜10倍以上心臓手術のリスクが高いということになります。また、術前から人工呼吸管理を行っている例では、術後の死亡リスクが8.5倍高いという結果も示されました[8]。

　心内修復術を含めた心臓手術を検討する際には、医療者側から18トリソミーであっても手術により生存率の向上が見込めるという情報だけではなく、18トリソミーであるために通常より心臓手術のリスクが高いという情報も提供し、子どもの家族とよく話し合う必要があります。

　医療者、特に心疾患の診断・治療に直接携わる小児循環器医は、心疾患に対してどのように考えているのでしょうか。2015年に、日本小児循環器学会評議員307名を対象に、18トリソミーの心疾患治療についてのアンケート調査が行われました。199名（65%）から回答があり、心疾患に対して、43%が姑息手術まで、22%が心内修復術までを行う方針であると回答し、60%以上の医師が手術治療を考慮していました。一方で、実際に行われた治療は、姑息手術までが33%、心内修復術までが5%に減少し、18トリソミーの合併症の程度によって個別に対応している状況が推測されました[9]。この調査が行われてから約10年が経過しており、その後多数の手術例のデータが蓄積されていますので、医師の手術治療に対する意識が変化している可能性があります。今後の比較調査が待たれます。

3　米国胸部外科学会の提言：エキスパートコンセンサス文書

　18トリソミーの先天性心疾患に対する手術の変遷の概要を述べました。これらのエビデンスをもとに、2024年に米国胸部外科学会から、『2023年版エキスパートコンセンサス文書：先天性心疾患のある13トリソミーおよび18トリソミー児の治療に関する推奨』[10] が発表されました。13トリソミー、18トリソミーの診療経験の多い臨床遺伝、医療倫理、循環器、呼吸器、新生児、集中治療の分野の専門家により、13トリソミー、18トリソミーの心臓手術における意思決定の一助になることを目的に作成された提言です。筆頭および責任著者が実際に手術を行う心臓血管外科医であること、胸部外科の専門誌に掲載されたことから、18トリソミーの心臓手術の適応について、今後大きな影響を及ぼす可能性があると考えられます。

　この提言の各項目について、以下になるべく簡潔にまとめてみたいと思います。提言で用いられている先天性心疾患の構造異常の程度の分類を表1に示します。我が国では心室中隔欠損は単純型の先天性心疾患と考えられていますが、この表では中等度に分類されています。

表1 先天性心疾患の分類 [10]

構造異常の程度	先天性心疾患
軽度	二次孔型心房中隔欠損、卵円孔開存、動脈管開存、肺動脈弁狭窄
中等度	心室中隔欠損、房室中隔欠損、大動脈縮窄、ファロー四徴症、総肺静脈還流異常、静脈洞型心房中隔欠損、エプスタイン病
重度	単心室型疾患（左心低形成症候群、三尖弁閉鎖、僧帽弁閉鎖）、両大血管右室起始、完全大血管転位、肺動脈閉鎖兼心室中隔欠損、総動脈幹、純型肺動脈閉鎖

1. 18トリソミーに合併する先天性心疾患の手術適応 [10]

1.1）軽度（心房中隔欠損、動脈管開存、肺動脈弁狭窄など）、中等度（心室中隔欠損、心房中隔欠損、ファロー四徴、大動脈縮窄、動脈管開存、房室中隔欠損など）の先天性心疾患

心疾患が原因で退院できない場合、心臓手術を考慮する。

今まで述べてきたように、心臓手術によって生存率が改善し、退院の可能性が高くなることが複数の報告で示されています。日本小児循環器学会のアンケート調査にもあったように、我が国では姑息術までが多く行われていましたが、この提言をふまえ、今後心内修復術がより多く行われるようになるかもしれません。

1.2）重度または機能的単心室型（左心低形成症候群、三尖弁閉鎖、両大血管右室起始、完全大血管転位、肺動脈閉鎖、総動脈幹など）の先天性心疾患

周術期のリスクが高いため、心臓手術を提案しないことも許容される。

これらの重度の心疾患に対する手術は難易度が高く、現在まで報告された大規模研究でも、手術が全く行われていないか [6]、術後の死亡率が60%に及ぶという不良な結果でした [7]。心臓病の複雑さに加えて、18トリソミーに多い低体重や、消化器・中枢神経などの心外合併症などはさらに手術リスクを高める要因となります。

一方の心室が小さい、あるいはほとんどない機能的単心室に対しては、一般的にFontan型手術による修復が目標となります。動静脈血の混合がなくなり、チアノーゼがほぼ消失しますが、手術後は肺動脈への駆出心室がなく、大静脈から肺動脈へ直接血液が流れる状態になります。したがって、肺の機能がよく、肺動脈圧が十分低い状態、肺血管抵抗が低い状態でなければ、肺動脈に十分な血液が流れません。肺高血圧を合併しやすい18トリソミーにFontan型手術を行った場合、肺動脈への血液が流れず、循環不全になってしまうリスクがあります。Fontan型手術例のデータが少ないことから、18トリソミーの複雑型心疾患に対する手術については、より慎重な判断が求められます。

2. 18トリソミーに合併する先天性心疾患の手術時期 [10]

予定手術の推奨

軽度、中等度の先天性心疾患で、自宅で過ごしている場合や自宅にはいるが頻回の入院を要する場合は、その後の心疾患による悪化や死亡を回避し、生活の質を向上させるために心臓

手術を予定することが考慮される。

　退院して自宅で過ごせるということは、心疾患の状態がそれだけ安定しているということですが、さらに心臓手術により、より長期の生命予後改善を期待できる可能性があります。心臓手術は、Peterson らの 69 例の解析では生後 6.2 か月・体重 4.3kg [6]、Cooper らの 270 例の解析では生後 3.7 か月・体重 3.5kg [7] の年齢、体格（いずれも中央値）で行われていました。Kosiv らは、心臓手術 63 例と未手術 862 例を比較して、心臓手術がその後 2 年間の死亡率を 50% 以上減少させたと報告しています [11]。

3. 18 トリソミーの心外合併症 [10]

3.1) 心外合併症の治療

先天性食道閉鎖、臍帯ヘルニアなどの重度の心外合併症に対して適切な治療を行った後、軽度、中等度の先天性心疾患に対する心臓手術を考慮してもよい。

　Nishi らの報告では、18 トリソミーに合併した先天性食道閉鎖 24 例に対して、食道手術を行い、術中死亡はなく、1 年生存率は 17% でした。この調査の対象となった 18 トリソミーで、心臓手術が行われた症例はなく、最も多かった死亡原因は心疾患でした [12]。また、米国の先天性心疾患手術データベースを用いた研究で、臍帯ヘルニアは 3.4 倍、横隔膜ヘルニアは 2.6 倍、食道閉鎖に合併する気管食道ろうは 1.6 倍死亡率を上昇させるという結果が示されました [13]。これらをふまえて、心外疾患に対しては、出生後早期に手術治療を行い、その後心臓手術を検討する、言い換えれば重症心外合併症がある場合は、先に心臓手術を行うことはリスクが高く控えた方がよいと提言されています。

3.2) 人工呼吸管理を要する心疾患の手術

中枢性無呼吸や気道、肺病変のため人工呼吸器から離脱できない場合であっても、呼吸状態が保たれていれば、軽度、中等度の先天性心疾患の心臓手術を考慮してもよい。ただし、長期にわたる気管切開や死亡のリスクが高いことを十分説明すべきである。

　先に述べた米国の Cooper らの研究では、術前に人工呼吸管理を要した心臓手術症例 82 例のうち術後の生存退院は 52 例（63%）であったのに対して、人工呼吸管理を要さなかった 188 例中の術後生存退院は 176 例（94%）であり、術前の呼吸不全は心臓手術のリスクを上昇させることがわかりました [8]。とはいえ、術前に人工呼吸管理を行っていても約 3 人に 2 人は生存退院できるというデータであること、手術によって過剰な肺血流が是正され、術後人工呼吸器から離脱できる可能性が増加することから、人工呼吸管理のみをもって手術適応がないとみなすべきではないと提言されています。

　人工呼吸管理が必要となる原因は、先天性心疾患による肺血流過多のほか、中枢性無呼吸があります。呼吸が数秒間停止し、酸素飽和度低下、徐脈を伴うもので、突然死の原因にもなり、18 トリソミーの約半数に合併するとされています。この無呼吸に対して、気管挿管や口や鼻に呼吸デバイスを装着し、人工呼吸器で加圧することによって、心疾患が未治療であっても生存率が向上したという報告があります [14]。まず人工呼吸管理による無呼吸の治

療を行い、呼吸状態が安定した場合は、心臓手術を行うことも許容されると考えられます。

4．18トリソミーに合併する先天性心疾患に対する姑息術と心内修復術 [10]

軽度または中等度の先天性心疾患に対して、心内修復術は姑息術より生命予後を改善させる。しかし重度の合併症がある場合は、まず姑息術（肺動脈絞扼術など）を行うことが推奨される。

　欧米では、先天性心疾患手術の術式別死亡のリスクについて、STATカテゴリー（1から5まで、数字が大きいほどリスクが高い）という分類が用いられています。Petersonらの心臓手術を行った18トリソミー65例の解析では、心室中隔欠損閉鎖術、ファロー四徴症修復術などのSTAT 1（低リスク）の手術が33例（50.7%）と最も多く、よりリスクの高いSTAT 4の手術（姑息術はこちらに分類されています）は16例（24%）でした [6]。同様に米国のCooperらの18トリソミー270例の調査では、STAT 1の手術が113例（41.9%）に行われ、STAT 4の手術は67例（24.8%）でした [8]。姑息術は人工心肺を用いず、心内修復術より体の負担が少ないという利点がありますが、STAT 4に分類されているところから推測されるように、手術後の合併症が少ないとは限りません。18トリソミーと13トリソミーを合計したデータですが、心内修復術後の生存率は1年後83.9%・10年後80.6%・15年後70.7%・術後生存年数中央値32.2年であるのに対し、姑息術にとどまった場合の生存率は1年後61.5%・10年後53.8%・15年後30.8%・術後生存年数中央値10.1年であり、明らかに心内修復術の方が姑息術よりも長期の生命予後がよいことが示されました [6]。ただし、先に述べたように、一般的にはSTAT 1手術後の長期生存率は90%以上ですので、18トリソミーの方が明らかに高い手術リスクを有すること、心外合併症の軽度な18トリソミーに心内修復術が行われた結果、比較的よい成績が出ている可能性があることについて注意しておく必要があります。

　一方で、肺動脈絞扼術をはじめとする姑息術は、心不全症状やチアノーゼを改善させ、退院して家族で過ごす時間や、心内修復術の適応を判断する猶予を持てる治療法でもあります。Nakaiらは、心室中隔欠損に対して、肺動脈絞扼術をまず行い、体格の成長を待って心内修復術を行う段階的な手術法の有用性を報告しました [7]。

5．18トリソミーに合併する肺高血圧と肺血管病変

肺高血圧が早期に進行しやすいため、軽度または中等度の先天性心疾患では、早期の心臓手術を行うことを考慮する。

　18トリソミーでは、先に述べたように肺血流増加型の先天性心疾患の合併が多く、過剰な肺血流による肺高血圧を合併しやすい傾向があり、国内調査では18トリソミー126例中75例（52%）に肺高血圧が認められました [3]。

　18トリソミー28名の肺動脈組織所見を解析した田原の報告では、4名（14.3%）に小肺動脈の中膜欠損という特徴的な所見が認められました。ダウン症候群（21トリソミー）など、他の染色体異常ではほとんど認められない所見です。中膜のない肺動脈は、高肺血流に

さらされると内膜の線維性肥厚が進み、内腔が狭くなり、進行すると閉塞してしまいます。いったん狭窄や閉塞が起きると元に戻らないので、永続的に肺高血圧が続くことになります。さらに46.4%に肺小動脈低形成があり、約半数で肺血流を受け止める末梢の肺動脈が少ないことがわかりました。その他、53.6%に肺胞低形成、75%に肺胞壁肥厚が認められました[15]。肺胞数が少なく肺胞壁が厚いと、酸素と二酸化炭素のガス交換の効率が悪くなり低酸素状態になりやすく、肺小動脈の攣縮を招きます。これらの病的所見は肺高血圧を誘発し、さらに心疾患による過剰な肺血流が肺高血圧をさらに悪化させます。肺高血圧の持続は、非可逆的な肺動脈内膜の狭窄・閉塞を進行させますので、早期の心臓手術が望まれます。

4 おわりに

　米国胸部外科学会のエキスパートコンセンサスでは、18トリソミーに伴う先天性心疾患について、条件が整えばより早期の心内修復術が望ましいという方針が示されました。私たち小児循環器医にとってまず大切なことは、18トリソミーの心臓術後の生命予後について、最新の情報を子どもの家族へわかりやすく提供することだと思います。その上で、家族と様々な専門家から構成される医療チームが、子どもにとって最善の利益は何かについて話し合いを重ねることが求められます。そのプロセスを経て、初めて心疾患に対する治療方針が明確になります。エキスパートコンセンサスの以下の提言を、この稿の締めくくりにしたいと思います。

多職種連携チームによる包括的ケア[10]
18トリソミーのある子どもに対するケアは、多領域の医療スタッフから構成されるチームが、緩和医療を含め包括的に行い、家族の心臓手術に対する意思決定を支援することが求められる。胎児診断された18トリソミーのある子どもの両親は、周産期、新生児、遺伝、循環器、心臓外科、緩和ケアなどの多職種の専門家と協同して、妊娠中および出生後の包括的なケアプラン作成に関与すべきである。

 引用・参考文献

1) Jones KL, et al. Trisomy 18 syndrome. Smith's recognizable patterns of human malformation, 8th eds. Jones KL, et al (eds). Philadelphia, Elsevier, 2022, 8-13.
2) 山岸敬幸ほか編．新先天性心疾患を理解するための臨床心臓発生学．東京，メジカルビュー社，2021, 323p.
3) Maeda J, et al. The impact of cardiac surgery in patients with trisomy 18 and trisomy 13 in Japan. Am J Med Genet A. 155A (11), 2011, 2641-6.
4) 片岡功一．18トリソミーおよび13トリソミー児の心臓血管手術．日小児循環器会誌．36 (1), 2020, 3-15.
5) Graham EM, et al. Effectiveness of cardiac surgery in trisomies 13 and 18 (from the Pediatric Cardiac Care Consortium). Am J Cardiol. 93 (6), 2004, 801-3.
6) Peterson JK, et al. Long-term outcomes of children with trisomy 13 and trisomy 18 after congenital heart disease interventions. Ann Thorac Surg. 103 (6), 2017, 1941-9.

7) Nakai R, et al. Survival outcomes of two-stage intracardiac repair in large ventricular septal defect and trisomy 18. Pediatr Cardiol. 42 (4), 2021, 821-31.

8) Cooper DS, et al. Cardiac surgery in patients with trisomy 13 and 18: An analysis of the society of thoracic surgeons congenital heart surgery database. J Am Heart Assoc. 8 (13), 2019, e012349.

9) 前田　潤. Editorial Comment 18トリソミーにおける心臓手術の現状. 日小児循環器会誌. 31 (5), 2015, 268-70.

10) St Louis JD, et al. The American Association for Thoracic Surgery 2023 Expert Consensus Document: Recommendation for the care of children with trisomy 13 or trisomy 18 and a congenital heart defect. J Thorac Cardiovasc Surg. 167 (5), 2024, 1519-32.

11) Kosiv KA, et al. Congenital heart surgery on in-hospital mortality in trisomy 13 and 18. Pediatrics. 140 (5), 2017, e20170772.

12) Nishi E, et al. Surgical intervention for esophageal atresia in patients with trisomy 18. Am J Med Genet A. 164A (2), 2014, 324-33.

13) Jacobs JP, et al. Refining the Society of Thoracic Surgeons Congenital Heart Surgery Database mortality risk model with enhanced risk adjustment for chromosomal abnormalities, syndromes, and noncardiac congenital anatomic abnormalities. Ann Thorac Surg. 108 (2), 2019, 558-66.

14) Taira R, et al. Management of apnea in infants with trisomy 18. Dev Med Child Neurol. 62 (7), 2020, 874-8.

15) 田原昌博. 18トリソミー：肺生検組織を中心に. 日小児循環器会誌. 39 (2), 2023, 51-61.

3-b 心疾患への対応（外科）
～普通の何気ない家族の生活のために～

根本慎太郎

1 はじめに

　18トリソミーというだけで「長く生きられないから手術適応なし」と一方的に言い渡していた古いガイドラインに疑問をもち、「進化した現代の医療技術を集めて、タイミング良く上手に治療を提供すれば、今までとは違う良い結果が出せるのではないか？」「決定的な心臓の問題が解決すれば、18トリソミーのある赤ちゃんももっと家族と過ごせる人生が期待できるのではないか？」、そして「かつて手術の適応がないと言われていた21トリソミーのある赤ちゃんと同じように、手術提供が当たり前になるのではないか？」を3つの問いとして、私たちチームは2008年に18トリソミーのある赤ちゃんへの開心術をスタートしました。その初期の取り組みを2014年12月に世に出た本書の第1版で皆様にシェアさせていただきました。

　それから10年が経過し、私たちチームだけでなく全世界的に18トリソミーのある赤ちゃんへの心臓手術の集積と結果分析が進み、上記の前2つの問いにはポジティブな意見の一致が既にみられています。一言で言うと「適切な条件が整う場合には、退院のためだけではなく、長く生きるために開心修復術は18トリソミーのある赤ちゃんにも有効である」へと脱皮しました。一方で提供診療のレベルアップと手術対象の拡大という課題は残っているので、まだまだ挑戦を続けていく必要があります。

　さてこの第2版では、18トリソミーのある赤ちゃんに合併する頻度が高い代表的な先天性心疾患と引き起こされる問題、そして内科的治療の実際の解説を第一人者の前田　潤先生に分担いただき[1]、私の方では18トリソミーのある赤ちゃんへの開心修復術の最近の進歩と課題のなかで、圧倒的に頻度の高い大きな心室中隔欠損を閉鎖する開心修復術について私たちチームの経験の実際をいくつかの論文報告を参考にしながら解説します。18トリソミーのある赤ちゃんの心臓手術の是々非々が問われる場面での参考データとしていただければ幸いです。

2 私たちチームでの手術治療の基本方針、ゴーサインの判定、家族への説明

　可能な限りパッチを縫着しての欠損孔閉鎖（体外循環と心筋保護液による心停止を使った開心修復術）による正常循環の確立をゴールとしています。治療選択肢としての心臓手術の可能性と危険性を提示するタイミングはとても重要なので、胎児診療やNICUをもつ近隣病院の協力を得ながら出産前、出産直後の早い時期からの説明をしています。また、肺動脈バンディング（姑息手術）で留まっている遠方からの開心修復術に関する問い合わせにも、紹介元主治医を通してあるいは対面で説明させていただいています。必要データが揃い次第、医療提供サイドのチームカンファレンス（新生児科医、小児循環器医、小児心臓血管外科医、集中治療医、小児麻酔科医、各病棟看護師、リエゾン精神専門看護師、臨床工学士がコアメンバーとなり、必要に応じ紹介元医師、産科医、小児外科医、小児神経科医、小児血液腫瘍科医も参加して〔ウェブカンファでどこからでも参加可能になりました！〕）で手術実施の可否をまず判定します。親には、そのカンファレンス結果と私たちの経験データ（以下に述べます）を提示するインフォームドコンセント、そして必要時にはリエゾン精神専門看護師のカウンセリングを加えて、手術または保存的治療を選択していただいています。

3 治療の実際

　開心修復術では、心臓を切り開き心室中隔欠損の穴の周りに人工布のパッチを縫い付けて閉じます。心臓を止めて中に入っていく必要があるので、その間は体外循環（人工心肺とも呼ばれます）という特別な装置を使って、心臓と肺に代わって酸素を含んだ血液の全身への流れを維持します。この体外循環と心停止は、赤ちゃんの身体に大きな負担をかけるため、開心修復術をより安全に行うため、通常は赤ちゃんの体格が十分に大きくなるまで待ちます。

　しかし、多くの18トリソミーのある赤ちゃんは体重が小さく生まれてくることがほとんどで、かつ大きな心室中隔の穴があると肺動脈に向かう血液量が増加してしまうことで引き起こされる心不全、呼吸不全、そして早く進む肺高血圧のため、体重は簡単には増えません。一方、長く待っている間に正常化が期待できないほどの重症な肺高血圧となってしまうため開心修復術が成功するチャンスがなくなります。どうしたら良いのでしょうか？

　私たちのグループではできるだけ早い時期に"肺動脈バンディング"という心臓を止めなくてもできる手術によって、まず心不全と肺高血圧進行を断ち切るようにしています。右心室から出てすぐの肺動脈の周りに細いテープを巻きつけて直径を絞ります。この手術で肺に行く血液量を劇的に減らすことができます。また動脈管が合併している場合には縛ってしまい、肺に向かう血液の流れを遮断します。この手術では心臓の中を治してはいないため、"姑息手術"とも呼ばれます。この"肺動脈バンディング"手術を乗り越えて体重が増えてきた

ら、次のステップである開心修復術（心室中隔欠損パッチ閉鎖と肺動脈バンディング除去を伴う肺動脈形成）で心臓の問題をすべて治す“根治手術”に挑戦してもらっています。

2008年4月から2024年3月現在まで43人の18トリソミーのある赤ちゃんに心臓手術（肺動脈バンディングまで7人、開心修復術36人）を実施しました。表1に手術を受けた赤ちゃんの様々な背景を示しました。開心修復術のうち30人は肺動脈バンディングが先行して行われていました。肺動脈バンディングを受けた時の日齢は中央値（25-75パーセンタイル値）で66日（33-88）でした。心臓の主診断は、大きな心室中隔欠損39人、大動脈縮窄複合2人、ファロー四徴症と複雑単心室がそれぞれ1人でした。重要な手術危険因子をもっている赤ちゃんが、極低出生体重児12人、食道閉鎖6人（根治手術4、胃ろう造設1、未手術1）、肺動脈バンディング後の気管切開14人、肝芽腫2人（切除1）でした。なお大阪府以外から肺動脈バンディング後の開心修復術の受け入れが20人ありました。

1. 実施した開心修復手術

36人（男児5，女児31）の開心修復術の際の年齢と体重の中央値（25-75パーセンタイル値）のそれぞれは、16か月（10-23）、体重5.7kg（4.9-6.9）でした。肺動脈バンディングから開心修復術までの待機期間の平均は14.5か月で、当院では基本的に1年前後での

表1 手術を受けた子どもたちの背景、診断、実施手術

	全体 43	心内修復（開心術） 36	姑息術のみ 7
男児：女児	6：37	5：31	1：6
手術時年齢　中央値（25-75パーセンタイル）		16か月（10.3-23）	生後64日（32-88）
手術時体重　(kg) 中央値（25-75パーセンタイル）		5.7（4.9-6.9）	2.1（1.8-2.6）
心臓病変（主診断）			
心室中隔欠損	39	34	5
大動脈縮窄複合（大動脈縮窄＋心室中隔欠損）	2	1	1
ファロー四徴症	1	1	
複雑単心室	1		1
心臓以外の重要危険因子			
超低出生体重	12		
食道閉鎖	6		
術前気管切開		14	
肝芽腫		2	
実施手術			
肺動脈バンディング		31 （開心術までの期間：平均14.5か月）	7
心室中隔欠損孔パッチ閉鎖 （右室流出路過剰心筋切除の同時実施）		34 (12)	
大動脈形成＋心室中隔欠損孔パッチ閉鎖		1	
ファロー四徴修復		1	

ステップアップを計画しています。実施手術の内訳は、心室中隔欠損孔パッチ閉鎖術34人（同時にバンディング解除＋肺動脈形成術30、右室流出路過剰心筋切除術15、大動脈再建術1を実施）、ファロー四徴症修復1人でした。肺動脈バンディングまでの状態の7人のうち6人は開心修復術を予定していました。

2. 開心修復術後の退院までに起こった重症な合併症と死亡

3人は体外式膜型人工肺（ECMO）の装着を必要とし、その理由は重症右心不全、重症左心不全、敗血症性ショックがそれぞれ1人で、前者2人が離脱しました。表2に示した手術に伴って発生した合併症で頻度の高いものは、不整脈17人（47.2％）が最多で、何らかの治療を必要としました。完全房室ブロックの1人にペースメーカーが移植されましたが、ほかは退院時には軽快しました。続いて、原因不明の一過性肝障害が11人（30.6％）と敗血症が3人（8.3％）に発生し、全身状態が悪化した赤ちゃんもありました。手術操作に伴う合併症として乳び胸3人（8.3％）、心不全・心タンポナーデ・横隔神経麻痺がそれぞれ2人（5.6％）、そして再開胸止血1人（2.8％）がありました。また退院前に気管切開を2

表2 開心術（心内修復）の術後合併症と病院死亡の発生状況

	全数（36）	割合％
人工呼吸器日数　中央値（25-75パーセンタイル） （術前気管切開および死亡数17を除く）	4 (2-7.5)	
集中治療室滞在日数　中央値（25-75パーセンタイル）	8.5 (5.3-15)	
入院日数　中央値（25-75パーセンタイル）	31.5 (22.3-48.5)	
ECMO（離脱数）	3 (2)	8.3
二期的胸骨閉鎖	1	2.8
重症左心不全	2	5.6
不整脈	17	47.2
洞不全	4	
房室ブロック（ペースメーカー植え込み）	6 (1)	
心房性頻脈	4	
房室結節性頻脈	2	
心室性頻脈	1	
急性呼吸窮迫症候群（重症呼吸不全）	2*	5.6
術後気管切開	2	5.6
肝機能障害	11	30.6
敗血症	3*	8.3
乳び胸	3	8.3
横隔神経麻痺	2	5.6
再開胸止血	1	2.8
心タンポナーデ	2	5.6

＊それぞれ病院死亡1

人（5.6%）に必要としました。ICU 滞在と入院の日数の中央値（25-75 パーセンタイル値）はそれぞれ 8.5 日（5- 15）、32 日（22- 49）でした。

　2 人が残念ながら退院できずに亡くなりました。原因は左心不全治療の ECMO 離脱後に再燃した急性呼吸窮迫症候群、そして敗血症ショックに伴う肺出血に対する ECMO 離脱不可能がそれぞれ 1 人ずつでした。前者は超低出生体重で出生し、紹介元の病院で肺動脈バンディング後に気管切開され人工呼吸器管理下で入院が続いていた赤ちゃんでした。後者は、肺動脈バンディングなしに紹介元病院を退院となり、その後心臓カテーテル検査で肺血管拡張薬により治療可能と判断され、初回手術として開心修復術が可能と判断された赤ちゃんでした。私たちグループが挑戦を開始した時期に経験した 2 人でした。

3. 退院後遠隔期での生存状況と重大併発症

　開心修復術を受けた 18 トリソミーのある赤ちゃんの全員が、直接退院または紹介元の病院での退院調整のため転院して行きました。みな何らかの抗心不全投薬が継続されています。残念ながら 5 人が、術後 16・42・50・50・52 か月後に亡くなりました（理由：重症肺炎 3、突然死 2）。前述の病院死亡 2 人を含めたカプランマイヤー法による開心修復術後の 5 年時点での累積生存率は 77.7%（95%CI：63.0〜92.5）と計算されました（図 1 の墨色部分）。現在 10 人の 18 トリソミーのある子どもが開心修復術後 10 年以上生き抜いています。一方で、肺動脈バンディングまでの状態の 7 人（心室中隔欠損 5、大動脈縮窄複合 1、複雑単心室 1）では、術後 1 年半以内に 5 人が死亡しました（理由：重症感染 2、心不全 1、突

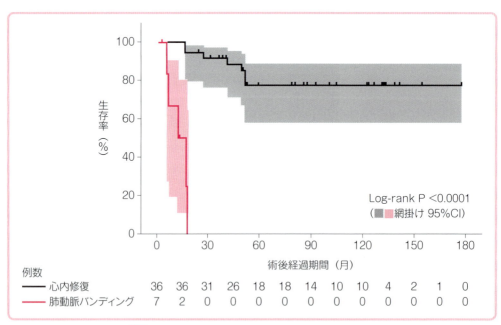

図 1 カプランマイヤー法による累積生存率の計算
心内修復終了と姑息術のみの状態の比較

然死1、不整脈1、蘇生後脳症1)。私たちのグループでは多くが肺動脈バンディング後に開心修復手術を受けているので断定的なことは言えませんが、肺動脈バンディングだけでは遠隔生存は期待できない状況でした（図1の赤色部分）。開心修復術後の3人に、まったく原因は不明ですが肝芽腫が発生し、集学的治療で腫瘍が完全に消失しました[3]。

4 まとめ

　私たちのグループで16年間にわたって取り組んできた18トリソミーのある赤ちゃんへの心臓手術の経験から、以下の5つがわかってきました。

　第1は、比較的シンプルな心室中隔欠損の開心修復術（欠損孔のパッチ閉鎖）は、条件の揃った赤ちゃんでは遠隔生存が大いに期待できることです。これは米国[2] そして日赤医療センターのデータ[3] からも同程度の希望に満ちた生存率が示されています。

　第2は、生後早い時期に肺動脈バンディングによる心不全と肺高血圧予防を行い、1年〜1年半後には開心修復術にステージアップする治療計画が望ましいことです。広島の田原昌博先生による顕微鏡を使った肺血管の詳細な観察では、肺動脈バンディングによる肺高血圧病変の予防が明らかにされています[4]。また日赤医療センターからの報告でも、私たちと同様の治療方針"2段階手術"の有効性が報告されています[3]。肺動脈バンディングの役割について、我が国ではいまだ退院を目指した実施に留まる施設が多数です[5,6]。しかし肺動脈バンディング後には右室にかかる圧力負荷で右室心筋肥大と心機能低下を起こすこと、そして成長に伴って肺血流が減少してくることから、長期生存を改善する治療ではないことが私たちと日赤医療センターの経験から示されています[3]。よって肺動脈バンディング後は可能な限り計画的に開心修復術に進むことが必要と考えています。

　第3には、気管切開の存在や食道閉鎖の併発があっても、適切な対処をすることで開心修復術後の生命を左右する術前因子にはならない一方で、術後の合併症の発生頻度が高いことです。私たちの経験と同様な経験が米国データベースからも報告されており[7]、18トリソミーのある子どもへの心臓手術後の病院死亡率が15.6%で合併症の発生率55.6%と一般的な子どもに比較して高いこと、そして術前人工呼吸器の子どもはとりわけ死亡率が高かったことを示しています。術前状況の細かな評価と対策、そして術後合併症が重症化しないよう先回りするあらゆる対応ができるチーム力が必要です。

　第4は、良い状態で退院しても術後5年程度までは感染の重症化による死亡や突然死（不整脈、呼吸不全、けいれん）のリスクは続いているので、18トリソミーのある子どもには丁寧な外来フォローと家族の注意が必要なことです。同じ傾向が日赤医療センターからの報告でも示されています[3]。心内修復が終了しても、肺動脈バンディングによる右室心筋肥大と線維化による両心室機能低下と、もともとの身体的な弱さが18トリソミーのある子どもではしばらく続くことを医療スタッフも家族も忘れてはいけません。

第5に、肝芽腫発生のリスクがあるため、定期的な画像診断と腫瘍マーカーであるαフェトプロテイン（AFP）測定を継続することです。18トリソミーのある子どもでの肝芽腫の発生ケースの報告は少なくはなく、私たちも開心修復術前に2人、術後に3人の計5人（13.9%）の高い発生率に驚愕しました。しかし、この肝芽腫は適切な切除と化学療法への反応が良好で、すべての子どもが治療を乗り切って元気にしてくれています[8]。この治療を乗り切るためにも心臓手術が役に立ったのではないかと考えています。この問題については、第2章5節（p.112）で井上彰子先生に詳しく解説していただきます。

　これら5つは現在の私たちグループでの18トリソミーのある子どもへの心臓治療の大原則です。この中で第1に示した"条件の揃った"という部分ですが、今のところ独自の経験による限られた"輪郭"を示すことができていることに留まっています。一方でこの範囲を誰もがわかるようになることを願って、病院死亡した子どもでの経験を中心にデータで示すように努めています。具体的には心臓超音波検査に加え、心臓カテーテル検査とCT撮影を行い、肺高血圧の有無と程度、欠損孔を通しての血液の漏れの方向と程度、そして各心室のサイズと機能を計測します。同時に肺の酸素を取り込む程度（酸素化能）の計測にCT画像を組み合わせて、肺のコンディションを評価します（人工呼吸器をつけた子どもではダメージがあります）。これらは開心修復術ができるかどうか、術後の合併症の重症度合いの予測に重要です。今後はさらに手術を続けながら、手術を乗り越えて生きてくれた子どもと残念ながら亡くなった子どもが残してくれた情報の比較から危険因子の割り出しを追加し、さらに一歩進んだ"開心修復術の可否"について明らかになってくることを願っています。

5　おわりに

　開心修復術を乗り切った18トリソミーのある子どもと家族から沢山のうれしいお知らせが寄せられてきています。学校生活、グランピングや各種テーマパーク、そして私も行ったことのない沖縄旅行にも活動の範囲を広げているガッツにはビックリです！　ゆっくりじっくりですが日々確実に成長し、家族を喜ばせ、驚かせ、そして相変わらずハラハラさせているようです。野球であれば18はエースナンバーです。

　普通の何気ない家族の生活のため、そして残る冒頭3つ目の"問い"への挑戦をチーム一丸で続けていきます。

[謝辞]　この10年間の進歩は以下の皆様（敬称略）のご努力の賜物です。ここに感謝の意を表します。
大阪医科薬科大学附属病院小児心臓血管外科　小西隼人、鈴木昌代、同小児科 岸　勘太、尾崎智康、小田中豊、薦田温子、同新生児科 山岡繁夫、篠原　潤、河村佑太朗、喜島丈巖、福田弥彦、同小児外科 富山英紀、同リエゾン精神看護専門看護師 宮田　郁、関西医科大学附属枚方病院小児科 大橋　敦、峰　研治、平井雅人、愛仁会高槻病院小児科 内山敬達、永尾宏之、同新生児科 池上　等、岸上　真、同小児外科 津川二郎、服部健吾、3病院の麻酔科医、ICU医師、看護スタッフ、そして高槻保健所と枚方保健所の保健師の皆様

引用・参考文献

1) Maeda J, et al. The impact of cardiac surgery in patients with trisomy 18 and trisomy 13 in Japan. Am J Med Genet A. 155A (11), 2011, 2641-6.
2) Rosenblum JM, et al. Cardiac surgery in children with trisomy 13 or trisomy 18: How safe is it? JTCVS Open. 12, 2022, 364-71.
3) Nakai R, et al. Survival outcomes of two-stage intracardiac repair in large ventricular septal defect in trisomy 18. Periatr Cardiol. 42 (4), 2021, 821-31.
4) 田原昌博. 18トリソミー：肺生検組織所見を中心に. 日小児循環器会誌. 39 (2), 2023, 51-61.
5) 江原英治ほか. 先天性心疾患に対して手術介入を行った18トリソミーの検討. 日小児循環器会誌. 31 (5), 2015, 254-64.
6) Takai A, et al. Effectiveness of cardiac palliative surgery for trisomy 18 patients with increased pulmonary blood flow. An J Med Genet A. 19 (11), 2023, 2703-10.
7) Cooper DS, et al. Cardiac surgery in patients with trisomy 13 and 18: an analysis of the society of thoracic surgeons congenital heart surgery database. J Am Heart Assoc. 8 (13), 2019, e012349. doi: 10.1161/JAHA.119.012349
8) Inoue A, et al. Therapeutic experience with hepatoblastoma associated with trisomy 18. Pediatr Blood Cancer. 65 (8), 2018, e27093. doi: 10.1002/pbc.27093

わが子への思い ● 18トリソミーの会メンバーから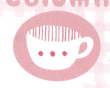

岳(がく)の父

　「自分なりの山頂を目指しながら、たくさんの困難を乗り越え、皆との絆を強くする人生を歩んでいけますように」そう願って、名付けた息子の岳。まさに、名前のとおりの人生を、両親である私たちは岳と歩ませてもらっていると感じています。

　18トリソミーのある子どもをもつ多くのご家族との関わり、命を助けていただき最善の医療を提供してくださる医療関係の皆様。岳のおかげで世界が広がり、「人との繋がり」という大切なものをもらっています。

　在胎33週の1,056gと早産、極低出生体重児で生まれた岳は、心室中隔欠損、食道閉鎖症をはじめ様々な合併症をもって生まれてきました。

　現在、生後9か月で体重は4倍になるほど成長しています。4度の手術を乗り越え、単純気管切開、胃ろう、頸部食道ろうに対する複数の医療的ケアもあります。

　お姉ちゃん、お兄ちゃんと家族5人で一緒に暮らす日々を夢みて、在宅生活を目指しています。

　一緒に家族それぞれの山頂を目指して「人生の山」を登っていきましょう。

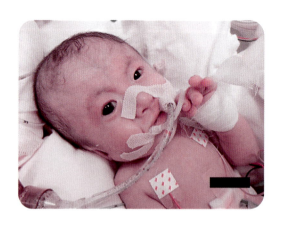

4 外科疾患への対応

髙見澤 滋

1 はじめに

18トリソミーは成長障害、精神運動発達遅滞、先天性心疾患、先天性消化管疾患などを合併し、1年生存率5〜8％、生存期間の中央値10〜14.5日の重症染色体異常症とされ[1]、心疾患、消化管疾患をもつ子どもに対しては愛護的ケアに重点が置かれ、これまで外科的治療は積極的には行われてきませんでした。しかし近年、積極的治療を行った場合の1年生存率が25％まで改善したとの報告があり、積極的治療が見直されています[2-4]。ここでは外科的疾患をもつ18トリソミーのある子どもに対する治療について述べます。

2 食道閉鎖症

食道閉鎖症は出生児2,500〜4,500人に1人の頻度で見られる先天性疾患で、男女比は1.4：1と男児にやや多い傾向にあります[5]。18トリソミーにおける食道閉鎖症の発生率を示した大規模調査の報告はありませんが、単施設からの報告では25〜33％と高い確率で合併するとされています[2, 6]。

食道閉鎖は、閉鎖している食道の位置、食道と気管との交通（気管食道ろう）によりA型からE型までの5病型に分けられます（図1）。Gross C型が約90％と最も多く、盲端となった上部食道内に貯留した唾液の誤嚥による肺炎、気管食道ろうを通って胃内容物が気管内に流入することによる吸引性肺炎、気管挿管による陽圧換気時に気管食道ろうを介して胃へ圧が逃げてしまうことによる換気障害などが原因で呼吸障害を来たし、子どもの予後を大きく左右します（図2）。

1．診 断

出生前に羊水過多を伴い、胎児超音波検査で小さい胃泡の確認あるいは胃泡が同定できないことから食道閉鎖症が疑われます。出生後は口、鼻から泡沫状の唾液の流出、口または鼻から挿入したチューブが上部食道盲端部で反転するコイルアップサインがレントゲン写真で確認されることなどで診断されます（図3）。下部食道が気管と交通しているC型、D型では消化管内ガス像が確認されますが、食道と気管に交通がないA型、B型では消化管内にガスが認められないため鑑別が可能です（図3・4）。

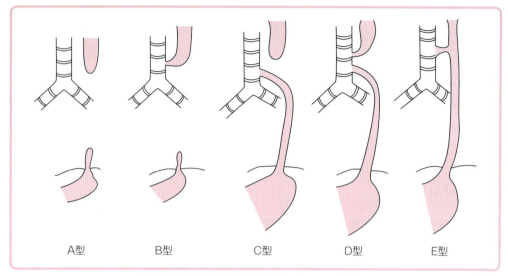

図1 食道閉鎖症の病型分類（Gross 分類）

（秋山卓士."先天性食道閉鎖症，気管食道瘻".今日の小児治療指針.第15版.大関武彦ほか総編集.東京,医学書院,2012,408 より転載）

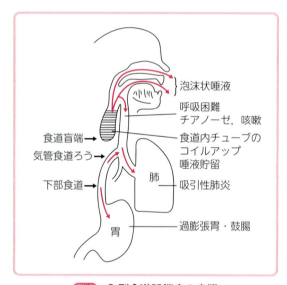

図2 C型食道閉鎖症の病態

（世川 修."食道".小児外科看護の知識と実際.山高篤行ほか編.大阪,メディカ出版,2010,86 より転載,一部改変）

2. 治 療

　最も多い病型であるC型食道閉鎖症では下部食道（気管食道ろう）を気管から切離し、盲端に終わる上部食道と端々吻合します（図5）。従来は右側の側胸部を切開（後側方切開）し、胸膜外アプローチで食道を吻合していましたが、最近では腋窩（脇の下）切開または胸腔鏡下に吻合する方法も行われています。18トリソミーのある子どもでは、全身状態に応

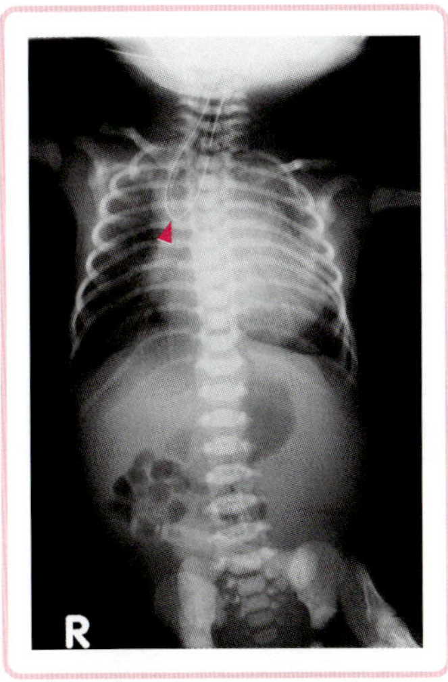

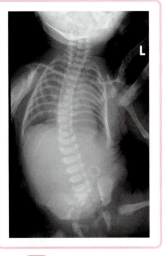

図3 C型食道閉鎖症
食道内チューブのコイルアップサインを認め、消化管内にガスを認めます

図4 A型食道閉鎖症
食道内チューブのコイルアップサインを認めますが、消化管ガス像は認められません

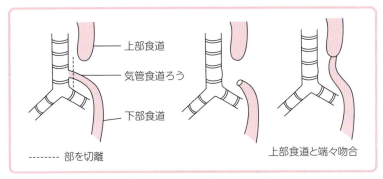

図5 C型食道閉鎖症の根治術

じてアプローチ法を選択することが重要です（図6）。低リスク例では胃ろう造設を行うことなく根治術（食道吻合術）が行われますが、18トリソミーの場合は胃ろう造設術を根治術に先立って行うのが望ましいとされています。胃ろう造設により気管食道ろうを経由した空気で胃以下の消化管が拡張するのを防止でき、呼吸状態の安定につながるからです。子どもの状態が安定することで、食道閉鎖を含むその後の治療について家族と医療スタッフ間で相談する時間的余裕が生まれます。

これまで、18トリソミーは13トリソミーとともに「致死的トリソミー」として分類され、蘇生や人工呼吸管理、手術を積極的には行わないとする施設が多くありました。食道閉鎖症の根治術に関して、鎌形らは一期的根治術を行った18トリソミーのある子ども8人で5か月以上生存した子どもはなかったと報告しています[7]。一方で、Nishiらは24人の食道閉

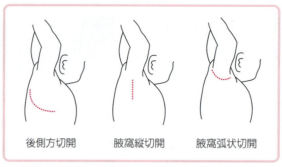

図6 C型食道閉鎖症手術におけるアプローチ法

鎖症を合併する18トリソミーのある子どもにおいて、一期的根治術を行った10人、胃ろう造設術後に二期的に根治術を行った5人の1年生存率はそれぞれ17%・24%であったのに対して、胃ろう造設術のみを行った6人、胃ろう造設術と気管食道ろう切離を行った3人の1年生存率はともに0%であり、食道閉鎖症に対する根治術を行うことで呼吸器感染症が防止され生存率が向上したと報告しています[8]。またNishiらは同報告で、死因の多くは心循環器系合併症であるため、食道閉鎖症の根治術に加え循環器的治療を行うことで18トリソミーは絶対的予後不良染色体異常症ではなくなるとしています。近年では重度の呼吸障害や心疾患を有する18トリソミーのある子どもに対して侵襲の大きい一期的根治術ではなく、母乳栄養の開始を目的とした食道バンディングや気管食道ろう切離術を胃ろう造設術とともに行う場合があります[9]。

3 腹壁異常（臍帯ヘルニア、腹壁破裂）

　腹壁破裂は出生児2,000～6,000人に1人、臍帯ヘルニアは出生児3,000～6,000人に1人の頻度で見られ、ともに男児に多い疾患です[10]。臍帯ヘルニアは18トリソミーの10～50％に見られるとされています。腹壁破裂および破裂型臍帯ヘルニア（ヘルニア嚢が破裂し腹腔内臓器が脱出している状態）は緊急手術を要します（図7）。脱出腸管を腹腔内へ還納し腹壁を閉鎖しますが、それによって腹腔内圧が上昇し呼吸障害を生じる場合は、サイロにより腸管を被覆し、数日かけて脱出臓器を腹腔内へ戻した後に腹壁を閉鎖します（図8）。近年、腹壁破裂では破裂部腹壁を自身の臍帯とフィルムドレッシング材で被覆するだけで、腹壁を縫合閉鎖することなく自然に閉鎖させる治療法（Sutureless腹壁閉鎖法）が行われるようになっています（図9）。

　きわめて重篤な心肺奇形や18トリソミーなどの重症染色体異常症を有する非破裂型臍帯ヘルニアに対して、種々の薬剤（アルコール、硝酸銀、イソジン®、スルファジアジン銀〈ゲーベンクリーム®など〉）をヘルニア嚢表面に塗布し、ヘルニア嚢を痂皮化させ周囲皮膚の伸

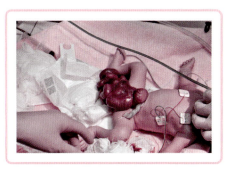

図7 腹壁破裂

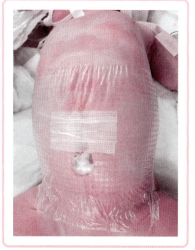

図9 腹壁破裂における Sutureless 腹壁閉鎖法

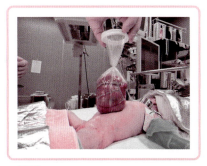

図8 腹壁破裂におけるサイロ形成

展による上皮化を起こす方法や、ヘルニア嚢を鉗子で把持したり、あるいはヘルニア嚢を絹糸で繰り返し結紮することにより、サイロを形成することなく徐々に脱出臓器を腹腔内へ還納させた後に腹壁形成術を行う方法があります[11]。これらの方法は全身麻酔が必要なく、ベッドサイドでの施行が可能であり、人工物使用による感染のリスクを避けられるため、出生早期に腹壁閉鎖術を行えない重症心奇形合併児、あるいは18トリソミーなどの重症染色体異常症の子どもに対する初回治療として施行可能です[11]。近年、銀含有ハイドロドレッシングを用いて皮膚の自己再生に有利な湿潤環境を提供して治療させる方法や、人工真皮を用いた方法などが報告されています[12, 13]。

4 直腸肛門奇形

先天的に直腸および肛門部に奇形を認める疾患で、一般的には鎖肛と言われます（図10）。出生児5,000人に1人の割合で見られ、男女比は3：2と男児に多く見られます。18トリソミーのある子どもに見られる頻度は10％未満です。直腸肛門奇形は直腸下端の位置によって、低位型（直腸下端が、排便に関係する筋肉群の1つである肛門挙筋群を越えて肛門側まで進展しているもの）、中間位型（直腸下端が肛門挙筋群内に留まっているもの）、高位型（直腸下端が肛門挙筋群の上で終わっているもの）に分類され（図11）、さらに消化

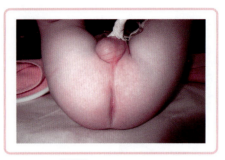

図10 直腸肛門奇形
（中間位鎖肛：無ろう孔型）

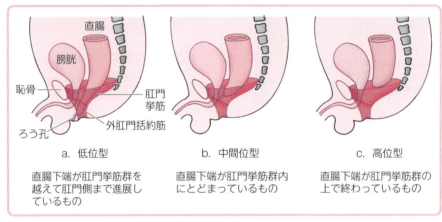

図11 直腸肛門奇形の病型

（廣間武彦．"鎖肛"．小児の疾患と看護．第2版．中村友彦編．大阪，メディカ出版，2022，244，（ナーシンググラフィカ，小児看護③）より転載，一部改変）

管と泌尿生殖器系、皮膚との交通（ろう孔）により病型が決定されます。

新生児期には病型により、①肛門形成術（根治術）、②ろう孔のブジー拡張術などの保存的療法、③人工肛門造設術のいずれかが行われます。保存的療法または人工肛門造設術が行われた場合、乳児期以降（生後3か月以降、体重6kg以上）に肛門形成術が行われます。

5 悪性腫瘍

長期生存の18トリソミーのある子どもは、肝芽腫や腎芽腫（ウィルムス腫瘍）の発生頻度が高いとされています。我が国での腎芽腫の発生数は年間約100人前後で、発症年齢のピークは1〜3歳、5歳以下が約80％を占めますが、18トリソミーでの発症の多くは5歳以上で、頻度は18トリソミーのある子どもの1％未満とされています[14]。肝芽腫は18トリソミーに合併する中では最も頻度の高い悪性腫瘍とされ、転帰の報告がある47例の発見時期は3か月から120か月でした[15]。Maruyamaらが報告した18トリソミーに合併し

た肝芽腫6人中3人では腫瘍細胞中に過剰な18番染色体が見られたため、18トリソミーは肝芽腫の発生に何らかの関係があると推察しています[16]。Careyは18トリソミーのある子どもにおいては、肝芽腫や腎芽腫などの腹部腫瘍の発生頻度が高いため、6か月を超える子どもに対しては半年ごとにエコーによる腹部スクリーニング検査を行うことを推奨しています[14]。

引用・参考文献

1) Ramussen SA, et al. Population-based analysis of mortality in trisomy 13 and trisomy 18. Pediatrics. 111 (4 Pt 1), 2003, 777-84.
2) Kosho T, et al. Neonatal management of trisomy 18: Clinical details of 24 patients receiving intensive treatment. Am J Med Genet Part A. 140A (9), 2006, 937-44.
3) 古庄知己. 13トリソミー, 18トリソミーの予後. 小児外科. 40 (10), 2008, 1126-32.
4) 古庄知己. "18トリソミーに関する医学的エビデンス". 18トリソミー：子どもへのよりよい医療と家族支援をめざして. 櫻井浩子ほか編著. 大阪, メディカ出版, 2014, 2-32.
5) 臼井規朗. "食道閉鎖症". 系統小児外科学. 改訂第3版. 福澤正洋編. 大阪, 永井書店, 2013, 449-56.
6) 近藤大貴ほか. 名古屋大学小児科関連施設8施設における18トリソミー77例の検討. 日周産期・新生児会誌. 46 (4), 2010, 1188-9.
7) 鎌形正一郎ほか. 先天性食道閉鎖症を合併した18トリソミー8例の経験. 日小外会誌. 44 (3), 2008, 343.
8) Nishi E, et al. Surgical intervention for esophageal atresia in patients with trisomy 18. Am J Med Genet A. 164 (2), 2014, 324-30.
9) 畑田智子ほか. 食道閉鎖症を合併した18トリソミー児に対する経腸栄養を目的とした手術の検討. 日小外会誌. 51 (2), 2015, 213-7.
10) Grosfeld JL, et al. Pediatric surgery. 6th ed. St. Louis, Mosby, 2006, 1162.
11) 藤本隆夫. 超低出生体重児に合併する腹壁異常の治療. 小児外科. 38 (1), 2006, 91-6.
12) Almond S, et al. Nonoperative management of a giant omphalocele using a silver impregnated hydrofiber dressing: a case report. J Pediatr Surg. 45 (7), 2010, 1546-9.
13) 森禎三郎ほか. 人工真皮. 小児外科. 54 (12), 2022, 1163-9.
14) Carey JC. "Trisomy 18 and trisomy 13 syndromes". Management of Genetic Syndromes. 2nd ed. New York, John Wiley & Sons Inc, 2005, 555-68.
15) 塚田遼ほか. 化学療法と外科的切除で治療し得た18トリソミーに合併した肝芽腫の1例. 日小外会誌. 55 (7), 2021, 1133-40.
16) Maruyama K, et al. Hepatoblastoma associated with trisomy 18 syndrome: A case report and a review of the literature. Pediatr International. 43 (3), 2001, 302-5.

5 悪性腫瘍への対応

井上彰子

1 染色体異常症と発がん

　正常な細胞が複数のプロセスを経てがん細胞に変化することを多段階発がんといいます。このプロセスは遺伝子変異や環境要因により進行します。初期段階は遺伝子変異によって引き起こされることが多く、染色体異常症ではこの変異に対する自己修復機構が弱いことが示されています。21トリソミーにおいて白血病など造血器腫瘍の発症が多いことはよく知られた事実であり、その発症メカニズムについては全容が解明されつつあります[1]。

　近年、18トリソミーにおいても積極的な治療介入による生命予後の改善に伴い、悪性腫瘍の発症が報告されています。肝芽腫の頻度が最も高く、ついで腎芽腫（ウィルムス腫瘍）の報告がみられる一方で、造血器腫瘍は少なく、ホジキンリンパ腫、若年性骨髄単球性白血病の報告が1例ずつあるのみです[2]。

2 肝芽腫・腎芽腫

　肝芽腫の国内発症は年間50〜70人程度、腎芽腫は年間70〜100人程度であり、年間2,000〜2,300人が診断される小児がんの中の2〜3%を占めています。

1. 肝芽腫

　肝芽腫は化学療法が奏効することが多く、腫瘍切除術との組み合わせにより5年生存率は70%程度となっています。ただし遠隔転移があった場合は集学的治療（多剤併用化学療法と腫瘍切除術の組み合わせ）を行っても生存率は20%程度に低下します。化学療法は低リスクの肝芽腫に対してはシスプラチンのみを用いる治療が標準治療として確立されており、中間リスク・高リスクの肝芽腫に対してはシスプラチンとドキソルビシンを組み合わせた多剤併用化学療法が用いられます。また純胎児型という組織型では予後が非常に良いため、一期的に腫瘍が全切除できていれば化学療法を省略することも可能とされています。

　肝芽腫では腫瘍の完全切除率が高いほど生存率も高くなるため、完治を目指すには腫瘍切除術が必須となります。初発症状は腫瘍が増大することによる腹部膨満が多く、症状からの早期発見は難しいですが、腫瘍マーカーとして血液中のα-フェトプロテイン（AFP）がほぼすべての肝芽腫で上昇するため診断やスクリーニングに有用です。家族性腺腫性ポリポー

シス、ベックウィズ・ヴィーデマン症候群、低出生体重児で肝芽腫の発症リスクが高くなることが知られています。

2. 腎芽腫

腎芽腫も小児がんの中では比較的治りやすい腫瘍で、腫瘍切除術と化学療法および放射線療法を組み合わせることにより、予後良好型では90％近い生存率を得ることができます。化学療法については、予後良好型ではビンクリスチン、アクチノマイシンDを中心とした多剤併用化学療法、予後不良型ではさらにドキソルビシン、シクロフォスファミド、エトポシドなどを加えた化学療法を行います。また病期や組織型によって放射線治療を追加します。

腎芽腫においても腫瘍の完全切除が生存率向上に重要となります。初発症状は腹部膨満が多く、肉眼的血尿がみられるのは20％程度です。腎芽腫の15％程度でWT1（ウィルムス腫瘍抑制遺伝子1）やWT2の変異がみられ、発症に関与するとされています。また遺伝子症候群の一部として発症することがあり、関連性が明らかになっている遺伝子症候群には、ベックウィズ・ヴィーデマン症候群、孤立性半側肥大症、WAGR症候群、デニス・ドラッシュ症候群などがあります。腎芽腫に特異的な腫瘍マーカーはないため、これらの症候群では腹部エコーなど画像検査による定期的なスクリーニングが推奨されています。

3　18トリソミーに合併した肝芽腫・腎芽腫

18トリソミーの合併症に対するケアの向上や積極的な治療介入により長期生存が可能になってくると、今後はさらに肝芽腫・腎芽腫の発症が増えることが予想されます。18トリソミーに合併した肝芽腫・腎芽腫の治療方針の決定には明確な基準やガイドラインはなく、各医療機関の経験的判断にゆだねられているのが現状です。また18トリソミーの多くは先天性心疾患の合併症を有しているため、腫瘍に対する治療介入については心疾患の重篤度に大きく左右されます。

我が国では18トリソミーに合併した悪性腫瘍の報告はほとんどが肝芽腫であるため、ここからは肝芽腫を中心に述べていきます。これまでに報告された18トリソミーに合併した肝芽腫47人の集計結果を示した文献[3]によると、性別は女児が39人（不明を除く85％）と圧倒的に多く、肝芽腫診断時の年齢は3か月〜10歳でした。先天性心疾患の合併は39人（不明を除く91％）にみられました。47人中31人で肝芽腫に対する何らかの治療介入があり、腫瘍切除術のみが8人、化学療法のみが6人、集学的治療は17人に行われていました。16人が無治療でしたが、うち4人は生後3〜9か月という早期で剖検時に見つかったもので治療適応ではありませんでした。観察期間が短いということもありますが、治療を受けた31人中22人がその後の生存を確認されていることからは、肝芽腫に対する積極的な治療介入は生存率の向上に意義があると思われます。

18トリソミーに合併した肝芽腫に対する治療介入を検討する際には肝芽腫の病期、心疾

患を含めた他の合併症の程度、家族の希望などが重要な因子となりますが、まずは化学療法や腫瘍切除術に耐えうる心肺機能を有しているかを判断しなければなりません。その上で治療介入となれば、化学療法では心毒性のあるドキソルビシンを避けることや肝切除術時には急激な静脈還流量の変化を抑える術式の工夫などが行われています。

　私たちの施設で18トリソミーに合併した肝芽腫に対する治療を行った子どもたちは、すでに心疾患に対する心内修復術または動脈管結紮術が行われており心肺機能が比較的保たれていたため、シスプラチンやドキソルビシンによる化学療法、腫瘍切除術ともに問題なく行うことができ、良好な経過が得られています[4]。なかには肝芽腫が見つかってから治療介入までに時間を要することもありましたが、肝芽腫の増殖スピードは18トリソミーを合併していない場合と比較して緩徐な傾向にありました。治療介入が必要な心疾患と肝芽腫の両方が存在している場合に、どちらを優先して治療を行うかは個々に検討が必要かと思われますが、腫瘍が急激に増大していなければ心疾患の治療を優先させ、心肺機能が安定してから肝芽腫に対する治療を開始すると比較的安全に集学的治療が行えるかもしれません。逆に腫瘍が急激に増大する状況では、一期的切除が可能であればまずは腫瘍切除術、その後に心疾患に対する治療を行い、肝芽腫の病理所見を確認後に化学療法の追加を検討してもよいのではないかと考えます。

　18トリソミーに合併した肝芽腫に対する治療指針について1つの案を示します（図1）。肝芽腫の病期として、すでに遠隔転移がある進行期では緩和的ケアを選択せざるを得ないかもしれませんが、腫瘍による何らかの症状がある場合は、治癒は目指せなくても症状緩和のために化学療法を行うという選択肢はあるかと思われます。

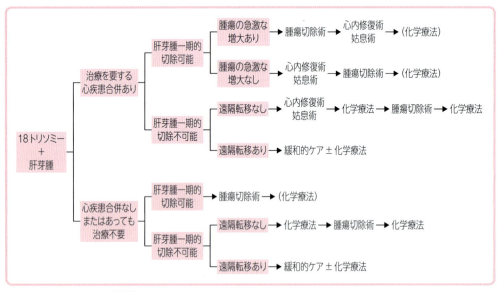

図1 18トリソミーに合併した肝芽腫の治療指針（案）

4 まとめ

　18トリソミーに合併しやすい悪性腫瘍である肝芽腫・腎芽腫はともに腫瘍全切除の可否が生命予後に大きく関与するため、早期発見は非常に重要です。18トリソミーのある子どもに対しては、腫瘍の発生が起こり得る生後6か月以降に6か月ごとの腹部エコー、血中AFPによるスクリーニングが推奨されています。さらに心疾患などの合併症に対する外科的治療を検討する際には、腹部も含めた画像検査を行い、肝芽腫・腎芽腫の発症がないかを確認することが必要かと思われます。18トリソミーに合併した悪性腫瘍の治療については、無治療から集学的治療まで様々な報告がありますが、生命予後を慎重に判断した上での治療方針の決定が重要であることはいうまでもありません。そのなかで、肝芽腫・腎芽腫はともに治療を行えば完治が期待できる小児がんであり、18トリソミーのある子どもでこれらが見つかった場合でも、悪性腫瘍だからという理由でその後の治療を諦めることはないように感じています。

引用・参考文献

1) Sato T, et al. Landscape of driver mutations and their clinical effects on Down syndrome-related myeloid neoplasms. Blood. 143 (25), 2024, 2627-43.
2) Kepple JW, et al. Surveillance guidelines for children with trisomy 18. Am J Med Genet A.185 (4), 2021,1294-303.
3) 塚田　遼ほか. 化学療法と外科的切除で治療し得た18トリソミーに合併した肝芽腫の1例. 日小外会誌. 57 (7), 2021, 1133-40.
4) Inoue A, et al. Therapeutic experience with hepatoblastoma associated with trisomy 18. Pediatr Blood Cancer. 65 (8), 2018, e27093. doi: 10.1002/pbc.27093.

わが子への思い ● 18トリソミーの会メンバーから

優妃ママ

「3人の子どものママになりたい」という思いを叶えてくれた優しい娘です。

　コロナ禍で姉兄と会う機会も限られましたが、面会の部屋の中でも我が家らしく家族として過ごせた時間は宝物です。

　亡くなった日はお家に帰って来た記念日、エンバーミングをしてのんびり過ごしました。

　娘を通じてたくさんの仲間に出会えたこと、本当に奇跡です。

　私達家族のもとに生まれてきてくれて、ありがとう。

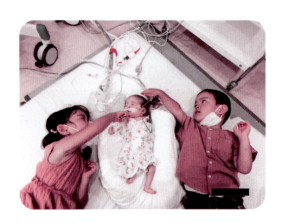

6 てんかん発作・痙攣への対応

熊田知浩

1 てんかん発作とは

　大脳の神経細胞は調和を保ちながら電気的に活動していますが、突然その調和が乱れるような「脳の電気的嵐」が生じることで制御できない様々な体の反応が引き起こされます。これをてんかん発作と呼びます。てんかん発作は慢性的に繰り返し起こることが特徴です。大脳の電気的活動を抑制する「抗てんかん発作薬」による治療で約7割の方が発作を抑制できますが、残りの3割は抗てんかん発作薬を何種類も内服しても発作をコントロールできない状態で、「難治性てんかん」と呼ばれます。

　てんかん発作はその表現型から強直発作（手足がつっぱる）、間代発作（ガクガクッとなる）、強直間代発作（強直発作のあとに間代発作が続く）、ミオクロニー発作（一瞬ピクッとなる）、てんかん性スパズム（後述）、運動亢進発作（体をバタバタさせる）、脱力発作（全身の力が抜ける）、意識減損発作および欠神発作（ボーッとして意識が途切れる）などがあります。てんかん発作はこれらの発作型と脳波所見などから全般起始発作（発作の初めから脳全体が巻き込まれる）、焦点起始発作（脳のある部分から始まる）に分類され、それをもとにてんかん病型（全般てんかん、焦点てんかん、全般焦点合併てんかん）が決まります。これらの発作型・てんかん病型・てんかんの原因（遺伝子異常、脳の構造異常など）・発症年齢・脳波所見といった共通した特徴を認めるものをてんかん症候群（後述するウエスト症候群など）としてグループ化することで、有効な治療法がわかり、予後（発作が止まりやすいかどうか）を予測することができます。

　てんかんの診断にはまず発作症状から発作型を特定することが最も重要です。てんかんは同じ型の発作を繰り返し認めますが、診察中に起こるとは限らないので、「これ、発作かな？」と気になる動きがあれば動画で撮影して医師に見せてもらえると診断に役立ちます。また、脳波検査、とくに発作時の脳波検査は診断に有用です。これは通常、入院してビデオ脳波長時間同時記録で行います。発作が起きているときの「脳の電気的嵐」そのものをとらえますので、てんかんかどうかの鑑別や発作型の分類に役立ちます。

※専門用語の改定に伴い、以前使われていた「部分てんかん」「局在関連てんかん」は「焦点てんかん」、「複雑部分発作」は「焦点意識減損発作」などに、用語が置き換わっています。

2　18トリソミーのてんかんの特徴

　18トリソミーはてんかんを合併しやすい（25～50％）と教科書には記載されていますが[1]、発作型や発症時期、治療成績などの詳細な情報はよくわかっていませんでした。私たちは京都小児神経多施設共同研究会の小児神経科医に1歳以上の18トリソミーのある子どものてんかんに関してアンケートを行った結果、いくつかの特徴を見出しました[2]。調査結果を表1に示します。1歳以上の11人の子どものうち7人（64％）がてんかんを発症し、残り4人のうち2人は発作はないものの脳波異常が高度なため、抗てんかん発作薬を内服していました。7人のてんかんの内訳は、全般てんかんが4人、焦点てんかんが2人、全

表1 調査結果

患者	性別	調査時年齢	てんかん発症年齢	てんかん分類	発作型	発作頻度（発症時→調査時）	調査時の内服薬	非発作時脳波所見	大脳MRI所見
A	女	3歳3か月	2歳9か月	焦点	焦点意識減損発作	不明→発作消失	バルプロ酸	正常	正常
B	女	3歳7か月	0歳10か月	焦点	焦点意識減損（無呼吸）	毎月→発作消失	ゾニサミド、ラモトリギン、レベチラセタム	正常	軽度の萎縮
C	女	3歳11か月	0歳1か月	分類不能	全身強直間代発作	毎日→発作消失	カルバマゼピン	左前頭部、右頭頂部に棘波	著明な萎縮
D	女	11歳2か月	0歳4か月	全般	スパズム、強直、欠神発作	毎日→毎日	フェノバルビタール、臭化カリウム、トピラマート	多焦点性棘波	軽度の萎縮
E	女	4歳0か月	3歳6か月	全般	強直発作	毎日→毎日	フェノバルビタール、クロナゼパム	全般性後振幅徐波	著明な萎縮
F	女	3歳7か月	2歳5か月	全般	スパズム	毎日→発作消失	バルプロ酸、ゾニサミド、トピラマート	ヒプスアリスミア	軽度の萎縮
G	男	4歳7か月	0歳11か月	全般	スパズム、強直、ミオクローヌス発作	毎日→毎日	フェノバルビタール、ラモトリギン	ヒプスアリスミア	著明な萎縮
H	男	2歳3か月	―	―	―	―	バルプロ酸	ヒプスアリスミア	孔脳症と萎縮
I	女	3歳6か月	―	―	―	―	フェノバルビタール	サプレッションバースト	著明な萎縮
J	女	1歳3か月	―	―	―	―	―	―	軽度の萎縮
K	女	3歳1か月	―	―	―	―	―	―	軽度の萎縮

般焦点合併てんかんが1人でした。てんかんの発症時期は0～4歳までで、7人中4人（57%）は抗てんかん発作薬で発作が抑制されていました。

以下に私たちの調査結果を中心に最近の論文の知見も加えて、18トリソミーに合併するてんかんの特徴をまとめました。なお、最近発表された海外の論文では18トリソミーのてんかん合併率は28%（186人中52人）と私たちの調査より低い結果でした[3]。

1. ウエスト症候群が起こりやすい

てんかんの中で、発症年齢や発作型や脳波所見などの特徴が共通するものはてんかん症候群としてグループ化されています。ウエスト症候群（以前は点頭てんかんとも呼ばれていました。正式には乳児てんかん性スパズム症候群）は発達性てんかん性脳症と呼ばれる難治なてんかん症候群の1つです。2歳まで（多くは1歳まで）に発症し、てんかん性スパズムと呼ばれる「ピクッと四肢や頸部を屈曲または伸展させる」発作を繰り返し、発作が起きていない時間帯も脳波が高度に乱れる（無秩序な脳波で、ヒプスアリスミアと呼ばれる：図1）、といった特徴があります。正常な脳波活動が見られないため、周囲からの刺激に対する反応が鈍くなる、できていた活動ができなくなる（退行）など、発達への影響を認める場合があります。私たちの調査では、てんかんを有する7人のうち3人（表1のDさん、Fさん、Gさん）がウエスト症候群でした。

ウエスト症候群は通常の抗てんかん発作薬が効きにくく、一般的には副腎皮質刺激ホルモン（ACTH）の筋肉注射が最も有効ですが、副作用として血圧、心機能などにも影響を与えうるため、肺高血圧を伴う18トリソミーのある子どもには使いにくい薬です。一方で、感染症を契機に発作や脳波が改善した子ども（Fさん）やケトン食療法が有効だった子どもが学会等で報告されています[4]（図1）。

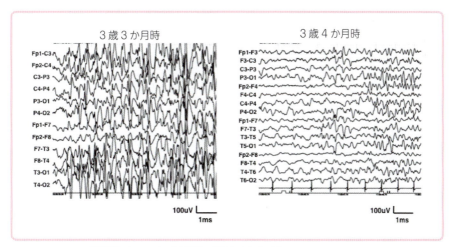

図1 ウエスト症候群の脳波（Fさん）（文献2より引用）
左側が3歳3か月時の脳波。振幅の高い徐波と棘波が無秩序に混在するヒプスアリスミアの所見。肺炎罹患を契機に発作消失、脳波も正常化（右側）（その後再発し、ケトン食療法で改善）

2. てんかん性無呼吸を呈するものがある

　表1の焦点てんかんの2人は意識消失を伴う「焦点意識減損発作（以前、複雑部分発作と呼んでいた発作型）」という発作型で、そのうちの1人（Bさん）は意識消失、動作停止し呼吸を止め、チアノーゼを来たし約1分で回復するというエピソードを繰り返しました。発作時ビデオ脳波解析の結果、「てんかん性無呼吸」と呼ばれる自律神経発作（焦点意識減損発作に含まれる1つの発作型）で、18トリソミーのある子どもに起こりやすい呼吸中枢の異常による無呼吸発作（呼吸中枢性無呼吸）とは異なるものであることがわかりました[5]。しかし、両者は見た目の発作の様子からは区別することが困難です。呼吸中枢性無呼吸ではテオフィリン等の呼吸中枢刺激薬が有効なことがありますが、しばしば人工呼吸管理を要します。そして、テオフィリンはてんかん発作を増悪させる可能性があります。また、てんかん性無呼吸では抗てんかん発作薬を用いますが、抗てんかん発作薬が有効な場合、人工呼吸管理も不要または最小限に抑えられる可能性があります。このようにてんかん性無呼吸を呼吸中枢性無呼吸と正確に鑑別することは治療の観点からも重要です。ビデオ脳波同時記録を行い、無呼吸発作が起きている間の脳波異常の有無を調べることが最も確実な鑑別方法です（図2）。Bさんは抗てんかん発作薬内服で無呼吸発作は消失し、人工呼吸管理は必要としませんでした。

　NICUに入院中の新生児期にもてんかん性無呼吸がみられたという論文報告もあります[6]。

3. 低酸素虚血の脳障害があると難治である

　18トリソミーという染色体異常自体がてんかんを起こす原因となっていますが、一方で

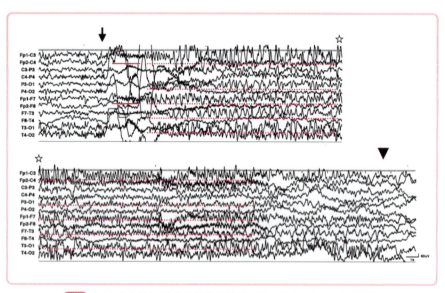

図2　てんかん性無呼吸の発作時脳波（Bさん）（文献5より引用）
律動的なアルファ波（実線下線部）が左前頭葉に先行し高振幅徐波（点線下線部）が左半球で続きます。↓が発作の始まり、▼が発作終了時。☆同士が連続しています

18トリソミーのある子どもは心疾患や呼吸中枢性無呼吸などにより大脳の神経細胞が低酸素虚血の傷害を受けやすく、それがてんかんの発症や難治化に関係している可能性があります。Gさんは呼吸中枢性無呼吸の影響で右大脳半球の著明な萎縮（神経細胞の脱落）を認め、これまで10種類以上の抗てんかん発作薬を試しましたが効果が乏しいです。難治な場合、抗てんかん発作薬増量による眠気等の副作用とてんかん発作の強さのバランスを考慮し、QOLが低下しないように治療のゴールを家族と一緒に決める必要があります。

引用・参考文献

1) Carey JC. "Trisomy 18 and trisomy 13 syndromes". Management of Genetic Syndromes, 3rd ed. Cassidy SB, et al, eds. Hoboken, NJ, John Wiley & Sons, 2010, 807-24.
2) Kumada T, et al. Epilepsy in children with trisomy 18. Am J Med Genet A. 161A (4), 2013, 696-701.
3) Jasperson SL, et al. Seizures in trisomy 18: Prevalence, description, and treatment. Am J Med Genet A. 191A, 2023, 1026-37.
4) 鹿島田彩子ほか. P-058 てんかん性スパズムを呈しケトン食療法を施行した18トリソミーの6歳女児例. 脳と発達. 46 (Suppl), 2014, S354 (会議録).
5) Kumada T, et al. Epileptic apnea in a trisomy 18 infant. Pediatr Neurol. 42 (1), 2010, 61-4.
6) Fukasawa T, et al. Apnea observed in trisomy 18 neonates should be differentiated from epileptic apneas. Am J Med Genet A. 167A, 2015, 602-6.

7 骨格異常への対応

酒井典子

1 はじめに

　18トリソミーに合併することがある整形外科的な疾患には、側弯症、股関節脱臼、足部変形、橈骨列低形成、欠損があります。これらの変形は症候性のものと麻痺によって起こるものがあります。手術的治療については選択肢として記載していますが、手術はそれぞれの子どもの全身状態を考慮して慎重に検討する必要があります。18トリソミーのある子どもに対して、整形外科疾患で手術を行うことは、現在の時点では少ないです。

2 橈骨列低形成・欠損症

　前腕の骨には橈骨と尺骨がありますが、母指側の橈骨が生まれつき低形成を認めます。母指も低形成・欠損を認める場合もあります。低形成で短縮があると手が橈側へ曲がってしまいます（図1）。治療は変形矯正を目的に、装具を使用したり、可動域訓練を行います。
　手術治療では手関節を中間位で固定する方法（中心化手術）があり、1歳半ぐらいで行います。中心化手術は手関節が動かなくなってしまうため、機能的に行う必要があるかを検討する必要があります。

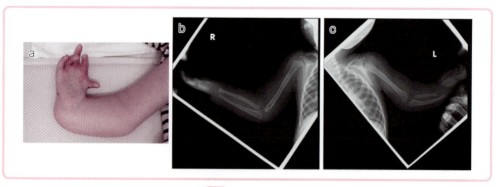

図1 橈骨列欠損

a：手関節が橈側に曲がり、母指の低形成を認めます
b：健側
c：橈骨が尺骨と比較して短縮しています

3 側弯症

　脊柱が弯曲する疾患です。そのため体幹が傾いて（側弯、前後弯）、ねじれ（回旋）が生じます。結果としてバギーで座位を保持するのが不安定になり、側腹部のくびれが強くなることがあります。進行すると肋骨と骨盤の骨がぶつかって痛みを生じることがあります。また、高度に進行すると肺を圧迫して呼吸障害や消化器障害（腸管壊死、便秘、嘔吐などの症状）を生じることがあります。進行する場合はCobb（コブ）角（どれだけ脊椎が曲がっているか測定する角度）が20〜30°で装具治療を開始します（図2）。60°以上になると、将来的にも進行していく可能性が高いこと、80°以上になると、呼吸困難の危険性が出てくる[1]ため手術を検討します。

　手術は金属のロッドをスクリューで脊椎に固定します（図3）。大きな手術ですので、全身合併症を起こすことがまれではありません。その他の合併症（心疾患や呼吸障害の程度）を考慮して慎重に手術を検討する必要があります。

4 股関節脱臼

　生まれた時から脱臼している場合（先天性股関節脱臼）と、徐々に麻痺に伴って脱臼してくる場合（麻痺性股関節脱臼）があります（図4）。下肢の長さに左右差があったり、股関節の開きが悪かったり（開排制限）することで気づきます。股関節の開きが悪く、いつも閉じている（内股）の肢位だと脱臼は進行しやすいです。麻痺性股関節脱臼は徐々に骨頭が側方化してくるため、レントゲンで定期的に評価します。麻痺性股関節脱臼の治療は股関節外転装具で進行を予防したり、進行すれば手術治療を行います[2]。

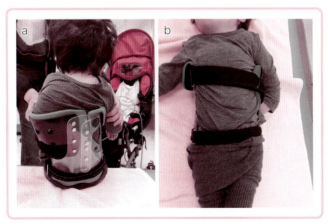

図2 麻痺性側弯症の装具治療
a：座位のバランスを保持します
b：臥位での装着時

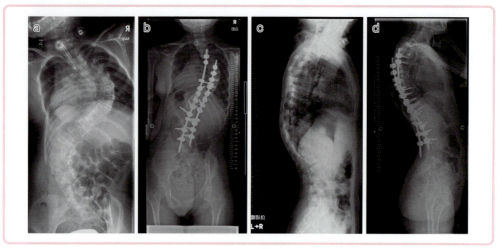

図3 麻痺性側弯症

a・c：S字状のコブ角105°、－80°のカーブを認めました
b・d：後方固定による矯正を行いました

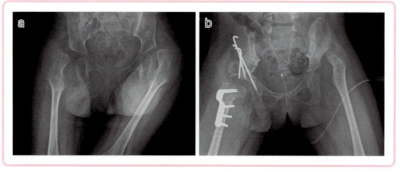

図4 股関節脱臼

a：右が亜脱臼、左が脱臼
b：右股関節脱臼に対して大腿骨内反骨切りと骨盤骨切り（ソルター手術）を行っています

5 麻痺性内反足

　足部が麻痺によって徐々に変形します。内反に尖足を伴うことが多いです（図5）。変形の進行を予防するためや、立位訓練のために装具を装着します（図6）。進行した場合には、アキレス腱延長や腱移行を行って変形を矯正する方法があります。

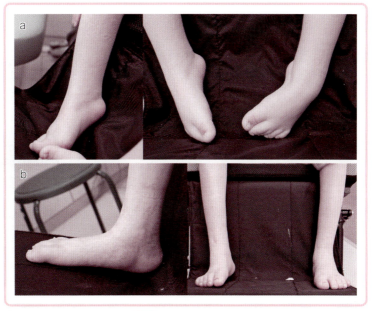

図5 麻痺性内反尖足

a：足部は内反と尖足を認めます
b：アキレス腱と後脛骨筋腱の延長術を行い、足部は足底接地可能となり、内反は改善しました

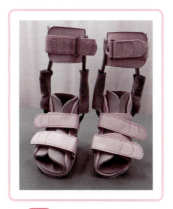

図6 足部の短下肢装具
変形の進行防止やリハビリで立位
や歩行訓練のために使用します

6 痙縮

　痙縮に対しては、ボツリヌス毒素（ボトックス®）注射によって筋緊張（痙縮）を緩める治療で効果が得られます。また、筋肉が痙縮によって短縮してしまうと関節の可動域が制限されます。その場合、短縮した筋肉の腱成分を切離したり、延長する手術（選択的筋解離術）を行うことがあります[3]。

7 骨 折

　骨は重力を受けることで丈夫になるため、歩行が難しいと臥位での時間が長くなり、骨が弱くなります。そのため、介護の操作やちょっとしたことで骨折をします。部位では大腿骨、上腕骨が多いです（図7）。機嫌が悪かったり、頻脈、発熱、腫脹（左右を比較する）といった症状で気づくことがあります。

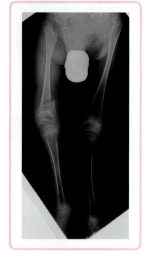

図7 大腿骨骨折
膝の腫脹，発熱，頻脈で気づきました。原因がはっきりしないことも多いです

引用・参考文献

1) Weinstein SL, et al. Health and function of patients with untreated idiopathic scoliosis: a 50-year natural history study. JAMA. 289（5），2003，559-67.
2) 日本小児整形外科学会教育研修委員会編．小児整形外科手術テクニック．東京，メジカルビュー社，2007，223p.
3) 粟國敦男ほか編．脳性麻痺運動器治療マニュアル．東京，メジカルビュー社，2020，147p.

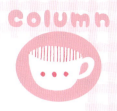

わが子への思い ● 18トリソミーの会メンバーから

きょうこのパパ

　娘が生まれてから、あっという間に7年が経ちました。この7年間は、元気な時もあれば、入退院を繰り返して不安な時もありました。でも、とにかくいつも楽しく、家族そろって過ごしてきた思い出でいっぱいです。

　仕事の関係で、日中のお世話は妻に任せきりになってしまいますが、父親としてこの子と過ごす時間を大切にしています。

　まだ歩くことも喋ることもできない娘ですが、時々笑ったり嫌な顔をしたりして、感情を表現してくれます。その時はとても幸せです。

　大きくなるにつれて、側弯が進んだり不安なことも増えてきますが、この豊かな表情を守って、家族で楽しく暮らしていけたらと思っています。

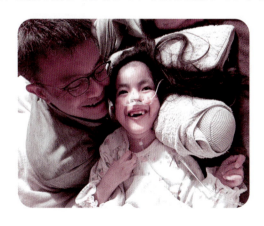

8 聴覚への対応

佐藤梨里子

1 はじめに

18トリソミーに合併する耳鼻咽喉科の問題としては、主に聞こえの障害が挙げられます。耳の形（耳介）の形態異常や耳の穴（外耳道）閉鎖や狭窄、そして聴力障害などです。ここでは難聴の原因や診断、治療方法について説明します。

2 みみの症状

18トリソミーは生命維持の治療が優先されるため、耳鼻咽喉科の医師の診察を受ける機会は少なかったと思われます[1]。しかし、最近の我々の研究で18トリソミーのある子どもの多くに何らかの聴力障害が合併していることがわかってきました。そして難聴の程度も中等度から高度難聴の頻度が多いことがわかっています。聴力への影響については、耳の形も大いに関係があります。18トリソミーでは、耳の形が小さい子どもから正常の形の子どもまで様々であり、耳の形が小さい場合を小耳症といいます。我々の報告でも小耳症のみ見られた子どもが16/38耳（42%）、小耳症と耳の穴の閉鎖が合併していた子どもが9/38耳（24%）に認められました[1]。先天性難聴の治療のポイントは、早期発見・早期治療の介入であり、聞こえの能力の向上が知能や情緒面の発達に重要な助けになると思います。

3 みみの検査

18トリソミーのある子どもでは、耳介の形態異常や外耳道狭窄・閉鎖、そして軽度から重度まで様々な程度の難聴が認められます。難聴の検査は、睡眠下で聴性脳幹反応（auditory brainstem response：ABR）や聴性定常反応（auditory steady-state evoked response：ASSR）といった脳波による検査で行います。日本のほとんどの施設では、出生したすべての赤ちゃんに、まずは新生児聴覚スクリーニングとして自動聴性脳幹反応（automated auditory brainstem response：AABR）またはABR検査を行います。その結果で異常があればASSR検査を受け難聴の診断を行います。また、発達の様子に応じてこれらの脳波検査のほかに、条件詮索反応聴力検査（conditioned orientation response audiometry：COR）などの検査も行います。

　難聴の程度については、軽度難聴は 26～40dB（小さい声の会話が聞き取りにくい）、中等度難聴は 41～70dB（大きな声の会話は聞こえる）、高度難聴は 71～90dB（大きい声の会話も聞き取りにくい）、重度難聴は 91dB 以上（補聴器を使用してやっと音やことばが聞こえる）に分類され、両耳が 70dB 以上で身体障害者手帳の交付の適応になります（2～6級）。兵庫県立こども病院の調査では 14 例中、全例が中等症以上でかつ混合難聴だったと報告されていました[2]。また東京大学医学部附属病院の研究結果では、16 例で AABR 検査を行ったところ 12 例（75％）に異常が認められ、ABR 検査では 9 例中 8 例（89％）に両側中等度以上の難聴が認められたと述べています[3]。長野県立こども病院の調査では、18 トリソミーのある子ども 22 名のうち 20 名（91％）に両側中等度から高度の難聴が認められ、そのうち重度難聴は 32％、高度難聴は 32％、中等度難聴は 32％、軽度～正常がわずか 4％でした（図1）。これらの結果から、難聴の合併はかなり高頻度に認められ、難聴の程度も中等度以上であることがわかりました。私たちの会話の音量レベルは一般的に 40～50dB 程度といわれています。今回の研究結果から、なるべく早い段階で子どもたちの聴力レベルを評価し、家族の声を楽に聞けるようにするための治療が必要になると考えます。

4　難聴の種類

　難聴は、その原因部位により伝音難聴（外耳・中耳のいずれかもしくは複数の部位を原因として音を伝える機能が障害される、外耳道閉鎖や中耳奇形、滲出性中耳炎など）、感音難聴（内耳から聴神経を経由して大脳までのいずれかの部位を原因として音を伝える機能が障害される、遺伝性難聴、突発性難聴、老人性難聴など）、混合難聴（外耳や中耳の原因と内

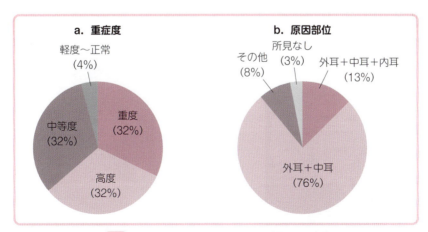

図1　18 トリソミー児における難聴の重症度
a：難聴の重症度で中等度難聴、高度難聴、重度難聴が同じ割合で認められました
b：難聴の原因部位として、外耳と中耳の組み合わせが最も多く認められました

耳や脳神経の原因の合併）に分類されます。難聴の種類を調べるためには、ASSR 検査や頭部 CT 検査が必要であり、それらの結果が治療の選択に繋がります。我々の施設での調査では 18 トリソミーのある子ども 21 名（42 耳）のうち 12 耳（29％）が伝導難聴、4 耳（7％）が感音難聴で、混合難聴が最も多く 26 耳（62％）でした。

5 難聴の原因

　難聴の原因は、外耳・中耳・内耳のいずれかの部位または、いくつかを合わせた複合部位にあります。過去に亡くなった子どもを詳細に調べた研究では、内耳部分の上半規管の欠如や内リンパ管嚢の拡大、前庭の異常などが認められました[4]。またある小児病院の調査では、頭部 CT を施行したすべてで外耳道閉鎖または狭窄が認められました。我々の施設でも頭部の CT 検査を行い評価し、どの部分に問題があるかを調査しました。その結果、最も多かったのは外耳と中耳の異常の組み合わせで 29 耳（76％）、次に多かったのは外耳・中耳・内耳の異常の組み合わせで 5 耳（13％）でした。全体でみると 34 耳（89％）が外耳と中耳の形態異常を有していたことになります（図 1）。

6 難聴の治療

　前述したように、かなりの高頻度で難聴を認めることがわかり、子どもの聞き取りを改善させるための治療が必要になることがわかってきました。難聴の治療では、より早い時期に音を聞かせる環境にすることが大切になります。そしてなるべく侵襲の少ない治療方法として補聴器装用に効果があることがわかってきています。我々の施設では 22 名の子どものうち、全例で補聴器の試し聴きを行い、17 名が補聴器を購入し使用を開始しました。補聴器の開始年齢は生後 5 か月から 4 歳 0 か月でした。補聴器の種類については、9 名がカチュ

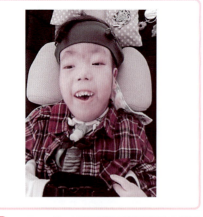

図 2　ヘアーバンド型骨導補聴器装用の様子

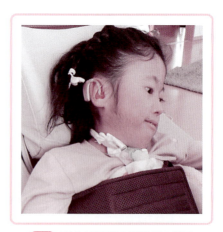

図 3　耳かけ型補聴器装用の様子

ーシャ型の骨導補聴器を使用し、8名が耳かけ型の気導補聴器を使用しました。図2・3は補聴器を装着した18トリソミーのある子どもの様子です。補聴器を装用したときとしていないときの音の反応を比較すると、補聴器を装用した子ども全員で反応がよくなっていることがわかりました（図4）。

18トリソミーのある子どもは、発達がゆっくりであるため、補聴器を装用しても反応がわかりにくい場合もあります。補聴器の効果はもともと長い期間装用することによって現れ、成長とともに様々な反応が見られるようになってきます。名前を呼ぶとニコッと笑う様子が見られたり、好きな歌を聞くと口を開けたり、家族の笑い声を聞くと一緒に笑う様子なども見られるようになり、補聴器を装用することによってより反応が見られやすくなると考えます。

耳鼻咽喉科では、難聴があれば、難聴の種類や聴力の程度に合わせてどのような補聴器を装用するのがよいか、音量をどの程度にするのがよいか評価を行い、子どもに合わせた装用を行っていきます。そうすることによってよりよいQOL、家族とのコミュニケーション向上につながることが期待されます。

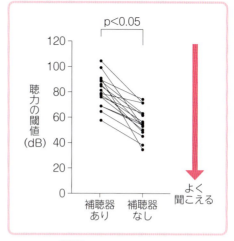

図4 補聴器の装用効果

補聴器装用のあり・なしでの聴き取りについて検査を行いました。補聴器装用なしのときよりも補聴器装用ありのときの方がより小さい音への反応が認められました

引用・参考文献

1) Sato R, et al. Cause, severity, and efficacy of treatment for hearing loss in children with Trisomy 18: A single institution-based retrospective study. Am J Med Genet A. 194（4）, 2024, e63492.
2) Tamaki S, et al. Characteristics of hearing impairment in patients with trisomy 18. Am J Med Genet A. 194（1）, 2024, 107-10.
3) Kitaoka H, et al. Recognizing the importance of adequate follow-up for hearing impairment in trisomy 18. Am J Med Genet A. 194（4）, 2024, e63506.
4) Tadaki T, et al. Anomalies of the auditory organ in trisomy 18 syndrome: Human temporal bone histopathological study. J Laryngol Otol. 117（7）, 2003, 580-3.

9 視覚への対応

北澤憲孝

1 18トリソミーと眼症状

　18トリソミーは、出生新生児約6,000～7,500人に1人の頻度[1～3]であり、その約50%に眼症状が認められます。眼症状は全身症状に比較すると軽度であるとされていますが、症状は多岐にわたります[2～4]。

1. 外眼部症状

　両眼隔離、内眼角贅皮、瞼裂狭小、眼瞼下垂症、眼瞼内反症、長い上眼瞼の睫毛、閉瞼が不十分で眼球の一部が常に露出している状態、などが見られます。

2. 眼球の異状

　発育の異状が特徴となります。先天性の角膜混濁（図1）、角膜の強膜化（図2）、強膜の菲薄化による青色強膜、小眼球症、小角膜、瞳孔膜遺残、虹彩の形態異常（図3）、虹彩欠損、小児緑内障、白内障、硝子体動脈遺残、網膜ひだ、視神経低形成、などが見られます。特に先天性の角膜混濁が最もよく見られるとされています[3]。当施設でも診療してきた5人に1人以上の割合（約22%、27人中6人）で認めました。

3. その他

　斜視：外斜視・内斜視ともによく見られます（図4・5）。当施設でも半数（約48%、27

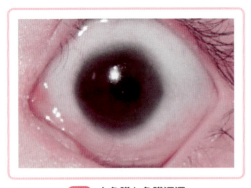

図1 小角膜と角膜混濁
角膜径8.0mmの小角膜と、耳側3分の1に先天的な混濁を認めます（左眼）

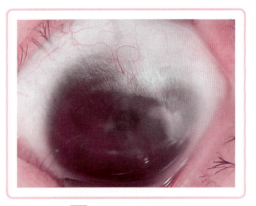

図2 角膜上方の強膜化
角膜上方に強膜からの血管の侵入を認めます

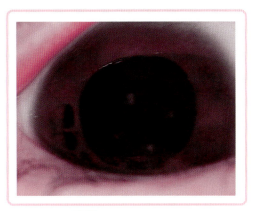

図3 虹彩の形態異状

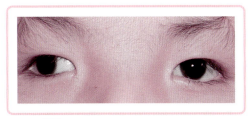

図4 恒常性の外斜視と両眼の隔離

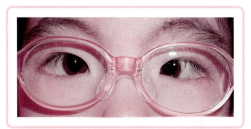

図5 内斜視
両眼の遠視性乱視に対して眼鏡を処方して装用しています

人中13人）に認めました。

　屈折異常：近視・遠視・乱視ともに認めます。角膜混濁が伴う場合は乱視が強くなります。

　羞明：自覚症状としてまぶしさを訴えることがあります。

2　治療

　全身症状を考慮して、眼疾患や斜視、眼瞼内反症を認めても、全身麻酔を用いた積極的な手術治療は通常選択されません[2,3]。遠視や近視、乱視などの屈折異常には、本人が装用可能な限りにおいて弱視治療として眼鏡処方を行っています。

　新生児期に診療が行われて、未熟児網膜症や家族性滲出性硝子体網膜症などの眼内増殖性病変が見つかった場合、網膜剥離への進行による失明を防ぐため、新生児科管理の下でレーザー治療を行います。

　まぶしさについては、具体的な原因があるかを確認します。原因としては、下眼瞼の内反による睫毛接触で角膜に傷がついている場合（角膜びらん）や、先天性角膜混濁、閉瞼が不

十分で眼球の一部が常に露出している状態に伴う角膜混濁、白内障、網膜色素変性症などの網膜疾患などが具体的に考えられます。サングラスの装用、帽子を目深く被る、景色の色変化が比較的少なくなる透過率の低い遮光眼鏡を装用することで、ある程度まぶしさに対応できます。睫毛接触が原因の場合は、睫毛を抜くことで一時的に症状を和らげることができます。まぶしがるのが、左右どちらか一方の眼に限定される場合は、まぶしがる側の眼に外出時など一時的に遮蔽（アイパッチ）をすることも考えられます。

　角膜混濁については、先天素因による混濁と、閉瞼が不十分で眼球の一部が常に露出している状態による混濁があります。先天性の角膜混濁は片眼性、両眼性がありますが、通常は角膜の一部分のみの混濁で、特に治療はありません。後者の場合、フローレス®試験紙で生体染色しても染まらず、結膜・毛様充血がなければ経過観察になります。充血を認めて染色される場合は、人工涙液の点眼を行い、就寝時には眼軟膏の点入、ガーゼやテープによる閉瞼を考えます。前房に炎症や蓄膿を認めた場合は、角膜潰瘍による感染が疑われるので、抗菌薬の頻回点眼を行います。睫毛が接触していると症状が悪化するので睫毛抜去を併用しますが、睫毛は1〜2か月程度で回復します。

引用・参考文献

1) 福嶋義光 監訳. "18トリソミー". トンプソン＆トンプソン遺伝医学 第2版. 東京, メディカルサイエンスインターナショナル, 2022, 104-5.
2) 内田幸男ほか編. "Edwards症候群". 眼科症候群辞典 第1版. 東京, メディカル葵出版, 2002, 86-7.
3) 丸尾敏夫ほか編. "（Ⅱ）全身疾患と眼　3）Edwards症候群（18トリソミー）". 眼科学 第1版. 東京, 文光堂, 2002, 1390-1.
4) Correia JD, et al. Trisomy 18 and Eye Anomalies. Am J Med Genet A. 173（2）, 2017, 553-5.

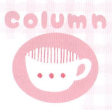

わが子への思い ● 18トリソミーの会メンバーから

松本　京 母
きょう

　2021年最高（3.15）な日生まれ、最強ボーイ、最京です。
　息子京は緊急帝王切開で生まれ、産声を聞くことはできませんでしたが、3か月で在宅になってからは大きな声でよく泣き、ゆっくりですが成長とともに笑うようになり、怒ったりと感情表現も豊かになりました。バイパップが取れた、笑った、体重が増えた、ふつうの子育てで些細なことかもしれないことが私たち家族にとって大きな喜びでした。
　2歳2か月のとき、ウイルス感染から急変しSpO₂ 10％、戻ってこれるのは50％以下だと言われた状況から、気管切開をしてまた在宅で過ごせるまでに回復しました。気切になってから体調を崩すことは少なくなり、デイは週5で通い、経口で離乳食も進み、京と過ごす明るい未来を想像していました。しかし、2024年2月初めて痙攣を起こし、その2日後天国へと旅立ちました。
　お友達や先生と遊ぶこと、お風呂、抱っこ、納豆バナナが大好きでした。
　名前に込めた高く大きくなってほしい、きょうを大切に一緒に生きていこうねという願いどおり、大きく成長してくれました。2歳と11か月、いっぱい頑張って立派に生き抜いた、最強な自慢の息子です。
　願いが叶うなら、もう一度息子を抱きしめたい。

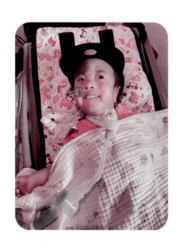

10 一般小児科外来での対応

村瀬正彦

1 はじめに

近年では標準的な新生児治療や手術を提供する医療機関が増えて、18トリソミーのある子どもの予後は改善しています。そのため、退院して外来受診をする割合が増加しました[1, 2]。本稿では、一般的な小児科外来での関わり方や、注意点を中心に述べていきます。

2 小児科外来の目的

18トリソミーのある子どもに対する小児科外来の大きな役割として挙げられるのは、乳幼児健診と併存疾患の管理や心理的および社会的支援になります[3]。これらすべてを1人の医師が行うことは難しいため、専門家が連携しチームとして治療を行っていきます。一般的には、新生児科医や一般小児科医、臨床遺伝専門医が、このチームのコーディネーターを務めます。

18トリソミーのある子どもは、高い個別性があります。子どもにとって最適な方法を見つけるためには、医学的な情報に合わせて、家族からの情報や考え方の共有が不可欠です。家族の方は、外来を担当する医師に普段の様子や気になることなど伝えるようにしましょう。

また年齢や病状によって、新たに使える社会資源も出てきます。ソーシャルワーカーと連携し、必要なタイミングで相談をしていきます。

3 乳幼児健診

乳幼児健診の役割は、発育／栄養の状態と発達の評価、疾病の発見になります[3]。疾病については後述しますので、ここでは発育と発達の評価を記載します。

1. 身体発育および栄養状態の評価

18トリソミーのある子どもの成長曲線は、p.9を参照してください。18トリソミーのある子どもは、体重・身長および頭囲のいずれも成長速度はゆっくりで、併存している疾患や栄養状態によって成長速度が大きく変化します。この成長曲線を参考にしながら、子どもの発育ペースを理解し、成長評価を行っていきます。一方、明らかな誘因がないにもかかわら

ず体重減少がみられる場合は、原因の検索をしていきます。

2．発達の評価

　発達は全体的にゆっくりですが止まることなく進み、生涯を通じて多くのことができるようになります[4]。そして、できるようになったことが、失われることはないと言われていますので、今までできていたことができなくなってきた場合は、原因について検索をしていきます。

4　併存疾患の管理方針および疾病の発見

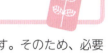

　18トリソミーのある子どもには、多岐にわたる併存疾患が存在します。そのため、必要となる専門診療科と連携して治療を行っていく必要があります。以下に18トリソミーのある子どもに合併しやすい代表的な疾患の特徴や気をつけてほしいことなどについて述べていきます。

1．循環器疾患

　18トリソミーのある子どもの80〜90％は先天性心疾患を合併するので[5]、先天性心疾患の治療を継続して退院することも多くあります。小児科外来を担当する医師は退院後も小児循環器科医と連携しながら、外来診療を行います。

　哺乳量が減少したり、ぐったりして元気がなくなってくる場合は、かかりつけの医療機関を受診して医師と相談するようにしましょう。

2．呼吸器疾患

　18トリソミーのある子どもは、生まれつきの気道病変や、先天性心疾患自体または先天性心疾患に対する手術治療により呼吸障害が出現することがあります。そして、この呼吸障害の重症度だけでは予後の予測はできません[6]。入院中から呼吸障害に対して、酸素投与や経鼻的持続陽圧換気（CPAP）、人工呼吸器による陽圧換気の導入を開始する場合があります。その呼吸補助が退院後も継続して必要な場合は、在宅酸素や在宅用の人工呼吸器を導入して退院します。以前と比較して小さい子どもに使用できる在宅用の人工呼吸器が普及したため、スムーズな在宅移行が可能となりました。酸素投与や在宅人工呼吸器管理を行っている子どもは毎月、呼吸状態の評価を行っていきます。

　18トリソミーのある子どもの15〜56％が、無呼吸発作を併存します[6]。無呼吸発作の原因は、子ども自身に原因がある一次性と、他の原因により起こる二次性があります。一次性の無呼吸発作は、気道閉塞や呼吸中枢によるもの、そしてこれらが合わさったものにより起こります。二次性の無呼吸発作の原因は多岐にわたります。その中で注意したいものとして、痙攣による無呼吸発作があります。この場合は、抗てんかん薬により改善することがあります。そのため、家族が自宅で経過と観察する中で、感染症などの原因がなく無呼吸発作が増えた場合は、脳波などの検査の必要性について担当の医師に相談しましょう。

18トリソミーのある子どもは、重篤な肺炎に罹患する危険性も高く存在します。呼吸器感染症に罹患し、呼吸状態が不安定な場合には早めに担当の医師や訪問診療医に相談し、必要な場合は小児科外来などの受診が推奨されます。

3. 神経筋疾患

18トリソミーのある子どもは、いろいろな中枢神経系の構造異常を合併します。退院前に中枢神経系の構造異常を認めた場合は、専門家と連携して診療を行います。乳児期後期に25〜50%の18トリソミーのある子どもが、痙攣を発症することが報告されています[6]。痙攣が出現した場合は原因検索を行い、小児神経の医師と相談しながら適切な抗痙攣薬を選択していきます。ただ痙攣の動きがわかりにくいことがあるので、普段と異なるような動きや表情が頻繁に見られる場合は、小児科外来に相談しましょう。

18トリソミーのある子どもは、関節拘縮を起こしやすい特徴があります。早期から拘縮の予防を目的として、リハビリの介入も合わせて行っていきましょう。

4. 腫瘍／血液疾患

18トリソミーのある子どもは、肝芽腫やウィルムス腫瘍といった腎臓由来の腫瘍を合併することがあります[6]。これらは身体所見だけで気づくのが難しいので、定期的な腹部超音波検査や採血検査を行うことが早期発見につながります。

5. 泌尿器疾患

18トリソミーのある子どもは、重複尿管（25%）や馬蹄腎（17〜21%）、腎嚢胞（8〜17%）、水腎症（5〜15%）といった腎形態異常を呈することがあります[6]。腎形態異常がある場合は、小児腎臓の専門医による定期的な受診が必要になります。腎形態異常がある子どもは、尿路感染症を発症する危険性が高くなりますので、感染症を予防するために少量の抗菌薬の定期的内服の必要性について、小児腎臓の専門医と相談しながら決めていきます[6]。

腎形態異常の有無にかかわらず、風邪症状を伴わない高熱を認めたときは、尿路感染症を発症していることが考えられます。そういった場合は外来受診をすることが勧められます。

6. 眼科疾患

18トリソミーのある子どもにとって、視覚情報は重要です。目が合ったり、ものを目で追ったり、アイコンタクト、表情の理解も、ゆっくりですができるようになっていきます[8]。日々の関わりの中でふれあいを取り入れることは重要です。

眼科合併症の頻度は高くありませんが、退院前には眼科疾患のスクリーニングを行うことが推奨されています[6,7]。定期的なフォローが必要な眼科疾患が存在する場合は、眼科医と連携していきます。

年齢が大きくなってから、羞明（明るさに過敏になる）が出てくることがあります。この症状が本人にとって不快な場合は、外出時にサングラスをかけるなどの対応が必要になります。また、神経疾患の影響で眼振が出てくることがありますが、眼振単独に対して何かしらの介入を行う必要性はありません[6]。

7. 耳鼻科疾患

半数の児が、難聴を合併します[6]。難聴がある場合は、耳鼻科と連携し補聴器の適応が判断されます。補聴器を使用することで、聴力が向上しコミュニケーションの活性化が望まれます[8]。

8. 整形外科疾患

側弯症が4～5歳ごろから出現し、10歳ごろまで進行することが知られています。側弯が進行すると、呼吸や姿勢に影響してきます。整形外科を定期的に受診し、2歳を過ぎたころから側弯の有無を確認していきます[6]。

5 予防接種

18トリソミーのある子どもは感染症が重篤化しやすいので、予防接種は感染予防の観点から非常に重要です。特別な理由がなければ、積極的に予防接種を行っていきます。ただし、頻度は少ないですが予防接種により痙攣を認めることがあります[4]ので、接種後注意深く観察するようにします。

特殊な予防接種として、パリビズマブまたはニルセビマブが存在します。これらは乳幼児に重篤な呼吸器感染症を引き起こす原因となるRespiratory Syncytial（RS）ウイルスに対する抗体で、感染発症の抑制を目的として投与されます。18トリソミーのある子どもに対する直接的な適応はありませんが、表1に示した疾患に適応すれば投与できます。適応を満たした場合は、感染予防を目的として積極的に接種を行っていくことが望まれます。

表1　RSウイルス感染流行期においてパリビズマブ／ニルセビマブ投与の保険適応疾患

1. パリビズマブ／ニルセビマブともに保険適応が承認されている疾患
・在胎期間28週以下の早産で、12か月齢以下の新生児および乳児
・在胎期間29～35週の早産で、6か月齢以下の新生児および乳児
・過去6か月以内に気管支肺異形成症（BPD）の治療を受けた24か月齢以下の新生児、乳児および幼児
・24か月齢以下の血行動態に異常のある先天性心疾患（CHD）の新生児、乳児および幼児
・24か月齢以下の免疫不全を伴う新生児、乳児および幼児
・24か月齢以下のダウン症候群の新生児、乳児および幼児

2. パリビズマブのみ保険適応が承認されている疾患
・24か月齢以下の肺低形成を伴う新生児、乳児および幼児
・24か月齢以下の気道狭窄を伴う新生児、乳児および幼児
・24か月齢以下の先天性食道閉鎖症の新生児、乳児および幼児
・24か月齢以下の先天代謝異常症の新生児、乳児および幼児
・24か月齢以下の神経筋疾患の新生児、乳児および幼児

注：本適応は2024年6月時点のものを参考に記載しています。適応は変更している可能性があるため、必ず適応を確認してから投与すること

6 栄養摂取

　栄養摂取は、経口と経管からの方法があります。18トリソミーのある子どもは様々な理由から、経口ですべての栄養を摂取することは難しいため、ほとんどの子どもで経管栄養が必要になります。経管栄養の方法としては様々ありますが、ここでは代表的な経鼻（口）胃管と胃ろうについて記載します。

　経鼻（口）胃管のメリットは、手術手技が不要であるため導入および中止が容易なことです。逆にデメリットは、鼻や咽頭・喉頭に異物のある違和感や、気管への誤挿入の危険性、胃管が細いため粘度の高い栄養剤やミキサー食が入れられないことです[9,10]。そのため、長期留置をする場合は、胃ろうへの移行が一般的には推奨されています。しかし、胃ろうの手術に対して懸念を示す家族もいらっしゃいます。胃ろう導入の時期については、家族が担当医と十分に話し合い、十分納得した時点で導入します。胃ろうを導入したあとは、外来時に胃ろう周囲の発赤や肉芽、液漏れなどがある場合の対応について指導します。

　経管栄養で投与するものは、大きく分けて母乳/人工乳と経腸栄養剤、ミキサー食があります。通常、母乳/人工乳で退院することが多く、時期により経腸栄養剤に変更していきます。経腸栄養剤の合併症としては、下痢や腹部膨満、電解質の異常などがあります[11]。外来では、母乳/人工乳から経腸栄養剤に変更した際は、栄養状態に合わせて合併症発症の有無も確認していきます。ミキサー食には、様々なメリットがあります。その1つとして、母乳/人工乳と経腸栄養剤単独で起きる栄養の偏りを回避することができます。その他のメリットとしては、家族と一緒の食事を楽しめることや、下痢の改善、注入時間の短縮があります。ミキサー食のデメリットは、胃ろうの導入が必要なことや、胃ろうが詰まること、ミキサー食を作るのに手間がかかることがあげられます[12]。これらの点に注意して、家族と相談し導入を検討していきます。

　経口摂取は、栄養摂取以外にも食べる楽しみや家族とのコミュニケーションといった役割も存在しますので、歯科医やリハビリのスタッフと相談しながら、子どもが嫌がらないように進めていきましょう。

　栄養摂取量の評価は、身体発育を参考にして行っています。その他に、採血も適宜行い、栄養状態の評価をしていきます。

7 今後の展望

　18トリソミーのある子どもの外来フォローの方法について、まだよくわかっていないことも多く存在します。さらなる知見が蓄積されて、よりよい外来管理ができるようなることが望まれます。

引用・参考文献

1) Kawasaki H, et al. Neonatal Research Network of Japan. The short-term mortality and morbidity of very low birth weight infants with trisomy 18 or trisomy 13 in Japan. J Hum Genet. 66 (3), 2021, 273-85.
2) Iida C, et al. Kitakyushu Neonatal Research Group. Impacts of surgical interventions on the long-term outcomes in individuals with trisomy 18. J Pediatr Surg. 55 (11), 2020, 2466-70.
3) 厚生労働省. 乳幼児健康診査事業実践ガイド.
https://www.mhlw.go.jp/content/11900000/000520614.pdf (2024.5.3 アクセス)
4) Baty BJ, et al. Natural history of trisomy 18 and trisomy 13: II. Psychomotor development. Am J Med Genet. 49 (2), 1994, 189-94.
5) St Louis JD, et al. The American Association for Thoracic Surgery (AATS) 2023 Expert Consensus Document: Recommendation for the care of children with trisomy 13 or trisomy 18 and a congenital heart defect. J Thorac Cardiovasc Surg. 167 (5), 2024, 1519-32.
6) Kepple JW, et al. Surveillance guidelines for children with trisomy 18. Am J Med Genet A. 185 (4), 2021, 1294-303.
7) Carey JC. Trisomy 18 and trisomy 13 syndromes. Management of Genetic Syndromes. 3rd ed. NJ. USA. John Wiley & Sons, Inc., 2007, 807-23.
8) 西 恵理子ほか. "視聴覚症状への対応". 18トリソミー：子どもへのよりよい医療と家族支援をめざして. 櫻井浩子ほか編. 大阪, メディカ出版, 2014, 108-10.
9) 曹 英樹ほか. 胃管栄養, 十二指腸栄養・空腸栄養. 小児科診療. 85 (8), 2022, 1032-8.
10) 北川徳彦. 経管・胃瘻からの栄養管理とフォローアップについて教えて下さい. 周産期医学. 48 (9), 2018, 1277-80.
11) 田附裕子. II. 医療介入, 医療的ケアの実際 経腸栄養剤の種類と特徴, 注意点. 小児科診療. 85 (8), 2022, 1046-53.
12) 木下ゆり. 医療的ケア児の胃瘻からのミキサー食導入の症例. 日在宅栄養管理会誌. 8 (3), 2022, 221-3.

11 リハビリテーション〜PTの立場から〜

藤本智久

1 はじめに

　18トリソミーのある赤ちゃんには、先天性心疾患，食道閉鎖などの多彩な合併症があり、ともに胎児期からの成長障害と出生後の重度の精神運動発達遅滞を示すといわれています。また、18トリソミーのある赤ちゃんは、積極的治療（呼吸管理・循環管理・栄養管理・感染管理などの標準的な新生児集中治療、心疾患に対する外科手術、消化管疾患に対する外科手術、療育的支援など）により、生命予後・QOLともに改善するといわれており、病状に合わせた医療的ケアや療育的支援が必要とされ、それに合わせたリハビリテーションの提供も重要といわれています[1]。リハビリテーションには、主に姿勢の管理や運動を通して、体調を維持・改善したり、発達を促す支援をする理学療法と、おもちゃなどを使って遊びの幅を広げたり、手の使い方などの発達を支援する作業療法、そして、哺乳や摂食などの飲む、食べることを促し、幼児期以降はコミュニケーションの手段の獲得を支援する言語聴覚療法があります[2]。本稿では主に当院で行っている18トリソミーのある赤ちゃんに対する理学療法について説明します。

2 NICU・GCUでの理学療法

　18トリソミーのある赤ちゃんでは、重複する呼吸器疾患や先天性の心疾患を合併することが多く、呼吸状態や循環状態が安定してから、リハビリテーションを開始されることが多いです。しかし、痰などの分泌物の貯留による呼吸障害などがあると人工呼吸管理中から全身状態に気をつけながら、呼吸理学療法が開始されたり、手足の変形や関節が動きにくくなる関節拘縮があると関節の拘縮予防、発達促進練習などの理学療法が実施される場合もあります。

1．新生児呼吸理学療法

　18トリソミーのある赤ちゃんは、早産で出生することが多く、早期は人工呼吸管理されることが多いです。気管挿管、人工呼吸管理中では、分泌物の貯留による無気肺形成などにより、新生児呼吸理学療法が実施されますが、心疾患や肺高血圧などを合併していることが多く、より注意深い対応が求められます。実際には、児の行動に合わせて、両手で包み込

であげるホールディングなどを用いてストレスの軽減に努めながら、呼吸に合わせて胸郭を動かし痰を出しやすくする呼吸介助などを用いた呼吸理学療法を実施する場合もあります(図1)。また、仰臥位（仰向け）で管理されていると分泌物が背部にたまりやすいため、側臥位（横向き）や腹臥位（うつ伏せ）等の姿勢をとることにより重力で分泌物を動かす体位ドレナージを用いることもあります。

そして、人工呼吸管理が長期にわたる場合は、気管切開などの外科的な介入が必要なこともあります。そのような場合にも呼吸管理の1つとして、排痰などの呼吸理学療法が継続して必要となることもあります。全身状態が安定してくると、排痰管理のためにカフアシストなどの排痰補助装置を用いて、排痰を促す場合もあります[3]。

2．ポジショニング

18トリソミーのある赤ちゃんは、四肢・体幹の拘縮や変形を伴うことも多く、早期から赤ちゃんの反応に合わせて無理のない範囲で仰臥位・側臥位・腹臥位等のポジショニングにより、赤ちゃんが落ち着きやすいような姿勢をとれるように介入が必要となります。

特に急性期では、赤ちゃんの呼吸循環が不安定なことが多く、頻回の姿勢変換もストレスとなることがあり、呼吸状態や循環状態に注意して行います。また挿管中であっても、可能な限り側臥位や腹臥位などのいろいろな姿勢をとることが、呼吸状態や身体的にも重要であるといわれています。

また急性期では、筋緊張も低く重力に打ち勝つことができずに、不良姿勢をとりやすいため、屈曲姿勢をとりやすいように体をタオルやポジショニング用具を用いて包み込んだり、周囲を囲い込んで対応する必要があります。そして徐々に筋緊張が上がってくると、屈曲姿勢をとりすぎることで拘縮を強くする恐れもあるため、徐々に屈曲姿勢のポジショニングを緩めて、可動性を維持できるように伸展位を含めたいろいろな姿勢をとっていきます。例えば、気管切開後であっても腹臥位等の姿勢管理を継続していくこともあります(図2)[3]。

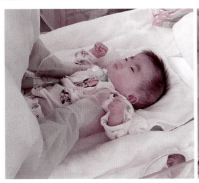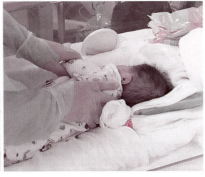

図1　呼吸理学療法の1例

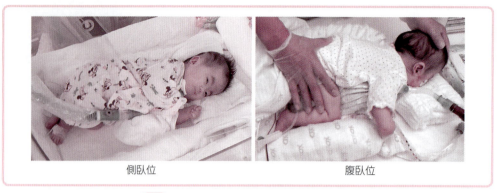

側臥位　　　　　　　　　　　　　腹臥位

図2 ポジショニング（姿勢管理）の1例

(文献3より一部転載)

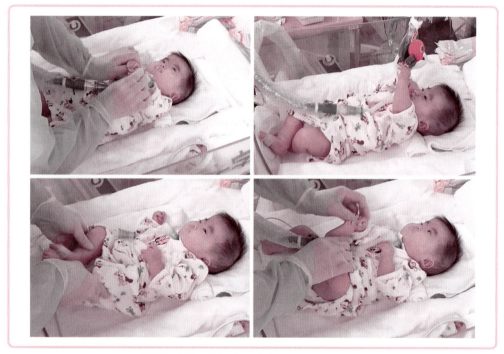

図3 感覚運動経験、ダブルタッチ等の1例

3. 拘縮予防と感覚運動経験

　18トリソミーのある赤ちゃんは、手足の変形を伴う場合が多く、関節拘縮の進行を予防するためにも早期から他動的に手足を動かす練習をしていく必要があります[3]。しかし他動的な関節可動域練習だけではなく、自ら動き、感じる経験を増やすように関わることも重要で、このような感覚運動経験が自発運動を促すことにつながるといわれています[4]。自らの手で自分の手足に触れる機会（ダブルタッチ）[5]を増やすように肩を寄せて手同士を触れやすくしてあげたり、足同士が触れやすいような姿勢をとる機会を増やすことも重要です**（図3）**。

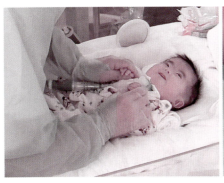
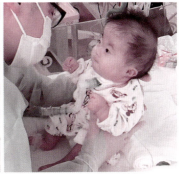

図4 State Control 等の一例

4. State Control（なだめの介入）

　18トリソミーのある赤ちゃんは、急性期では特に呼吸や循環などの自律神経系の不安定性を来たしやすく、そこから不機嫌になり手足をバタバタと動かすことで自律神経系がさらに不安定になるという悪循環を来たすことがあります。そのため不機嫌になり始めそうなときには、早めに関わって対処してあげることも重要です。また不機嫌になったときでも早めに呼吸介助やホールディングなどで状態を落ち着きやすくする機会を増やすことで、その関わりで落ち着きやすくなることを学習し、不機嫌に対処しやすくなることがあります。特に肺高血圧症などがある場合では、興奮し啼泣することで一層呼吸状態が不安定になることが多く、早めの対処が必要となる場合があります（図4）。

3 退院支援

1. 家族への指導

　全身状態が落ち着き、退院が検討されてくるころには、吸引や注入などの医療的ケアが必要な赤ちゃんでは、家族への指導が行われていきます。気管切開をしていて人工呼吸管理が必要な赤ちゃんには、前述の体位ドレナージや排痰補助装置を用いた排痰管理や姿勢の管理等の指導が行われます。また、入院中に行っている手足を動かす関節可動域練習や感覚運動経験の練習などについても、パンフレットや実際に動画で撮影してもらいながら、その方法を理解していただけるように指導しています。特に重要なのが、呼吸管理、状態を落ち着ける方法、拘縮や変形予防のポジショニングの練習などです。

2. バギー、チャイルドシートへの移乗練習

　退院前には、ベビーカーやバギー等への移乗の練習、自動車での移動が必要な場合では、チャイルドシートへの移乗の練習も実施しています（図5）。

　初めて自動車に移乗する場合は、特に人工呼吸器や物品の設置場所、児の姿勢を保持する

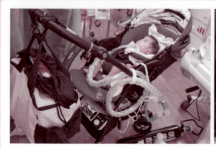
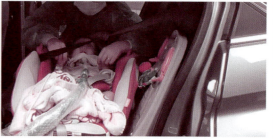

図5 ベビーカー、チャイルドシートへの移乗練習

ための物品（タオルや熱こもり防止の冷却材など）の使用方法を試行錯誤して決定する必要があるので、退院時に慌てないように退院前には一度、練習をするようにしています。

4 外来でのフォローアップ

当院では、退院後小児科受診時に、外来でリハビリテーションのフォローアップも行っています。頻回の受診ではないため、フォローアップでは、主に以下の項目についてチェックを行いサポートしています。

①呼吸理学療法

在宅での排痰管理について、相談にのったり、実際に排痰を行ったり、リラクセーションを図るための介助方法についても再度指導を行います。

②拘縮・変形のチェック

実際に拘縮・変形が進行していないかチェックし、進行している場合には家族に可動域練習やポジショニングについても変更が必要であれば指導しています。

③バギー・座位保持装置の作製および姿勢チェック

赤ちゃんが成長してくると座位姿勢をとることも増えてくるため、側弯や姿勢のチェックが必要です。場合によっては座位保持装置やバギーなどの作製についてアドバイスをしたり、座位姿勢のチェックなども行います。

5 在宅・維持期の理学療法

退院後は、児童発達支援センター等への通所リハビリテーションや訪問リハビリテーション（在宅小児リハビリテーション）などを利用し、日々の生活に基づいた呼吸管理、運動・認知発達支援を受けるケースが多いです。

児童発達支援センター等での理学療法では、病院等で実施されていた理学療法から引き継

ぎ、ライフステージに合わせて、赤ちゃんの身体状況や生活機能を把握し、活動内容を検討し発達を支援していきます。特に 18 トリソミーのある赤ちゃんでは、その時々で変化していく家族のニードに合わせて、呼吸や循環状態に注意して拘縮予防や姿勢管理、座位や起立練習などの運動機能の発達支援を行っていきます[6]。

1. 在宅小児リハビリテーション

18 トリソミーのある赤ちゃんの訪問リハビリテーション（在宅小児リハビリテーション）では、呼吸面へのアプローチが有効で、合併症である心疾患についても良い影響があるといわれています。また運動発達支援を行うときには、普段の様子を見て負荷調整を行う必要があります。体調に合わせつつ感覚面や運動面に関わり、発達段階に応じた遊びを増やしていくことで、粗大運動や手指の巧緻性も高まっていくといわれています。しかし、このような身体運動の発達は同時に心臓への負荷になっていくことにも注意が必要であり、機能の向上を最優先とせずに体調の維持や復調、苦痛や不快の軽減を優先して、日々の生活の底上げを図り、行事・イベントや定期的な病院受診などの外出につなげることが重要です[7]。

6 おわりに

18 トリソミーのある赤ちゃんの理学療法は、NICU から始まり退院前の指導、そして退院後も継続して関わっていくことになります。そのため、赤ちゃんの呼吸・循環状態などを含めた身体的な状況やライフステージに合わせて、家族のニードとともに、より良い生活を過ごせるように、その目標や介入方法を検討し、発達を支えていくことが重要であると考えています。

引用・参考文献

1) 古庄知己. 13 トリソミーを持つ児、18 トリソミーを持つ児への外科的介入を含めたマネジメント. 日周産期・新生児会誌. 56 (4), 2021, 567-71.
2) 木原秀樹. "療育的支援". 18 トリソミー：子どもへのよりよい医療と家族支援をめざして. 櫻井浩子ほか編. 大阪, メディカ出版, 2014, 132-6.
3) 藤本智久. 13 または 18 トリソミー症候群のある子どもに対するリハビリテーション. 小児科診療. 53 (9), 2023, 1073-7.
4) 儀間裕貴. "感覚運動・認知発達と遊び". お母さんとお父さんへ贈る 赤ちゃんの「あたたかい心」を育むヒント. 日本 DC 研究会編. 東京, atrium, 2021, 96-103.
5) 浅野大喜. "第 1 章 自己身体の発見". リハビリテーションのための発達科学入門 身体を持った心の発達. 浅野大喜編. 東京, 協同医書出版, 2012, 9-41.
6) 久保田麻紀. 児童発達支援・放課後等デイサービスにおける子どもの発達支援. PT ジャーナル. 56 (10), 2022, 1177- 83.
7) 齋藤大地. はじめての在宅小児リハビリテーション ―訪問だからできる発達支援、生活支援―. 東京, 三輪書店, 2020, 90p.

12 リハビリテーション～OTの立場から～

堀切真弓

1 作業療法とは？

　初めて作業療法（occupational therapy：OT）を知った方にもわかってもらえるように、作業療法について少し説明します。「作業療法」という言葉を聞いて、「リハビリテーション（以下、リハビリ）」を連想する人が多いと思います。そのとおり作業療法士（occupational therapist：OT）はリハビリの専門職の1つです。国の法律「理学療法士及び作業療法士法」で作業療法士は国家資格として定められています。身体障害、精神障害、発達障害、老年期障害などの領域を主な対象として、医療機関、福祉施設、学校教育機関、地域保健機関、一般企業など様々な場所で働いています。

　それでは、「作業療法」ではいったい何をするのでしょうか。「理学療法士及び作業療法士法」による「作業療法」の定義を見てみると、「主としてその応用的動作能力又は社会的適応能力の回復を図るため、手芸、工作その他の作業を行なわせることをいう」とあります。「作業って手芸や工作のことなんだ」「小さな子どもが作業なんてできるのかしら？」と思われるかもしれません。しかし前半の「応用的動作能力又は社会的適応能力」を用いて、その人が行う「日常生活で欠かせない行為」を、私たち作業療法士は「作業」と考えます。大人であれば、日常生活動作（食事、入浴、着替えなどの活動）や家事動作、仕事に関する動作、余暇活動、などが含まれます。

2 子どもに対する作業療法

　それでは子どもにとって、「日常生活で欠かせない行為」とは何でしょう。生まれたばかりの赤ちゃんを考えてみましょう。何か月も過ごしたお母さんのおなかの中から外の世界に出て生きていくことは、自分を通して外の世界を感じとり、適応していくことの繰り返しと考えます。その繰り返しを通して、心と身体を発達させていきます。そしてこの繰り返しこそが、子どもにとって「日常生活で欠かせない行為」なのです。

　作業療法では、何らかの要因でその繰り返しが行いにくい子どもに対して、状態を把握しながら心と体の発達を援助します。特に感覚機能や運動機能にどんなつまずきがあるのかを見定めて、得意なところを足掛かりにしたり、苦手なところを少しずつ育てるにはどうした

らよいかなど、他職種と協力しながらアプローチしていきます。そして、子どもの発達段階に応じて（これがとても重要です）、日常生活で求められる活動を行うことや、家庭を含めた社会に参加することを援助します。

　子どもが外の世界を感じとって適応していく過程には、多くの場合「遊び」が存在します。つまり、発達にとって重要なものの1つが「遊び」なのです。ここで言う遊びとは、玩具などを使って遊ぶことだけを指しているのではありません。例えば、脚を繰り返し曲げたり伸ばしたりするなど、大人からは遊びに見えにくいことも含まれます。脚を繰り返し曲げたり伸ばしたりすることであれば、脚の筋肉を働かせることであったり、関節や筋肉が動く感覚を感じたり、「自分の身体」と「自分以外のもの（例えば足で触れたクッションや隣にいる人）」の存在を確かめることなどが、遊びの要素として考えられます。そのような遊びを繰り返す中で、脚の運動を学習したり、自分と自分以外のものを区別していく学習につながるのです。

　作業療法士が行うことは、子どもの状態（感覚面、身体面、精神面など）を知り、遊びなどの活動を行ってもらうことや、活動しやすい環境を探ること、養育者にその子どもの発達や遊びを理解して関わってもらうことなどがあります。それらを通して子どもの発達を促します。

3　18トリソミーのある子どもとの作業療法

　18トリソミーのある子どもは、様々な合併症に対する医療的な処置を生きていくために受けています。作業療法を行う際も、子どもの生命の安全を確保することに最も配慮します。医師から作業療法を開始する指示とともに、子どもの情報や注意すべきこと、対応方法についても指示を受けます。

　筆者の勤務する施設では、外来リハビリや、併設する児童発達支援センターなどを利用しながらのリハビリの中で作業療法を行っています。生命に関わる危険を回避して、安全にリハビリを進めていくためには、その日の情報はとても重要で欠かせないものです。子どもの様子、特に体調に関する情報について養育者から話を聞いたり、児童発達支援センターの保育士や看護師などの職員から話を聞いて把握します（図1）。そして、その情報から体調に合わせたリハビリ内容を慎重に選び、リハビリ中に体調が悪化することができるだけないようにします。万が一体調が悪化したときには、速やかに児童発達支援センターの看護師や施設内の医師に連絡をしつつ対応します。

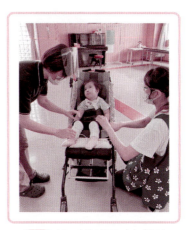

図1　リハビリ前の申し送り

例えばAちゃんの場合は、日中は通常人工呼吸器を装着していませんが、眠くなると呼吸機能が急激に低下するため、人工呼吸器装着に切り替える必要があります。元気に寝返りをしたり、くすぐり遊びを楽しんでいたのに、数分後には目がとろんとして眠くなってしまうこともあります。今日は傾眠傾向なのか、どの時間で眠っていたか、呼吸についてなど申し送りを受けて、覚醒状態に注意しながら作業療法を実施します。覚醒度が下がって呼吸状態が悪化したときには、看護師に依頼して人工呼吸器を装着してもらいます。

　18トリソミーのある子どもは、呼吸器系・循環器系・消化器系の問題やてんかんの影響などにより、覚醒度が一定でなかったり、常に低い状態となることがあります。そのような状態では、外の世界を感じとりにくくなります。また覚醒のよいときには心地よい感覚として受け取られる刺激が、低いときには不快に感じることがあります。「〇〇ちゃんは、揺れ遊びが嫌いなんだね」などと1回で判断せず、「今度また挑戦してみようね」「今日は気づいてくれるかな？」「眠いときでも楽しめるものはあるかな？」と気長に遊びを探します。

　Aちゃんの場合は、覚醒のよいときはスイッチに手が触れると視線を向けながら押し、スイッチが振動すると押したり緩めたりを繰り返すことがあります（図2）。しかし覚醒の低いときには、振動に対して不快そうな表情で手を引いてしまいます。抱っこで座った姿勢も嫌がることがあります。

　一般的には、触れる・触れられる感覚、揺れる・揺らされる感覚、自分の体が動く感覚は受け入れやすいと言われていて、そのような感覚を伴う遊びから始めることが多いです（図3）。もちろん聴く感覚、見る感覚の遊びも行います。

　好きな遊びを通して、他者の存在を意識すること、始まりや終わりを意識することや、因果関係を理解することなど、その子どもの得意なことを寄り添って探していきます。そして気づきのある遊びや好きな遊びが見つかれば、それと似た別の遊びなどを一緒に行いながら、遊びを広げていきます。そうして感覚面、身体面、精神面など全体的な発達を促します。

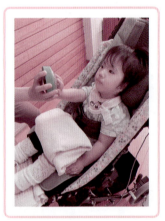

図2
スイッチを動かすと
振動が変化します
自分の動きとそれによって起きる環境変化の因果関係理解を促します

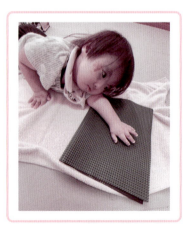

図3
タオルやザラザラした
マットをなでます
触感の変化への気づきや探索を促します

4 おわりに

　子どもを授かったときから、多くの親はその子をかけがえのない存在として感じます。そして生まれてきて出会えたときは、そのか弱さと小ささに、守ってあげたい気持ちでいっぱいになります。もしその子がつらそうにしていれば、自分のことのように苦しくなり、未来にまなざしを向ければ、できるだけのことをしてあげたいと思います。そんな思いの中で、子と親の境が限りなく薄くなってしまうことがあります。

　リハビリを受けている子どもの養育者や関わる大人（リハビリ職も含め）には、こうあって欲しいという目標に近づけることを優先する余りに、教え込むことに熱心になり、目の前にいる子どもの状態が見えにくくなるときがあると、筆者は感じることがあります。子どもから思ったような反応が返ってこないことはよくあります。子どもの隣に行き、時にはその子がしていることを同じようにしてみることで、「面白い！」「私にはつらいなあ」「不安なことがあるのかな？」など、その子が感じている世界に近づけることがあります。

　一方で今その子が感じとれる世界だけを守ってあげるのが一番かと言うと、それも違います。どんなに重度の障がいがあっても、そばにいる家族や所属する集団の仲間などから、子どもは確実に何かを感じとっていると筆者は思わされることが多いです。家族や仲間が、日常生活動作のような日々の当たり前に行う活動を行っていたり、何か大好きな活動に取り組んでいるときに、その子も隣にいることで活動からの刺激であったり、楽しそうにしている感情の動きなど、感じとれるものは計り知れません。子どもの世界を本当に少しずつ少しずつ広げてあげようとすることは、親や関わる大人の仕事なのだと思います。もちろんそれは、身体的な安全や医療的な配慮を行うことが大前提です。

　当たり前のことですが、どんなに重度の障がいがある子でもそうでない子でも、親とは別の人格であり、別の人間です。親子だから無条件に理解し合えることはなく、日々変化し成長するその子を理解しようと、毎日少しだけ心を配る必要があります。作業療法士は作業療法士としての視点から、養育者と一緒に子どもについて考え、できるだけ適切に理解するお手伝いをしていきます。そうした関わりを通して、子ども自身の世界だけでなく、養育者や我々大人たちの世界も、少しずつ変化しながら豊かに広がっていくのだと思います。

引用・参考文献

1) 櫻井浩子ほか編. 18トリソミー：子どもへのよりよい医療と家族支援をめざして. 大阪, メディカ出版, 2014, 218p.
2) 鎌倉矩子ほか編. 発達障害の作業療法 基礎編. 東京, 三輪書店, 2016, 280p.
3) 鎌倉矩子ほか編. 発達障害の作業療法 実践編. 東京, 三輪書店, 2002, 237p.
4) 横浜「難病児の在宅療育」を考える会. 子育て健康シリーズ21 医療的ケアハンドブック. 東京, 大月書店, 2004, 140p.
5) 楠本泰士編. 小児リハ評価ガイド. 東京, メジカルビュー社, 2021, 421p.

13 リハビリテーション〜STの立場から〜

竹内ちさ子

1 STとは

　言語聴覚療法（speech-language-hearing therapy：ST）とは、ことばやコミュニケーション、食べることに障害をもつ方々の言語や聴覚、摂食嚥下機能の獲得・回復・維持を支援し、機能的な側面と同時にQOLを高めるために行われるリハビリテーションの1領域です。18トリソミーのある子どもに対する言語聴覚療法では、機能を獲得する（発達を促す）ということに加え、いかに心豊かな生活を送るか、という視点がとても大切になります。その言語聴覚療法を行うのが、言語聴覚士（speech-language-hearing therapist：ST）です。

　ここでは、言語聴覚士の立場から、18トリソミーのある子どもに対するリハビリテーションについて、言語コミュニケーションと摂食嚥下の側面に分けて述べます。

2 言語コミュニケーション

　発達の初期で、まだことばを使ったコミュニケーションを行わない時期を前言語期といいます。18トリソミーのある子どもはとてもゆっくり発達する[1]ので、前言語期の支援が主となります。

　前言語期のはじめ、養育者は子どもの視線や表情、体の動き、声で快・不快を推測し関わります。不快な様子が見られるときには、おむつを替えたり、暑さ・寒さを調整したりして不快を取り除きます。一方で、抱っこをしたり歌を聞かせたりしたときに快の表情を見せてくれると、その刺激が気に入ったのだと判断して何度も繰り返します。この関わりの中で、子どもは自分の行動によって他者の行動が引き起こされること（泣くと誰かが来てくれる、手を伸ばすと抱っこしてくれる、など）に気づき、誰かを呼ぶために泣く、抱っこしてもらうために手を伸ばす、というようなことができるようになっていきます。そのためには、子どもの様子をよく観察し、伝えていることをしっかり読み取って応えることが大切です。表情の変化や体の動きが少ないこともありますので、見逃さないように注意します。また、関わりや刺激に対して反応するまでに時間がかかることもあります。反応をゆっくり待つこと、どの関わりや刺激に対する反応なのかを見極めることも大切です。

この時期には、決まったパターンをもつ繰り返し遊びなどを楽しむとよいです。「いないいないばあ」や「一本橋こちょこちょ」などの遊びが代表的です。次に何かが起こることを期待できる子どもは、関わり手が「いないいない…」とあえて止めていると、関わり手をじっと見たり発声したりして続きを期待して待ったり、要求したりしてくれるでしょう。まだ子ども自身が意識して要求できていない段階の場合には、「いないいない…」で止めているときに、子どもの全身をよく観察します。例えば、指先が動く様子が見られたら、それを要求行為と受け止め、指先を触りながら「上手にお願いできたね」などと声をかけ、「ばあ」と続きをやります。この関わりを繰り返すことで、指先を動かすと続きをやってもらえる、と理解すること（要求行為として指先を動かすこと）を促します。

　他者の何らかの行動を期待して行動すること、すなわち他者への働きかけが成功することは、さらに他者へ働きかけたいという気持ちを育てます。逆に、働きかけていても相手にしてもらえないことが続くと、働きかけること自体が減ってしまいます。子どもからの働きかけ（まだ働きかけに至らないものも）をしっかりと受け止め、適切に応えましょう。

　子どもによって、好きな遊びや活動は違います。「歌が好き」といっても、ゆったりした曲が好きな子どももいれば、リズミカルな曲が好きな子どももいます。お母さんが歌ってくれるならどんな曲でも好き、という子どももいるでしょう。好きな遊びや活動を見つけるためにも、様々なことを経験させましょう（図1）。その際には、関わり手も「一緒に楽しむ」ことを心がけましょう。楽しかったことは、またやりたくなります。様々なことを一緒に楽しむことを通して、人への興味や関心とともに、物への興味や関心も高まるように促します。

　いくつかの絵本を繰り返し読み聞かせていると、特に喜ぶ1冊が見つかるかもしれません。その絵本を見ただけで笑顔になったり、読み終わった後に表情や声、体の動きで「もっと」と要求したりするようになったら、その絵本ともう1つの物をよく見えるところに呈示します。好きな方をじっと見つめたり、手を伸ばしたりという様子が見られたら、「こっちがいいのね」などと声をかけて手渡したり、読んであげたりします。この関わりを繰り返すことで、じっと見た物、手を伸ばした物をもらえる（やってもらえる）と理解することを促します。初めのうちは、好きな方にしっかり反応できるように、明らかに好きな物と関心のない物の2つを呈示するのがよいでしょう。

　18トリソミーのある子どもは日常生活のほとんどを介助されて過ごします。養育者は子どもにとって必要なことを、子どもが要求しなくても（する前に）すべてやってあげるので、子どもは受け身の生活になりがちです。しかし、これまで述べたように、ことばの表出がなくても気持ちや要求を伝えてくれます。「もっとあそびたい」「こっちのおもちゃがいい」など、できるだけ子どもが

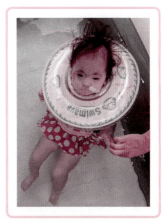

図1　プールの活動は好きかな？

気持ちを表出する機会を持てるように心がけ、さらに表出が増えるように促しましょう。

　18トリソミーのある子どもは、聴覚に障害があることがあります。程度にもよりますが、難聴があると周囲の環境の変化や他者からの働きかけに気づくことが困難になります。また、音の刺激（音楽など）を楽しむことも制限されます。可能であれば、補聴器を装用するとよいでしょう。補聴器装用の有無にかかわらず、声をかけるときには手や肩を触りながら正面から、遊びや活動がよく見えるように配慮するなど、視覚や触覚などの他の感覚を多用して、より丁寧に関わるようにします。

3 摂食嚥下

1. 経口摂取の取り組み

　呼吸状態を含む全身状態が安定しているならば、誤嚥のリスクをできるだけ軽減したうえで、少しでも食物を経口摂取することを試みたいと考えます。可能な限り早期に始めることが望ましいですが、誤嚥による不調を繰り返すようなときには体調の安定を優先します。親にとって子どもが「食べられる」かどうかは非常に大きな問題ですので、安全を優先しつつよく相談して進めます。

　生後6か月未満で吸啜（きゅうてつ）反射が残存しているようなら哺乳を試みます。まずは少量の母乳（ミルク）をつけた綿棒などを口に含ませて吸啜や飲み込みの様子を確認します。飲み込むことができてムセやゼコツキが見られなければ、徐々に1回摂取量を増やし直母（直接母乳を飲むこと）または哺乳瓶に移行していきます。水分は喉に流れ込むスピードが速いために、ごく少量では大丈夫であっても、摂取量が増えると飲み込む反射が間に合わず、ムセることがあります。その場合には、介護食用増粘剤等を使用してトロミをつけ、口に入る量の調整がしやすいスプーンでの摂取にするとムセを軽減させることができます。

　吸啜反射が見られないようなら離乳食の摂取を試みます。均一でなめらかな形態の食べ物（生後6か月未満なら母乳かミルクにトロミをつけたもの）でスタートします。食べ物を喉に送る口の動きや飲み込みの様子を確認して、食べやすくムセにくい粘度に調整し、摂取量増を目指します。ミキサーを用いると簡単に均一でなめらかな形態にできます。しかし、ミキサーにかけた粥等はべたつきが強く飲み込みにくさがある上に、摂取中に唾液と混ざって離水し、ムセの原因となることがあります。これは、スベラカーゼなどの酵素入りゲル化剤を使用することで解消します[2,3]（ミキサー食を胃ろうから注入する際のシリンジ抵抗力も軽減します）。

　均一でなめらかな形態のものを摂取するときに目指したい口の動きは、口唇を閉じてゴックンと飲み込むことです。食べ物を取り込みやすいように、小さめで浅いスプーンを使います。スプーンを口の中深くに入れすぎず、子どもが口を閉じるのにあわせてまっすぐに引き抜きましょう。

口唇を閉じてゴックンと飲み込めるようになり、1回の食事でまとまった量が摂取できるようになったら、舌を上顎に押しつけて食べ物を押しつぶす練習を始めます。粒のある粥や塊のままの絹ごし豆腐のように、容易につぶれるかたさの形態が適しています。顎を上下に動かすのにあわせて、舌は前後・上下に動き、左右対称に口角に力が入るようになります。適切なペース・一口量に気をつけて、丸飲みにならないようにしましょう。粒のあるものを飲み込んでムセてしまうようなら無理をせず、なめらかな形態に戻します。

　容易につぶれるかたさの物を、舌でしっかり押しつぶせるようになったら、奥歯（奥の歯茎）で食べ物をつぶす練習を始めます。これまで食べていた物を、少しかため、少し大きめにしたくらいの形態が適しています。口角に左右非対称に力が入り、顎も左右にずれながら上下に動いていたら、舌が左右に動いて食べ物を歯（歯茎）に運んでつぶすことができているということです。かたすぎるもの、大きすぎるもの、細かすぎるものはうまく歯（歯茎）に運べずに丸飲みしてしまうので、口の動きをよく見て食形態を決めます。

　コミュニケーションの機能と同様に、食べる機能もその子どものペースでゆっくりと発達します。食形態の段階を上げることを焦らず、その子どもの機能にあった食形態にすることが大切です。機能にあわない食形態は、丸飲みなどの原因になるばかりでなく、窒息の危険も伴います。

　水分は、前述したようにムセの原因になりやすいです。離乳食開始後のお茶やスープの摂取でも同様です。ムセやすい場合にはトロミをつけます。ゼリー状にするのもよいでしょう。トロミをつけなくても水分をムセずに摂取できるとき、または薄いトロミで摂取できるときには、深めのスプーンやコップからすすって飲むことを練習します。経管栄養と併用していない場合、不調の際や暑い時期などに効率よく摂取することも重要です。トロミをつけることで一口量が増えたり、こぼす量が減ったりして効率よく摂取できることがありますので、ムセなくても必要に応じてトロミをつけます。

　摂取時に自分で座位を維持できない場合には、安定した姿勢を整えることもとても大切です。リクライニングの角度や頭頸部の角度が適していないと、誤嚥してしまうこともあります。食事に適した姿勢や椅子（座位保持装置、車椅子などを含む）について、必要に応じて理学療法士とも相談します。

2．経口摂取以外の取り組み

　全身状態が安定せず、経口摂取に取り組めないこともあります。また、安定していても、感覚過敏や拒否があって口の中に乳首やスプーンが入ることに抵抗を示す場合もあります。その場合には、口腔器官の感覚運動発達を促すために、口腔内や周辺のマッサージや口腔ケアを行います。口腔ケアをしっかり行って口腔内の細菌の数を減らすことは、誤嚥性肺炎の予防にもつながります。マッサージや口腔ケアには、オーラルピースなど天然由来成分100％のために飲み込んでも安心で保湿剤としても使える口腔ケア製品を使います。ほんのりとおいしい味もしますので、経口摂取のできない子どもにとっての楽しみになることもあります。

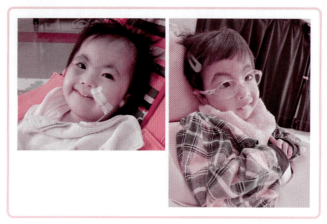

図2 笑顔あふれる毎日に

　経口摂取が困難であっても,「食べる」活動を楽しく経験できる機会をもてるとよいです。みんなでおいしいものを食べるときには、その場面を共有し、においをかいだり、可能な範囲で味見をしたりします。胃ろうからミキサー食を注入している場合には、誕生日やクリスマスなどは特に、家族が食べているのと同じごちそうを（ミキサー食にして）注入してもらい、食事の時間を家族みんなで楽しめるとよいでしょう。

4 おわりに

　18トリソミーのある子どもは、ゆっくりではあってもその子なりのペースで発達していきます。私たち言語聴覚士は、子どもと家族に寄り添い、笑顔あふれる毎日（図2）となるよう支援していきます。

 引用・参考文献

1) 櫻井浩子ほか編. 18トリソミー：子どもへのよりよい医療と家族支援をめざして. 大阪, メディカ出版, 2014, 218p.
2) 戸原　雄ほか. 粥に対する酵素入りゲル化剤の効果とその内視鏡を用いた検討. 日摂食嚥下リハ会誌. 12 (3), 2008, 321-2.
3) 戸原　雄ほか. 粥に対する酵素入りゲル化剤の効果と嚥下内視鏡を用いた検討（第二報）. 日摂食嚥下リハ会誌. 13 (3), 2009, 310.

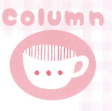

わが子への思い ● 18トリソミーの会メンバーから

大野湊七の家族

　湊七は、妊娠30週のエコー検査でオーバーラッピングフィンガーなどの特徴が見つかり、羊水検査でほぼ18トリソミーと確定したため、NICUのある病院で万全の体制のもと1,808gで産まれました。

　生後13日で心臓手術を受け、その後、心室中隔欠損症の4mmの穴も徐々に閉じていったので心臓の状態は落ち着いていました。

　一方で、側弯症は骨の奇形などで1歳時点で70°を超えており、1歳を迎えた3回目の退院後には呼吸状態が段々と悪くなってきましたが、本人の体型に合わせて作ったシュクレNという姿勢保持椅子を使うようになってからは、見違えるように呼吸が楽になり、座ったまま眠ってしまうこともありました。

　お姉ちゃんと地域の子育て支援センターに通ったり、公園にお出かけしたり、楽しい想い出もたくさんできました。

　お姉ちゃんの声によく反応し、お姉ちゃんのことが大好きだったと思います。

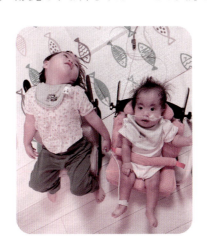

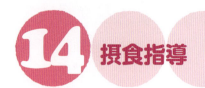

14 摂食指導

大岡貴史

1 はじめに

　食べる機能は生まれたときにすでに獲得している機能ではなく、離乳という過程を経て徐々に機能発達がなされます。生まれたときに備わっているのは反射による哺乳機能で、反射が弱まる時期が離乳を始める目安となり、そこから食べる機能の獲得が始まります。食べる機能の発達過程を図1に示しますが、18トリソミーのある子どもでは、様々な理由により食べる機能の発達や安定した栄養摂取に問題が生じる場合があります。その理由は、①形態的な特徴、②機能的な特徴、③食欲や意欲に大別されます。それぞれの代表的な症状など

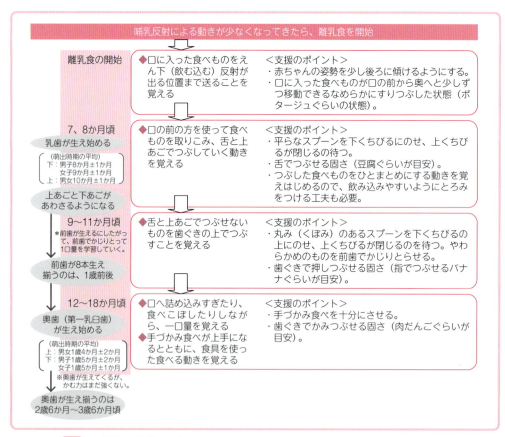

図1　一般的な離乳の過程（厚生労働省「授乳・離乳の支援ガイド」2007, 46より転載）

表1 食欲が進まない主な原因

項　目	代表的な症状
顎・顔面形態	・唇顎口蓋裂（粘膜下口蓋裂を含む） ・高口蓋 ・上顎歯列の狭窄 ・臼歯部の交叉咬合
摂食嚥下機能	・嚥下反射の遅延 ・食塊形成不全 ・嘔吐・逆流
食欲・意欲	・口腔周囲の過敏 ・経管栄養による食欲の減退

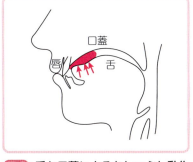

図2 舌と口蓋によるおしつぶし動作
（向井美恵編著．食べる機能をうながす食事．医歯薬出版，1994，36より転載）

を表1に示します。とくに頻度が高いものとして、高口蓋（30～40％）と中枢神経異常や精神遅滞による嚥下機能の問題（約42％）があり、これらによって食べる動きが向上しないため食事の形態が上がらない、食べる量が増えないといったことの要因となります[1]。また、13トリソミーや21トリソミーのある子どもと比較すると頻度は低いですが、唇顎口蓋裂を伴うこともあります。新生児期での哺乳や離乳食を進める際の飲み込み（嚥下）は、呼吸との協調が重要です。特に離乳期以降は嚥下の方法が新生児期から変化し、嚥下時には呼吸を止めるというパターンを習得する必要があり、呼吸状態が変動しやすい18トリソミーのある子どもの場合はモニタリングなどの配慮を必要とすることもあります。

2　うまく飲めない場合

哺乳・離乳いずれの時期でも舌と口蓋が重要な役割を果たし、乳首を保持したり離乳食を口からのど（咽頭）へ送ることでミルクや母乳、食べ物を飲み込んでいます（図2）。そのため、高口蓋や口蓋裂がある場合は、飲み込めない原因が形態的な要素なのか、機能的な要素なのかを見極めることも大切です。問題に合わせて、乳首の変更や姿勢などの哺乳指導、口蓋裂部分を覆うプレート（ホッツ床）の作製（後述）などが行われます。しかし、これらはあくまで口腔内や口腔周囲に過敏がない場合に有効な対応です。

3　拒否が強い場合

口腔周囲の触覚過敏が強く、哺乳びんや食具（スプーンやコップなど）への拒否がある場合には食事がまったく摂れないこともあります。とくに口に食べ物を入れる直前や粒のある食べ物を口に入れた場合などには拒否が著明にみられることもあります（図3a）。

そのような時期は経鼻胃チューブや胃ろうで栄養を摂取することになりますが、その後の

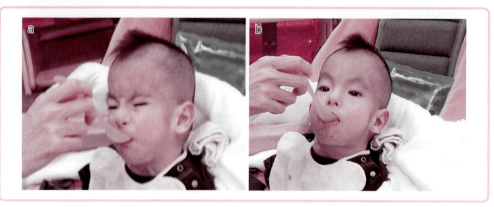

図3 食べ物を口に入れた場合の反応
a：拒否あり　b：拒否なし

　発達を考えると無理に経口摂取を進めるよりは感覚過敏の軽減が優先されることが多くあります。まずは指しゃぶりや玩具などを用いた口腔周囲の感覚入力に慣れることから始めるのも大切です。強い拒否がある時期に哺乳や食事を過度に進めると、嘔吐や逆流が誘発されることもあります。口腔周囲の過敏を改善するためにはある程度の時間が必要で、3か月程度で哺乳びんや食具を受け入れてくれる子どももいますが、数年にわたって拒否が続き、数口しか食べられない子どももいます。また、一度は拒否が改善した場合でも、食べ物の味や形によっては経口摂取が進まなくなったり、嘔吐や便通不良などによって再度経口摂取への拒否が生じてしまうこともあります。そのため、経管栄養を併用しての食べるリハビリテーションを進めることが多く、経口摂取を無理強いしすぎないこと、ミルクや食事の摂取量は一概に増えていくとはいえないことを念頭に置くことが大切です。

4　経口摂取が進まない場合

　哺乳びんやスプーンなどに慣れ、食べられるようになった後でも、摂取量が増えないこともあります。とくに流れの速い水分や粒を含んで性状が均一でない食べ物を口にした場合、むせたり舌で押し出したりする様子も見られます。図4は、とある18トリソミーのある子どもの生後8か月から約5歳までの間の食事に関する様子をまとめたものです。生後から経口摂取に拒否があり、5歳まで経鼻経管または胃ろうで主な栄養を摂取していました。その間に、指しゃぶりや玩具なめなど口を使った遊びができるようになり、それに伴って均一なペースト食を食べられる量が20gから50gへと増加しました。また、体重は変動があるものの概ね増加しており、まずは体重増加や体調の安定を図ること、次に食べる量や種類を増やすことを目標にリハビリテーションを進めていきました。

　このように、食べる量がなかなか増えない場合でも、全身の成長発達や呼吸状態などを考

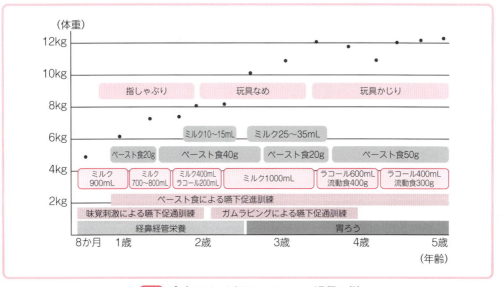

図4 食事やリハビリテーションの過程の例

えながら少しずつ食事を進めていくことができる子どももいます。そのため、食事だけでなく栄養面、粗大運動機能など多角的な視点で子どもの現状を把握し、適切な目標設定や取り組みを継続的に行う必要があります。

5 おわりに

　食べる機能は、哺乳から離乳を経て固形食を食べる動きへと移行していきます。18トリソミーのある子どもでは、その機能を発揮する上で、まず大きな問題となるのが食べ物や食具への拒否です。その改善には時間のかかることが多く、完全に拒否がなくなることは稀ですが、指しゃぶりやスプーンをなめることができるようになったり、数口であれば食べられるといった改善の兆しがみえることも多くあります（図3b）。決して急いで食事を進めることなく、食事以外の時間も使って口への刺激に慣れることが大切です。

　また、一般的に口への刺激を好まないことが多いため、歯ブラシをすることも難しい場合があります。その際は、短時間でも良いので1日1回は歯ブラシの時間を設ける、経管栄養の注入直後など嘔吐しやすい時間帯は避ける、ガーゼや口腔用ティッシュなどで拭くことを中心にするなどの工夫をしてみましょう。

　唇顎口蓋裂を伴う場合は、特にホッツ床の作製や乳歯・永久歯の状態にも注意する必要があります。哺乳びんの受け入れができている児でも、唇顎口蓋裂があると乳首をうまく圧接できずにミルクが飲めないこともあります。その際は、担当の医科・歯科に相談してホッツ床を作製してから哺乳を試みることも一つです（図5a・b）。

　また、乳幼児期は全身の成長発達が顕著な時期でもありますので、食べる練習だけでなく、

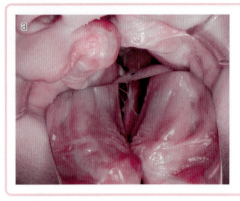
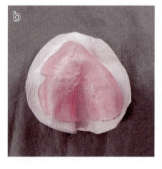

図5 唇顎口蓋裂を伴う18トリソミーのある子どもの口腔内、ホッツ床
a：唇顎口蓋裂の口腔内写真　b：作製したプレート（ホッツ床）

全身の様子や身長・体重の変化を参考にしながら、その時点での様子を再評価しつつ食べるための練習内容を調整することも忘れないようにしましょう。

引用・参考文献

1) 大岡貴史ほか."18トリソミー症候群".口から診える症候群・病気.池田正一ほか編.東京,日本障害者歯科学会,2012,142-3.
2) Gedikbasi AG, et al. Cardiac and craniofacial findings in detection of trisomy 18. Ultrasound Obst Gyn. 30 (4), 2007, 618.
3) 大岡貴史ほか.18トリソミー児への摂食・嚥下リハビリテーションの一例.日本障害者歯科学会誌.28 (3), 2007, 476.

15-a 医療的ケア児と「食べること」

藤井 蕗

1　18トリソミーのある旅也の「食べること」

「おなかの赤ちゃんには胃が見えません」。18トリソミーを抱えて生まれてきた次男・旅也（たびや）が胎児6か月のエコー診断で主治医に言われた言葉です。最初は言葉の意味が理解できずに戸惑っていた私ですが、旅也がおなかの中で大きくなるにつれ、食道閉鎖があること、胃までの食道が途中で切れていて、羊水が飲み込めないためにエコー検査では胃が見えないこと、私のおなかは増え続ける羊水によってどんどん大きくなっているということを少しずつ理解できるようになりました。

2012年8月9日、旅也は帝王切開手術で生まれ、生後1週間で胃ろう造設の手術を受けました。容態が安定しない日も多かったのですが、生後1か月で胃ろうから母乳を摂取できるようになり、その後はミルクと母乳で少しずつ大きくなっていきました。1歳3か月でNICUを卒業し、「(予後は) もってあと3か月程度かな」と主治医に言われながらも在宅生活に移行した際、私がしたかったことの1つは、「家族と一緒のものを食べること」でした。お粥やお味噌汁を茶こしでこした離乳食5ccからスタートし、胃ろうから注入するとともに、口からも味見をさせました。食道閉鎖があるので、口から入ったものは鼻から入れた24時間の持続吸引チューブからすぐに外に出てしまうのですが、味見をするときに食べ物によって旅也の表情が変わり、好き嫌いを表現してくれるのが嬉しくて、それが家族の喜びや充実感にもつながりました。1歳半が過ぎた頃、イワタニのミルサー・ミキサーを購入して毎回の食事を作るようになり、2歳4か月でミルクを完全に終了し、すべての食事・おやつをミキサー食にしました。この頃には家族と同じものを食べられるようになっていて、カレーライスやコロッケなどもすべてミキサー食にして注入していました。3歳目前に家で亡くなる直前まで、旅也は会いに来てくれたお客さんがお土産に持ってきてくれた季節の果物や、いつも一緒に過ごしてくれたヘルパーさんが作ってくれた野菜のスープなど、「物語のある食べ物」を食べることができました。

生後すぐに胃ろうの手術をしなければ旅也が栄養を摂ることができないと小児外科の先生に言われた際、「胃ろうって高齢者がするものじゃなかったの？」と耳を疑いました。でも、旅也のような子どもたちにとって、胃ろうが大切な成長発達を支える要素になること、医療的ケア児であっても様々なかたちで「食べること」を楽しめることを多くの方に知ってもら

えたら嬉しいです。

2 医療的ケアが必要でも「食べること」を柱に

　旅也が亡くなった後、「医療的ケアが必要な子どもを授かっても、お母さんやお父さんたちが安心して仕事を続けられる社会にしたい」という思いから、医療的ケア児を預かれる小規模保育園設立に向けて動き出しました。設立母体のNPO法人i-care kids京都（https://i-carekids.com）は、旅也の訪問医、訪問看護ステーションの元所長、幼稚園園長、ベテラン保育士、そして私も含め6名の医療的ケア児の保護者が役員となり構成されています。設立から5年が経った現在、医療的ケア児や障がい児を預かる「小規模保育園キコレ」を京都市左京区で運営するとともに、毎年医療的ケア児と家族を支援するためのシンポジウムやミキサー食の勉強会、マルシェやお話会を開催したり、随時医療的ケア児家族からの相談を受け付けています。

　2020年4月に開園した小規模保育園キコレですが、開園前から「食べること」は保育の大きな柱として大切にしたいという思いがあり、保育方針の一つとして「障がいや病気があってもなくても、五感を通して豊かな"食の体験"を積み重ねます」を掲げました。たまたま元同僚であった管理栄養士に再会できたことも、とても幸運でした。一緒に保育園を立ち上げてくれることになった経験豊かな管理栄養士とともに、『おかあさんのレシピから学ぶ医療的ケア児のミキサー食』（2018年、南山堂）[1)]などを参考に、キコレの給食やおやつの内容や形態について検討し、給食の試作を行いました（図1・2）。

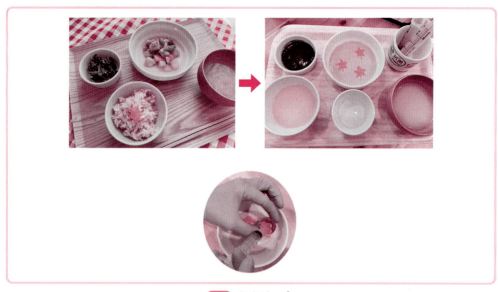

図1　ミキサー食

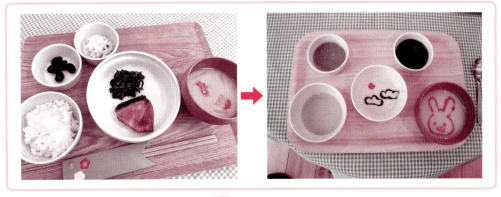

図2 お正月献立

ぶりの照り焼き、ほうれん草のごまあえ、黒豆、七草がゆ、白みそのお雑煮

3 小規模保育園キコレでの「食べること」

　キコレ開園1年目は、7名の園児全員が障がい児で、ミルクの経鼻経管栄養の子ども、ミキサー食の経鼻経管栄養の子ども、経口でミルクとミキサー食を摂取する子ども、きざみ食を摂取する子どもなど、7名7様の食形態でした。保護者、保育士、看護師、管理栄養士が連携しながら園児一人ひとりのニーズや発達に応じて「食べること」に向き合いました。医療的ケアが必要な園児の中には、食べることが大好きな子どもがいる一方で、口腔周囲の触覚過敏が強かったり、食べることへ拒否反応が見られる園児が複数名いたため、京都市の「療育支援事業」を利用して言語聴覚士に来園してもらい、食事環境を整えたり、園児へのアプローチ方法について助言を得たりしました。経管栄養であっても、生活の中の「食べること」なので、他の園児たちと一緒にテーブルを囲み、みんなで「食べること」を楽しめるようになったらいいなと願い、取り組みを続けています。

　また、毎日の給食やおやつの時間以外にも、季節の野菜を園庭で育て、収穫し、料理をしてみんなで味わったり、季節の果実のシロップを作ったり、パンやピザを焼いたり、おだしを味わったり、うどん作りや味噌作りをしたり、見たり・触ったり・においを嗅いだり・味わったり・耳をすましたりと、障がいや病気があってもなくても五感を通して「食の体験」を積み重ねています。そんな中、口で味わうことはまだまだ苦手だけど、みんなで育てたトマトやピーマンを収穫して嬉しそうに見せてくれる子どもや、野菜や果物のにおいを嗅いでいろいろな表情を見せる子ども、パンの生地に心地よさを感じてずっと触っている子どももいて、口から食べることだけが「食べること」ではないのかなと感じることもあります。

　保育園として、災害時の医療的ケア児の食をいかに保障するかも大きなテーマです。キコレでは3日分の非常食の備蓄をしていますが、ミキサー食は賞味期限が早く切れてしまうものも多く、ローリングストックが難しい面があります。非常食を食べる訓練も年2回行っていますが、前回の訓練ではミキサー食の賞味期限が切れてしまっていて、急遽非常用電

源をミキサーにつなぎ、普通食をミキサー食にしました。災害時であっても、いつも口にしている馴染みのものを食べることができるようにしたいと願いながら、まだまだ試行錯誤しています。

4 おわりに

　お家に帰った旅也に「美味しいものを食べさせたい」「家族と一緒のものを食べさせたい」と思いながら、わずかな情報しか得られず自分たちのやり方で進めるしかなかった10年前に比べ、今は医療的ケア児の「食べること」について書籍やSNSなどを通して様々な情報が得られるようになりました。スナック都ろ美さん（https://snack-toromi.com）など、嚥下障害がある子をもつ親たちが始めたコミュニティもあり、たくさんの情報発信をしてくれています。

　旅也やキコレの子どもたちが教えてくれたことを大切にしながら、医療的ケアが必要な子どもたちと家族が自分たちに合った選択ができるように、試行錯誤を続けていきたいと考えています。

 引用・参考文献

1) 小沢　浩ほか編. おかあさんのレシピから学ぶ 医療的ケア児のミキサー食. 東京, 南山堂, 2018, 91p.
2) 藤井　蕗. a life 18 トリソミーの旅也と生きる. 京都, クリエイツかもがわ, 2018, 238p.

15-b 在宅での栄養の実際

美琴ママ

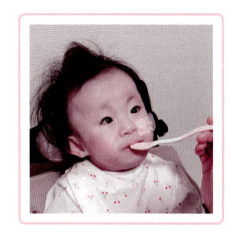

　18トリソミーのある子どもの栄養は教科書通りにはいきません。口から飲める子、胃管や胃ろうから飲んでいる子、栄養剤や粉ミルクでも合うのか合わないのか、飲んでみないとわからないということがあります。

　2024年4月で、娘は3歳6か月になります。3歳まで粉ミルクと少量の果汁や離乳食のみをあげており、2歳6か月頃、主治医から栄養剤検討の話がでましたが、初めは躊躇しました。なぜなら、同じ18トリソミーのあるお友達が各栄養剤を飲んで、様々なトラブルが起きていることを聞いていたからです。お友達の事例をまとめて主治医に相談したところ、飲んでみないとその栄養剤が合うのかどうかわからないので、検査入院に併せて栄養剤を試してみることになりました。

　1日10mLからスタートし1週間くらいかけて少しずつ増やし、5回注入のうちの1回分のみ1回量140mLを粉ミルクから栄養剤へ置き換える形になりました。特に拒否反応や大きな変化は見られなかったので、退院後の在宅でも同じ量で飲んでいました。

　しかし、在宅移行10日後、栄養剤を飲んだ次の回に胃残が多くあり、脈拍も速くなりました。そして、2週間後には嘔吐が始まりました。粉ミルクのみの時は胃残も嘔吐もなく問題ないのに、なぜ栄養剤を飲む時だけなのか？わかりませんでした。そして、これが「飲んでみないとわからない」ということだと思いました。そこで、2週間栄養剤をお休みして、1日10mLから再スタートし少しずつ増やしていきました。1日50mLでは嘔吐もせず胃残もない、けれど1日60mLだと嘔吐し胃残があることがわかりました。娘にとっては1日50mLが適量ということです。次に、1回量50mLでは少ないので同量の白湯で希釈し、残りを粉ミルクにしました。また、次の課題は栄養剤を飲むと脈拍がいつもより速くなることでしたが、空腹時に飲むことを考え粉ミルクを先に飲むと、脈拍が速くならず安定していました。

　このように、栄養剤1つにしても時間をかけて試行錯誤しています。今後も1年、2年と時間が経ち、娘の成長に合わせて起こるかもしれないトラブルに注意しながら、まだ口にしていない果汁やスイーツも試して、娘のお気に入りを見つけられたら嬉しいです。

16 新生児期の看護

近藤由佳　上條恵理香

1 はじめに

　新生児病棟に入院する18トリソミーのある子どもの家族は、子どもが生まれてきてくれた喜びを感じつつも、状態が変化することへの不安を抱いています。しかし、必要な治療、ケアを受けることで子どもの状態が安定しその子らしさを感じられるようになると、家族もさらに子どもへの愛情が深まり穏やかな表情へと変化していくのを目にします。看護師は、子どもと家族の身体のことにも、こころのことにもアンテナを張って支援しています。
　ここでは、18トリソミーのある子どもと家族への看護について、新生児期の取り組みを中心に示します。

2 家族を支援する

1. 家族と子どもをつなげる

　赤ちゃんが入院するNICUは、医療機器に囲まれ、聞こえる音はモニターのアラームや呼吸器の音など特殊な環境です。家族はそのような慣れない環境の中でわが子に対面します。18トリソミーのある子どもに限らず、NICUに入院する子どもの多くは呼吸器や点滴を必要とすることも多く、面会する家族はわが子に触れたくても、状態が変化することへ不安をもち、何もできない様子があります。私たちは家族が子どもと触れ合うことは愛着形成を促すこと、そして何より子どもにとって最大の癒しとなり、活力となると理解し家族へ伝えています。その上で、子どもに優しく触れることで愛情を伝えられ、子どもがそれを感じることができる「タッチング」や「タッチケア」の目的を説明し、安心して触れられる状況を作っています。抱っこやカンガルーケアを提案し、家族からの希望があれば呼吸器を装着した状態であっても安全に実施できるよう、全身状態の観察を行いながら介助を行います。特にカンガルーケアは母乳の分泌を促し、家族の愛着形成を促すことが分かっています。また子どもにとっても呼吸が安定し、自然な常在菌獲得も期待できます。家族の思いを尊重しながら、子どもにとって家族にしかできないケアを提案し実施できる姿勢をとっています。

2. 母子分離への対応

　他院から新生児搬送されてきた場合、また、子どもが入院している病院に母親が産科入院

していても退院した場合、母親は子どもと離れ離れになることへの不安、寂しさなどを話されます。産後の回復途中の体調やホルモンの急激な変化から身体に大きな負担がある状況です。子どもの体調が不安定なことや今後の変化に対する不安など心理的な負担もあることでしょう。父親も、きょうだいの育児や母親を支えながら面会を重ね、疲労感や不安感を表出されることもあります。そのような家族の状況を把握し、家族支援を考えることは看護師の大切な役割です。

　長野県立こども病院は県全域から入院があり、面会をする家族は毎日子どもに会いたくても、遠く離れた距離や経済的負担、他の家族の状況によって面会の回数を増やすのが難しい場合もあります。そのような状況にある家族に対し、子どもを少しでも身近に感じてもらえるような関わりを意識しています。看護師は、家族が会えない期間の子どもの様子を伝えられるように、交換ノートの提案をすることもあります。体重やミルクの量から、日々の出来事、子どもの反応などを記載し、情報を共有しています。家族へ24時間いつでも病棟に電話をかけてきてかまわないこと、その際子どもの様子を話せることも伝えています。そのような状況の中、面会できる日には少しでも子どもを身近に感じてもらえるようなケアを提案できないか事前に医療スタッフ間で話し合い、子どもと家族との関わりにつなげています。

3. 治療の意思決定を支える

　18トリソミーのある子どもは複数の合併症をもつことが多く、関わる診療科は多岐にわたります。出生後まもなく手術を必要とすることもあり、家族は気持ちの動揺、不安が大きい中で意思決定をすることになります。その際、「18トリソミーだから」ではなく、その治療がその時点での「子どもの最善の利益」にかなっているものなのか、医療者は家族とともに考えます。様々な診療科からの説明の際、同席する看護師は、家族が納得の上で意思決定できるよう、理解を確認したり、必要なら再度説明の機会を設けるなどの形で支援をします。忙しかったり、疲れていたり、またお互いを気遣うあまり話し合いの本質に触れることができず、自宅では話し合う機会が持ちにくい家族もあるでしょう。また、話し合いをしても、意見が平行線をたどり、意思決定までたどり着きにくい家族もあるかもしれません。そのような時、同じ家族であっても様々な意見があるのは自然なことであることを伝え、納得できる意思決定ができるよう、病院で新生児科主治医や担当看護師同席のもとでの話し合いの場を設けられることを示しています。大きな決断をする家族の心理的な負担は大きく、常に揺れ動きます。看護師は、家族の状況を把握した上で、寄り添い支える伴走者としての役割をもっています。

4. 心疾患の治療

　近年、18トリソミーのある子どもの心疾患に対する外科的治療（手術）の有用性が示されています（第2章3節、p.88）。特に、心室中隔欠損症、心房中隔欠損症、動脈管開存症など肺血流が増加する疾患に対して行われる肺動脈絞扼術、動脈管結紮術は、人工心肺を使用せずに肺血流をコントロールできる姑息術として広く行われるようになっています。手術

に向けた内科的治療において、心臓への負担を軽減するため、心臓をサポートする薬剤（強心薬）の使用、利尿薬による除水などの厳密な循環管理を実施します。看護師は、子どもの刻々と変わるバイタルサインを慎重に観察しながら確実な薬剤の投与を行い、薬剤に対する子どもの反応を評価し、医師と共有します。子どもが啼泣し肺血流が増えることにより心臓に負担がかかります。これを避けるために泣いている状態をそのままにせず、すぐにあやし、それでも泣き止まなければ鎮静薬を使用すべきか医師に相談します。体温管理も重要です。心不全の影響もあり、覚醒時と安静時での変動が大きく、覚醒していると38〜40℃まで体温が上昇することがあります。これにはクーリングで対応しますが、子どもが入眠すると体温は急激に低下し、35℃台まで低下することもあります。覚醒度によってクーリング使用を調整する細やかな対応が必要になるのです。手術をする上で目標体重が設定される場合、体重を増やすことが求められます。しかし18トリソミーという体質、肺血流が増えることによる呼吸状態の悪化や心臓への負担、啼泣、体温の変動などによる体力の消耗から、体重を増やすことは容易なことではありません。

　18トリソミーのある子どもは治療の許容範囲が狭く、少しの変化をきっかけに病状が急激に悪化することもあります。看護師は、バイタルサインや血液データには現れない、子どもの活気や皮膚色の変化、むくみなどのささいな変化にも注意しています。面会を通じて子どもを丁寧に見ている家族の視点はとても重要で、「何かいつもと違う」と伝えられたことで状態の変化の前兆に気づけることもあります。看護師と家族がそれぞれの視点で子どもを観察し、気づいたことを気兼ねなく伝え合える日ごろからのコミュニケーションが大切です。

　手術後の管理はPICU（小児集中治療室）で行われ、その後、再度NICUに転棟し管理されることが多いと思われます。経過が順調であれば、術前には必要であった気管挿管管理が終了し、鼻に装着するだけで呼吸サポートできる呼吸器に変更されたり、複数あった点滴が不要になったりすることでしょう。そして何より、子どもの表情が豊かになったり、動きが活発になったりする様子が見られ、治療の効果が実感されます。循環状態が安定し呼吸状態も改善すれば、少しずつ体重が増え始めます。手術を含め、状態に合った最適な治療を受けられることは、18トリソミーのある子どもの可能性を広げることになります。

5. 子どもが育つ喜びを家族と共有する

　さまざまな合併症に対する治療を必要とするため、入院生活は長期化することが多いのが現状です。その中でも、子どもは1日1日育っています。かわいらしさはもちろん、その子らしい特徴も実感できるようになります。看護師は、そうした子どもや家族にとって大切な時間をより温かなものになるよう支援しています。長野県立こども病院では、家族の希望に応じて月の誕生日や100日のお祝い、初節句などお祝いの機会を設けています[1]。その時点での子どもの状況でできるお祝いの方法を病棟保育士と相談し、家族に提案しています。具体的には、手型や足型をとり作品制作、家から持参してもらった服を着て記念撮影など家族によって様々です。また、子どもが移動できる状況であれば個室へ移動し家族水入らずの

時間を過ごすことができる環境を提供しています。

　通常どの病院でも感染のリスクを考え面会者の制限をしており、面会できるのは両親、祖父母のみの場合が多いかもしれません。しかし、家族から「お姉ちゃんはこの子が生まれることを楽しみにしていたのに、まだ会わせてあげられないのがかわいそう」「上の子がこの子のことをどう受けとめるか心配」などきょうだいへの思いを語られる場面があります。長野県立こども病院では、病棟内できょうだいが子どもに面会するメリットや反対に起こりうるリスクについて話し合い、実施を検討しています。実施される場合にはきょうだいの予防接種の履歴の把握、感染の有無を確認し、その日のみ面会を可能にしています。子どもが点滴をしていたり、呼吸器を装着していることにきょうだいがどのような反応をするか、どう説明しておくべきかなど家族が不安を示す場合には、チャイルドライフスペシャリストが介入し、きょうだい支援をしています。子どもに会う前に、点滴や呼吸器をつけた人形に触れてもらいながら、きょうだいに対してわかりやすい言葉で状況を伝えます。

3　おわりにかえて〜ファミリーセンタードケアの導入

　長野県立こども病院新生児病棟では、家族がより主体的に子どものケアや治療方針の意思決定に参加することを目指す、ファミリーセンタードケア（family-centered care：FCC）に取り組んでいます。2022年から新生児病棟スタッフ全員を対象とした家族の力を引き出すためのスタッフのコミュニケーショントレーニングを開始しており、子どもの様子を家族と一緒に観察し、行動の意味を考え、意見を出し合いながら新生児ケアを実施しています。子どもを囲みながら家族と医療者が現在の治療に関しての考えを共有し、話し合う家族回診を行い、子どもに合った治療、ケアを検討しています。また家族の妊娠出産の歴史を聞く機会をもつことや子どもの入院早期から退院に向けての考え方を共有することで個別性を意識した看護計画の立案、退院支援につなげています。

　私たち看護師は「子どもの最善の利益」を考える際、蓄積されていくエビデンスを理解した上で、子どもの状況と照らし合わせて柔軟に対応していかなければならないと感じています。子どもにとって家族と過ごすかけがえのない時間が温かで安心できるものになるよう、家族とともに子どもをより深く知り、家族の思いに寄り添いながら、意見を交わすことができる関係性を築くことが大切です。ただそれは、18トリソミーのある子どもに特別なことではなく、誕生したすべての子どもたちの個性を大切にし、それぞれの幸せの形を支援する存在でありたいと思います。

引用・参考文献
1）堀内夏子．胎児期から出生後（急性期・慢性期）における新生児看護の役割．小児看護．45(9), 2022, 1095-101.

17 心理的ケア

大和田喜美

1 はじめに

　赤ちゃんの誕生には、家族はもちろん、周囲の人々のこころを大きく動かす力があります。身体いっぱいから放たれる希望に満ちたエネルギーは、実は誰もが経験して今生きていることを無意識に思い起こさせているのかもしれません。

　生まれてきた赤ちゃんがNICUに入院するということは、どの家族にとっても未知数の不安を抱えることになります。そこでは、まず赤ちゃんの誕生を温かく迎え、愛情をもって接する姿勢、医療スタッフによる真摯な治療と身体のケアが求められます。まさしく、「体のケアは同時に優れてこころのケアである」[1]といつも感じています。そのような周産期医療の場で、臨床心理士（以下、心理士）は、「親子の出会いを支える……そっとさりげなく」「親子の関係性の育みを支える……ゆっくり丁寧に」「葛藤と向き合う時間を支える……信じて待つ」を基本姿勢として、入院となったすべての赤ちゃんに会い、赤ちゃんと家族の時空間が守られるように、また、家族が必要としたときに想いを話せるように傍にいることを大切にしています[2]。18トリソミーのある赤ちゃんと家族に対してもその姿勢は変わりません。しかし、親子で過ごす時間に限りがあるかもしれないと知ることは、家族にとって大きな衝撃です。特に母親にとっては、喪失感や自責感など強い孤独に覆われ、人生そのものが大きく変わる体験をされています。おなかの中から続いている親子のつながりをしっかり感じられるよう、そっと寄り添う一人でありたいと思います。

2 心理的ケアの実際

1. 医師からの説明のとき

　医師から赤ちゃんの状態（18トリソミーの可能性または確定診断）を説明される時期は、妊娠中の場合もあれば、出産後の場合もあります。いずれにせよ、医師からの説明には、医学的な根拠（統計や経験値など）に基づいた生命の危機に関する内容も含まれます。受けとめるにはあまりにもつらく厳しい説明に、あるお母さんは「これまでに体験したことのない絶望の時間だった」と振り返りました。

　心理士は、衝撃に圧倒されている家族の揺れる想いをありのままに聴きます。気持ちが揺

れるのは当然であり、どのように感じてもよいことをそっと伝え、沈黙や涙にも想いを馳せて傍にいます。揺れる想いを否定せず、こころと向き合う時間を守るべく傍にいると、多くの家族は葛藤を抱えながらも赤ちゃんの「いのち」と出会い、赤ちゃんを含めた家族としてのありようを見つけていかれます。だからこそ、赤ちゃんの存在は、たとえ亡くなったとしても家族の中で生き続けるのだと思います。

2．妊娠期（管理入院中）

妊娠中に確定診断となり、お母さんが管理入院をされた場合、心理士は定期的に部屋を訪室し、おなかの赤ちゃんとお母さんに会いに行きます。そこでは、ぽつりぽつりと言葉を選びながら、自身の体調やおなかの中の赤ちゃんの様子、出産へ向けての緊張感などを話されるお母さんが多いように思います。心理士は、おなかの中で確かに生きている我が子への愛おしさと喪うことになるかもしれないという予期不安に揺れる母親としての葛藤を受けとめながら、出産の日へ向けて応援していきます。

3．出産（赤ちゃん誕生のとき）

赤ちゃん一人ひとりの実際の状態は、生まれてみなければわかりません。出会いの日が別れの日になる家族もいます。自力で呼吸ができず、人工呼吸の挿管が必要な赤ちゃんもいますが、大きな声で泣いて、自分でしっかり呼吸をしている赤ちゃんもいます。まずは、この親子の出会いのときを医療スタッフと一緒に温かく見守ります。心理士も赤ちゃんの誕生を一緒に喜び、この日に向けて頑張ってきた赤ちゃんと家族を労います。

4．NICU 入院中

NICU に入院となる赤ちゃんは家族と対面した後、「今を生きる」ことを支える時間が始まります。呼吸や心臓の状態など、一喜一憂では語れない緊張の日々が続きます。この時期、家族は気持ちを言葉にすることもつらく怖いことであり、自身の気持ちと距離をとることで自分のこころを守っている場合もあります。

「夜に電話が鳴るとドキッとします」と話される家族は少なくありません。しかし、赤ちゃんの状態が少し落ち着いてくると、「このまま元気に成長していくのではないか？」と期待がこれまでの不安を上回ることもあります。心理士は、赤ちゃんに会い、身体いっぱいから放たれるメッセージを受け取ります。家族が感じる赤ちゃんの様子を教えてもらい、親子のやりとりが育まれるようにベッドサイドで声をかけたり、少し遠くから見守ることもあります。また、赤ちゃんから離れた個室では、家族が我が子への愛おしさとともに無力感や理不尽さなど、矛盾する想いを同時に言葉にされることがあります。心理士は、家族の持っている力を信じ、家族の葛藤する時間を守れるように傍にいます。

5．退院へ向けて

家族にとって、退院は期待と喜びだけではありません。病院から離れて家で生活することは、日々の不安だけではなく我が子を看取る覚悟も含まれます。退院を目指して実際的な準備が進んでいくと、周囲の流れがとても速く感じられ、家族の気持ちが追いついていない場

合があります。心理士は家族のペースに寄り添い、その時々に必要な情報を医療スタッフと共有し、家族の気持ちを尊重した選択を一緒に考えていきます。

6．別れのとき

　NICU で看取りになる家族もいます。たとえ、別れのときが近づいていると感じる場面でも、最期まで一緒に赤ちゃんの「生きる」を支えたいと思います。また、親子が少しでも居心地よく過ごせる物理的な空間の配慮（個室やパーテーション・長椅子の準備）、家族で過ごす時間の工夫（面会時間や面会者の特別ルール）など、これまで経験してきたアイデアを医療スタッフと話し合い、温かな時空間を家族に提案できるように整えます。

　看取りのときだけでなく、赤ちゃんが亡くなった後も、家族の大切な時間は続きます。病院の個室で『親子3人で川の字で寝る』という希望が叶った家族は、「人生で一番悲しい日でしたが、この上ない幸せな日でもありました」と教えてくれました。

3　赤ちゃん中心のチーム医療の中で

　病院では、赤ちゃんを中心に多職種がチームとなって協働しており、その中には家族の存在も明確に位置づけられています。医療的な治療のみならず、赤ちゃんにやさしいケアを家族と一緒に考えたいと思います。限られた時間の中で、いろいろなことを決断し、赤ちゃんにとって最善と思われる方法を選択することは誰にとっても容易ではありません。難しい選択を前に、医療スタッフのこころも揺れ動きます。そのような状況では、心理士の存在自体がこころを見つめる契機となりえます。それぞれのスタッフが、赤ちゃんを中心に据え、自分のこころと向き合えるように支えることも心理士の役割と感じています。心理士から見た場全体の状況については、定期的な多職種カンファレンスで共有しますが、日頃からそのときその場にいるスタッフと話し合うことも大切にしています。

1．情報社会における家族支援

　一人ひとりが「赤ちゃん本人が何を望んでいるのか？」と思いめぐらせる中、家族は医療スタッフに比べると専門知識や正確な情報の少なさから、迷いと不安を強く感じられています。しかし、現在は、インターネットや SNS が普及し、知りたい情報を自分で調べられる時代となりました。医師からの説明後に自分自身で調べることは、赤ちゃんの理解に役立つこともあるでしょう。また、家族が感じている不安や疑問、提案などを医療スタッフに伝えやすくなった面もあるかもしれません。しかし、情報や選択肢の増加は、葛藤の拡大にもつながります。家族が情報に翻弄されないように、日々の赤ちゃんの状態を家族と一緒に見て感じ、目の前の赤ちゃんの状態を医療スタッフから、家族が必要とする福祉サービスを退院支援スタッフから説明してもらうこともあります。

2．親子のペースに寄り添う支援

　家族はチーム医療の一員ですが、親子が中心となる場面では、親子のペースを尊重しなが

らチームで支えていきます。家族のこころの動きを繊細に感じ取った医療スタッフから心理士へ「どのような関わりが今の家族の支えになるのだろうか？」と声をかけられることも増えました。心理士は家族の気づきを教えてもらい、その想いをなるべく率直に医療スタッフに伝えられるように橋渡しをし、必要に応じて、家族の気持ちや家族の言動の背景にあると感じられる想いを家族に代わって医療スタッフへ伝えることもあります。

1）赤ちゃんとのやりとりから生まれる感覚を守る

Aちゃんの場合● NICUに80日間入院をして亡くなったAちゃんのお母さんは、日々のカンガルーケアや沐浴の時間を通じて、「この子はこちらの言っていることを理解しているのではないかと感じることがよくあった。18トリソミーの子は成長が早いのかも…と思っています」と教えてくれました。Aちゃん親子のこころの対話から、親が我が子に没頭する時間を守ることの大切さを実感しました。

Bちゃんの場合● 入院生活が長くなったBちゃんに離乳食を食べさせることが日課となったお母さんがいました。ある日、親子の様子を見守っていた看護師は、モニターの数値も見ながら「呼吸が少し苦しそうなので、今日はこのくらいにしましょう」と伝えたとき、お母さんは「この子はまだ食べたがっている！」と語気を強めて答えました。担当の看護師は、お母さんの様子に驚き、これまでの信頼関係が崩れてしまったのではないかと心配していました。心理士は日々の面会の様子から、赤ちゃんとお母さんの関係がしっかり育まれていること、お母さんにとって「食べることは生きること」なのではないかと看護師に伝えました。

後に、お母さんは「病院の皆さんがいつも一生懸命にお世話してくれていたのに、私がこの子を一番わかっている！と思い上がっていました…。できることが増えて嬉しくて、もっと大きくなってほしいと期待して…」と反省するかのように話されました。「お母さんなんだから当然です！」と思わず言ってしまった心理士ですが、家族は我が子が病院に世話になっているという状況から、どこかで遠慮をし、やり場のない気持ちを胸におさめていることをあらためて感じました。このように、家族も医療スタッフもそれぞれが一生懸命に赤ちゃんと向き合っている中でも、感覚や捉え方がすれ違う状況は起こりえます。

しかし、Aちゃん、Bちゃんの例のように、親子の時間が守られていたことで、赤ちゃんと家族のこころのやりとりが豊かになり、関係性も育まれていったのだと思います。どんなときでも、親として湧き起こる感覚をNICUの場全体で温かく受けとめたいと思います。

2）「緩和ケア」の捉え方への配慮

周産期の緩和ケアの目標は「子どもの看取りの支援ではなく、子どもが最期までその子らしく生きられるように支援し、子どもと家族の生活の質を最適化すること」[3]であり、治療と並行して行われるものとされています。私の中では、赤ちゃんが家族と一緒によりよく生きる（生ききる）ことを支える治療とケアであり、グリーフケアも含まれていると捉えています。一方、家族の捉え方には「終末期のケア」というイメージが残っており、「もうこの子にできる治療はないのだな…」「亡くなる準備の時間なのだな…」と喪失感が強まること

があります。赤ちゃんがよりよく生きることを支えるための時間は、家族のその後の人生に大きく影響します。捉え方のずれによって家族の苦しみが深まらないように、丁寧に話し合うことを心掛けたいと思います。

3）グリーフケアの拡充を目指して

グリーフケアについては、ようやく行政の支援体制が広がりつつあり、支援の必要性が周知されるようになってきました[4]。しかし、退院後の病院とのつながりは少なく、継続的な支援体制の拡充までには至っていません。行政の相談窓口、医療機関での精神的なケア、家族の会の情報など、家族が必要としたときに必要な人や場所とつながることができるように、今後も病院でできることを検討しながら、情報提供も併せて伝えていきたいと考えています[5]。

我が子を喪った悲しみはずっと消えないでしょう。しかし、赤ちゃんは家族とともに生きていく存在でもあります。めぐる季節の中で、ふと近くに感じ、ふと匂いや感触を思い出し、時間を行きつ戻りつしながら、それぞれの中で生き続けています。それは、医療スタッフにとっても同じであり、大切な出会いはそれぞれの中で生き続けています。

4 おわりに

18トリソミーのある赤ちゃんは、実にチャーミングな表情で出会った人々に「いのち」について考える機会を与えてくれます。出会った赤ちゃんは「生まれるってことは、死ぬことも含まれているんだよ」と教えてくれる存在でした。

現在は、出生前診断や胎児心臓エコーなどの検査により、妊娠中に赤ちゃんの状態がより詳しくわかるようになりました。18トリソミーのある赤ちゃんにおいても、治療方針の選択肢が広がり、家族が積極的な治療を望む場合は、妊娠中から外科手術等の治療体制が整った病院へ転院することが増えてきました。すべての赤ちゃんと家族が、どこにいても、親子で過ごすあたりまえの時間が守られることを願っています。

心理士としては、何年たっても迷い悩みながらの日々ですが、目の前の赤ちゃんと家族に出会い、こころを通わせ合いたいと傍にいることで感じられる想いがあります。多くの家族は「これからも入院してくる親子の味方でいてくださいね」と次の家族へのバトンを渡して退院されます。これまで出会ってきた親子の想いも一緒に、新たに出会う家族の力を信じて、家族の尊いつながりを見届ける証人でありたいと思っています。

引用・参考文献

1) 岡田由美子. 周産期のこころのケア. 周産期医学. 36 (6), 2006, 697-700.
2) 橋本洋子. NICUとこころのケア：家族のこころによりそって. 第2版. 大阪, メディカ出版, 2011, 136p
3) 余谷暢之. 出生前診断をされた児の看取り：最期まで生きるを支えるための支援について考える. 周産期医学. 53 (5), 2023, 797-801.

4) （株）キャンサースキャン，厚生労働省．令和3年度 子ども・子育て支援推進調査研究事業「子どもを亡くした家族へのグリーフケアに関する調査研究」2022　http://cancerscan.jp/news/1115/（2024.6.28 アクセス）
5) 大和田喜美．赤ちゃんの死と向き合うということ．別冊発達32 妊娠・出産・子育てをめぐるこころのケア 親と子の出会いからはじまる周産期精神保健．永田雅子編．東京，ミネルヴァ書房．2016, 177-86.

わが子への思い　●18トリソミーの会メンバーから

きぃ父。

　道に迷ってココにたどりついたのでしょうか？
　それとも、最初から「この夫婦」を目指してやってきたのでしょうか？
　それが、どちらか知る由もないけれど、きぃちゃん。あなたはここにやってきました。
　18番染色体が３本ある…そんなのただの確率的な悪戯です。俺や妻の食べたものがよくなかったとか、行いが悪かったとか、そういうことではないのです。
　確かに、偶然に生じるからでしょうか。この世の中にある、ありとあらゆる職業のご夫婦が、18トリソミーのあるお子さんを産んで育てているのを知りました。
　君は父母の顔を見て、いつも最高の笑顔を見せてくれます。それだけでいい。生きている理由なんて、親にほほえみかけること、それだけで良いのです。その笑顔で俺はご飯何杯でも食べられる。他に何も要らないのです。
　君の命と同じように、俺の命だって、あとどれくらい残っているかなんてわかりません。知る必要もありません。でも、無駄にできるほどあるわけではないのは知っています。
　だから、俺ん家の家族の時間を全力で大事にしたいのです。

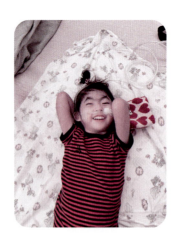

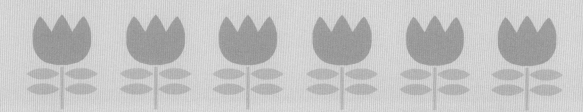

第Ⅲ章 子どもたちの暮らしとそのサポート

1 NICUから在宅への退院・地域への移行支援

村瀬正彦

1 はじめに

18トリソミーのある子どもは、多彩な症状を呈します。そのため、様々な職種がチームとして診療やケアを提供していくことが求められます。NICUと在宅では、行われる診療やケアに異なる部分がありますので、子どもの退院を支援するには、NICUでの医療に適したチームから、在宅での医療に適したチームへの再編成が必要となります。それは、子どもと家族にとってとても大きな変化となり、退院時の準備は段階を追って進めていくことが求められます。

本稿では、その進め方の一般的な流れと、実際の症例について記載します。

2 NICUから在宅への退院移行

NICUから在宅への退院移行の流れを、図1に示します。退院に向けて進んでいくときに、家族は不安な気持ちや心配な気持ちがたくさん出てくると思います。その際には、家族で抱え込まず臨床心理士をはじめとした医療スタッフに相談をしてほしいと伝えます。

1. 自宅への退院が叶う時期の話し合い

NICUに18トリソミーのある子どもが入院して、病状がある程度落ち着いてきた頃から、どのような状態になったら自宅への退院が叶うのかということを考え始めます。状態とは子どもの病状だけではなく、家族の意向も含みます。家族と医療者は話し合いの場を複数回も

急性期	病状安定期	退院支援	退院調整	退院
●病状の安定化に向けての治療 ●心理的支援	●自宅への退院が叶う条件の話し合い ●養育状況の確認 ●心理的支援	●手技獲得 ●必要物品の準備 ●社会資源の導入 ●訪問診療の手配 ●心理的支援	●院内外泊 ●院内／院外スタッフとのカンファレンス ●心理的支援	

図1 NICUから在宅への退院移行の流れ

ち、退院が叶う状態を決めていくことが望まれます。そして話し合いを行う際には、「重篤な疾患を持つ子どもの医療をめぐる話し合いのガイドライン」を参考にします[1]。

　医療者と家族が自宅への退院が叶う条件を共有することで、退院のイメージが具体的になることや、退院の準備を開始する時期を決めやすいといった利点もあります。ただし、18トリソミーのある子どもは、病状が安定したと思っても再び変化することもあります。子どもの状態の変化があれば、家族は子どもの最善の選択について、医療者とともに考えていくようにします。

2. 自宅に帰ったときの生活プランについての相談

　家族と子どもが、自宅でよりよく過ごせるための生活プランについて相談をしていきます。この生活プランは、家族構成や仕事の内容なども検討しながら考えていきます。ただし、最初から具体的な生活プランを考えられる家族は稀です。そのため、医療者と相談をしながら、少しずつ具体化していきます。実際に自宅で18トリソミーのある子どもと過ごされている家族の話を聞いたり、見学させてもらったりすることで、具体的になることも多くあります。

3. 手技の習得

　沐浴や、着替え、おむつ交換などの一般的な育児手技に加えて、子どもに併存している疾患や全身状態によって必要となる処置があります。医療スタッフは、家族が必要な手技を習得できるように手伝います。

4. 必要物品の準備

　子どもに併存している疾患や全身状態に合わせて、在宅医療に必要な日常生活用具を準備していきます。

5. 社会資源の導入

　18トリソミーのある子どもは、医療費助成や、手当、日常生活の支援といった社会資源が利用できます。社会資源の多くは、申請してから承認されるまでに時間がかかるため、退院後に必要とされる社会資源の申請は、入院中から行っていきます。福祉サービスは複雑ですので、病院内の医療ソーシャルワーカーや地域連携を専門とする看護師や、地域の保健師などの専門家と手続きを進めていきます。

6. 訪問医療系サービスの手配

　訪問医療系サービスを利用することで、自宅で様々な医療サービスを受けることが可能になります。訪問医療系サービスには、大きく分けて訪問診療、訪問看護、訪問リハビリテーション、そして訪問薬局があります[2]。利用を希望されるものを、家族と医療スタッフで相談しながら決めていきます。

7. 院内外泊

　院内外泊は、自宅に近い環境で子どもと生活してもらい、想定している自宅でのスケジュールで過ごします。院内外泊を行うことで、これまで1つひとつ練習して行っていた医療的ケアや育児の手技を、一連で行うことができます。自宅に帰る前に実際に近い状況でやっ

てみることで、思わぬ課題に気づくことができ、退院前に修正できることもあります。

8. 院内・院外の医療者との情報共有

退院した後、受診した際に適切な対応ができるように、小児病棟の医療スタッフや小児科外来スタッフと情報共有を行います。

訪問医療系のスタッフや保健師といった退院後に関わるスタッフと、NICUで担当する医療者が子どもと家族について情報共有を行い、具体的な役割分担を行うためのカンファレンスを行います。そして、退院後に関わる医療スタッフと家族が直接会い、退院後の関わり方の相談や疑問点なども含めて話し合う場を設けます。これを行うことにより、家族が具体的な訪問医療の利用方法なども相談することができます。

3 Aちゃんの場合

以下に当院での実例を紹介します。経過の掲載については家族から許可をいただいています。

【妊娠経過】

妊娠28週で、18トリソミーと診断されました。分娩前に、産婦人科、臨床遺伝科、小児科、助産師で、家族と出生後の治療方針についての話し合いを複数回行いました。そして、出生後も、両親は積極的な治療を希望されることを確認しました。

【分娩経過】

在胎37週5日に選択的帝王切開により出生し、体重は1,685gでした。出生後に、呼吸補助を行い自発呼吸が確立しました。NICUに入院し、CPAP管理を開始しました。

【NICU入院から退院移行前まで】

心室中隔欠損症により心不全傾向を認めましたので、日齢5に肺動脈絞扼術と動脈管結紮術を受けるために小児心臓血管外科を有する施設に搬送されました。日齢6に肺動脈絞扼術と動脈管結紮術を受け、状態が安定後、日齢18に当院へ戻ってきました。

両親は自宅退院を希望されたため、退院の準備を開始する時期として体重2,000gを超えること、CPAPから離脱できた時点で退院移行を始める方針としました。

【退院移行開始後から退院まで】

日齢40に体重2,000gを超え、無呼吸発作はありましたが、CPAPの離脱は可能と考えられ、以下のステップで退院への移行を開始しました。

1. 退院後、自宅で想定している養育状況の確認

母親は育児休暇を取得しており、日中のケアを中心的に担うことになります。父親は育児休暇を取得していなかったので、帰宅後の夜間および週末に、母親と協力して児のケアを担います。同居している母方祖母は母親のサポーターとして、児のケアにも関わってもらうこととしました。

2．在宅療養に必要となる手技の習得

1）経管栄養／胃管管理

栄養ポンプの操作方法、胃管挿入および固定方法、経管栄養に使用するボトル・チューブの洗浄および乾燥の方法について習得してもらいました。

2）SpO₂モニターの管理

SpO₂モニターの見方とセンサーの巻き方、褥瘡などが起きていないか皮膚を観察する方法について習得してもらいました。

3）アラーム対応／無呼吸発作対応

アラームが鳴ったときの観察の仕方や、無呼吸発作が起きたときの対応を習得してもらいました。

4）蘇生処置

自宅で状態が悪くなったときの対応として、蘇生処置を含めた手技について習得してもらいました。

5）内服手技／浣腸手技

持ち帰る薬剤についての内服の仕方について習得してもらいました。1日1回の排便は認めていたものの、排便時にいきむと酸素飽和度の低下を認めるため、座薬の浣腸が必要で、浣腸手技を習得してもらいました。

3．急変時の蘇生処置の確認

状態が悪く、当院を受診したときの対応について相談しました。家族は胸骨圧迫を含めて可能な医療をすべて行うことを希望される旨を確認しました。

4．在宅療養で必要となる物品の手配

1）在宅酸素

状態が安定しているときは、酸素使用の必要性はありませんでした。しかし、状態が不安定なときの蘇生処置や、体重増加により酸素投与が必要になる可能性を考え、在宅酸素の準備を行いました。

2）経腸栄養ポンプ

一定の速度で注入する方法が、子どもにとって負担が少ない栄養投与方法と判断したため、経腸栄養ポンプを持ち帰ることとしました。

3）マスクと自己膨張式バッグ

蘇生を行うためのマスクと自己膨張式バッグを購入しました。

4）聴診器

胃管挿入した際の確認を目的として、聴診器を購入しました。

5．訪問診療と提携する医療機関の手配

訪問診療と、訪問看護、訪問リハビリテーションの導入を行いました。

6. 院内外泊

退院前に、院内外泊を行ってもらいました。母親から、院内外泊で酸素飽和度のモニター音と注入回数が多いことにより眠れなかったとの訴えがありました。そのため、酸素飽和度のアラーム設定について医療スタッフで再度検討し、子どもの状態から酸素飽和度のアラーム設定の変更が可能と判断し変更しました。その結果、アラームの鳴る頻度を減らすことができました。また夜間の注入回数を減らすことを目的に、注入回数を 8 回注入から、7 回注入に変更して対応しました。

7. 院内・院外の医療関係者との情報共有

院内のスタッフとは、子どもの状態や併存している疾患、行う予定の医療行為、急変時に希望している治療内容などを共有し、子どもの状態が不安定で来院するときや入院するときにもスムースに対応できるように情報共有を行いました。

当院の医療スタッフと、訪問看護師、訪問リハビリスタッフ、訪問診療医、こども家庭支援課の方々と、子どもの状態や入院中の様子、必要となる医療行為を共有し、退院後のフォローについて相談しました。

上記の経過を経て、日齢 73 に退院しました。

8. Tips

A ちゃんがもし CPAP を離脱できなかった場合は、少し複雑な手続きが必要でした。当時の在宅用人工呼吸器は、体重が 5kg 以上の子どもを対象としたものしかありませんでした。そのため、CPAP が外れず持ち帰る場合は、承認内容の範囲外での使用するために倫理委員会で協議し、承認が必要でした。しかし現在は、より体重の小さい児にも使用ができる在宅用人工呼吸器が存在しますので、以前のような複雑な手続きを経ずに在宅用人工呼吸器を持ち帰り退院することが可能となりました。

4 まとめ

NICU 退院まで、ステップを多く踏んでいくことが必要となります。一歩一歩、医療スタッフと家族で進めていければと思っています。

引用・参考文献

1) 日本小児科学会. 重篤な疾患を持つ子どもの医療をめぐる話し合いのガイドライン.
 https://www.jpeds.or.jp/uploads/files/20240802_hanashiaiGL.pdf (2024.9.12 アクセス)
2) 熊田知浩. Ⅲ. 長期的医療・ケア 13 または 18 トリソミー症候群の在宅医療. 小児科診療. 59 (9), 2023, 1079-85.

2 在宅医療

熊田知浩

1 はじめに

　多臓器に合併症を抱え、酸素療法、人工呼吸器、経管栄養などの医療的ケアを必要とすることが多い18トリソミーのある子どもが自宅で安定した生活を長期間送るには、訪問診療・訪問看護・訪問リハビリテーション・訪問薬局などの訪問医療系サービスと様々な福祉サービスが、基幹病院と連携をとりながら、子どもと家族を自宅という生活の場で支えていくことが重要です。

　本稿ではまず訪問診療について概説し、次に筆者が訪問診療を行っている18トリソミーのある子どもの在宅医療の様子を紹介します。

2 訪問診療

1. 訪問診療とは

　病気のため通院が困難な患者に対し、医師があらかじめ診療の計画を立て、患者の同意を得て定期的に（1か月に1回あるいは2回など）患者の自宅などに赴いて行う診療が「訪問診療」です。なお、「往診」とは、訪問診療している患者に、医師が診療上必要があると判断したとき、予定外に患者の自宅などに赴いて行う診療のことを言います。つまり、体調が落ち着いているときでも定期的に診察に伺うのが「訪問診療」で、訪問診療を行っている患者さんが急に具合が悪くなった時に急遽伺うのが「往診」です。

　緊急時に往診に行けるなどの条件から、訪問診療を行う範囲は原則その診療所や病院から半径16km以内の患者宅とされています（近くに訪問診療医がいない場合は例外として16kmを超えて遠方への訪問診療も認められています）。

2. 訪問診療の実際

　訪問診療がどのように行われるのか、当クリニックでの流れを例に挙げて紹介します（訪問診療のスタイルはクリニックごとに異なります）。

　訪問予定前日に看護師が訪問時刻、患者と家族の体調の確認、診療処置や会計の確認、在宅療養指導管理[注）]を行っている患者に渡す衛生材料の内容や数の確認を行います。当日は看護師の運転で医師と2名で訪問しています。患者宅に到着すると、洗面所で手洗いした後、

家族から前回訪問後の症状の変化などを尋ねながら、診察、気管カニューレ交換や胃ろう交換、予防接種などの処置や処方を行います。また、持参した衛生材料の種類や個数を家族と一緒に確認します。最後に保険証や福祉受給券の確認や会計などの事務作業を行って、次回受診日を確認して帰ります。1件あたりの滞在時間は20～30分程度ですが、処置や相談内容によっては1時間を超えることもあります。基幹病院の主治医へは訪問診療の様子を書面で報告していますが、急ぎの相談は直接電話連絡を行います。また訪問時にきょうだいや親の体調不良時の診察・検査・処方や予防接種なども行います。

体調不良時の往診は家族から直接相談されて伺う場合が多いですが、訪問看護師からの連絡を受けて家族と相談の上で伺う場合もあります。必要であれば自宅で各種ウイルス抗原検査・PCR検査・血液検査・尿検査などの検体採取、エコー検査、脱水時の点滴や抗菌薬の点滴等を行ったりします。痰をうまく出すことができない患者には、肺内パーカッションベンチレーター（IPV®）などを用いた呼吸理学療法を実施しています。入院が必要と判断した場合は、基幹病院の主治医または当直医に連絡して入院の依頼や相談を行います。

注）在宅療養指導管理

各医療的ケアを行うには医療機器や医療用物品（衛生材料）が必要です。医療的ケアを管理する病院（訪問診療を行う診療所のこともある）がその医療的ケアに関わる在宅療養指導管理料と関連する在宅療養指導管理材料加算を算定し、その保険点数の中から対象となる医療機器（人工呼吸器、酸素濃縮器、排痰補助装置、注入点滴用ポンプ等）を業者からレンタルし、必要な衛生材料（吸引カテーテル、人工鼻、ガーゼ、注入ボトル、経鼻胃管チューブ、栄養管セット、注入用シリンジ、導尿カテーテル、消毒綿等）とともに患者に提供しなければなりません。

3　18トリソミーのある子どもの在宅医療の実際

18トリソミーのある子どもの在宅医療は、他の重症心身障害児や医療的ケア児の在宅医療と特別な違いはありません。しかし、彼らの特徴として、以下の点に留意すべきです。

・先天性心疾患の合併が多く、特に乳幼児期は肺高血圧や心不全など循環動態が不安定で急変のリスクが高く、小児循環器科との密な連携が必要になります。
・成長に伴い、側弯、気道狭窄（空気の通り道が狭くなる）や嚥下障害（唾液を誤嚥しやすい）などの合併により、痰をうまく出せず、呼吸状態が悪化しやすくなることが多く、細やかな呼吸管理、痰を出しやすくするための呼吸理学療法が重要になります。

次に当クリニックで訪問診療を行ってきた18トリソミーのある子どもの診療経過を紹介します。排痰ケア・呼吸管理の様子、基幹病院・訪問診療医・訪問看護師の連携、成長とともに医療的ケアを修正していく必要があること、など読み取っていただけたらと思います。

1．5歳で亡くなったAちゃん

Aちゃんは心疾患として心室中隔欠損症、肺高血圧、心不全があり、乳児期に肺動脈絞扼手術を受け、県内の大学病院で診療されていました。6か月時に無呼吸発作で心肺停止にな

り脳に低酸素状態のダメージを受け、気管切開（喉頭気管分離）、人工呼吸管理、酸素療法、経鼻胃管栄養が必要な状態になりました。1歳時、療育などの目的で県内のこども病院に紹介されたのが筆者との出会いでした。大学病院で小児循環器外来を、こども病院で定期診療を行っていましたが、筆者の開業に伴い、3歳5か月から訪問診療を開始しました。大学病院の小児循環器外来通院は継続、こども病院はレスパイト入院や治療入院で利用、それ以外に民間の児童発達支援教室にも通園、時々筆者のクリニックの医療型特定短期入所（日帰りデイサービス）も利用されていました。訪問看護、訪問リハビリテーション、訪問薬局などの訪問系サービスも利用されていました。

訪問診療は月2回定期的に行い、在宅療養指導管理（人工呼吸器、酸素濃縮器、酸素ボンベのレンタルや管理、吸引カテーテル、人工鼻、気管切開部のYガーゼ、注入ボトル、経鼻胃管チューブ、栄養管セット、注入用シリンジなどの衛生材料の支給）を行いました。Aちゃんは肺の一部に空気が十分入らない部分ができる「無気肺」があり呼吸障害の原因となっているため、訪問の際には呼吸状態のチェック（カプノメーターでの呼気二酸化炭素濃度の測定、酸素飽和度モニターや人工呼吸器の分時換気量、1回換気量などの実測値の評価）を行い、クリニックから持参したIPV®を用いた呼吸理学療法を行い（図1）、気管カニューレ交換を行いました。なお、気管カニューレは閉塞や計画外抜管に備えて常に予備のものを1つ渡しています。呼吸器感染症にかかると呼吸状態が悪化することが多く、往診で採血して抗菌薬を処方したり、IPV®で排痰ケアを行ったりすることもしばしばありました。呼吸器感染症に伴い、心不全も徐々に進行し、心拍数増加、不機嫌などの体調不良を来たしやすくなり、その都度訪問看護師からの連絡を受けて往診、こども病院の主治医と大学病院の小児循環器担当医とも相談しながら診療にあたりました。最後は原因不明の不眠や不機嫌、心拍数が高い状態が続き往診、家族や主治医と相談の上、こども病院に観察入院となりましたが、入院後5日で多臓器不全が急速に進行し5歳1か月時、病院で亡くなりました。

2. 現在18歳のBさん

Bさんは心疾患として心室中隔欠損症、肺高血圧、心不全があり、生後7か月時に肺動脈絞扼術を受けました。9か月時に無呼吸発作の影響で右大脳半球に低酸素状態によるダメージを受けました。11か月時にウエスト症候群を発症し県内のこども病院に紹介さ

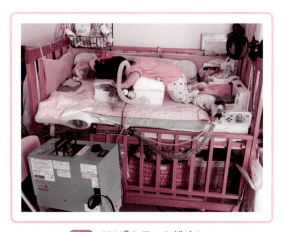

図1 IPV®を用いた排痰ケア

Aちゃんは肺の背中側に無気肺があるため、腹臥位にしてIPV®を15分間行っています（写真左手前の大きな機械がIPV®本体です）。IPV®は肺の中の痰を動かして出しやすくする効果があります。無気肺ができやすい患者には呼吸理学療法の観点からも定期的に行うメリットは大きいです

れ、出会いました。RSウイルスなどの呼吸器感染症のたびに気管挿管、人工呼吸管理を繰り返し、在宅でマスクによる人工呼吸管理を導入しましたが、効果不十分で7歳時に気管切開（喉頭気管分離）術を行いました。こども病院で月2回定期診療を行っていましたが、5年前に筆者の開業に伴い訪問診療を開始しました。

　訪問診療開始時、喉頭気管分離、ほぼ常時人工呼吸管理、定期的な排痰補助装置使用、随時酸素療法、経鼻胃管栄養などの医療的ケアが提供されました。地元総合病院の小児科で小児循環器外来定期通院、レスパイトや体調不良時の入院でこども病院を利用、それ以外に訪問看護、訪問薬局などの訪問系サービスを利用されています。訪問診療は月2回定期的に行い、在宅療養指導管理（Aちゃんと同じ内容）を行っています。側弯が重度で無気肺があり呼吸状態が悪化しやすく、訪問時にIPV®による呼吸理学療法を行い、気管カニューレ交換（図2）を行っています。また気管支喘息もあり、人工呼吸器設定は普段の状態でのモードと呼吸状態悪化時のモードなど4パターン組み込み、呼吸状態により家族がモードを変更できるように指導しました。喘息発作に備えて、吸入用ステロイド・気管支拡張薬や内服用ステロイドなどを自宅に常備し呼吸状態悪化時にすぐ使えるようにしました。側弯の進行に伴い、頸部のねじれから気管カニューレが気管壁に当たって換気しにくくなり、こども病院に治療入院中に呼吸状態の評価やカニューレの変更を行ってもらいました。また成長に伴い経鼻胃管の挿入が困難となったため、16歳時に地元総合病院外科で腸ろう手術を行いました。

　自宅がクリニックから半径16kmを超える遠方のため、体調不良時にすぐに往診できず、オンライン診療を活用して人工呼吸器の設定変更や常備薬での対応を指示し、採血や抗原検査やPCRが必要な場合は外来診療終了後に往診しています。訪問看護ステーションとこども病院との連携で、体調悪化での入院は年に数回程度で長期間在宅生活を送っています。

3. 現在16歳のCさん

　Cさんは心疾患として心室中隔欠損症、肺高血圧症があり、生後5か月時に根治術を施行、県内のこども病院に紹介され、出会いました。嚥下障害、胃食道逆流症、輪状膵を認め、1歳時に胃ろう造設、噴門形成術を行いました。胃ろう栄養開始後、嘔吐はなくなりましたが、ダンピング症候群（栄養剤注入に伴って血糖値が大きく上下動する）のため注入ポンプを用いてゆっくり注入しています。また膀胱尿管逆流を認め尿路感染症を反復したため、定期的に自己導尿をしています。

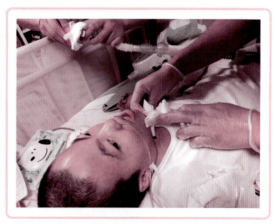

図2　気管カニューレ交換
予定外にカニューレが抜けてしまったときに家族が慌てず自信を持って入れることができるように、私たちが訪問時に見守りながら家族に入れ替えを練習してもらう場合もあります

5年前から月1回の頻度で当クリニックから訪問診療を行っています。在宅療養指導管理（注入ボトル、栄養管セット、注入用シリンジ、導尿カテーテルなどの衛生材料の支給、ポンプのレンタル）は当クリニックで行っており、2か月ごとに訪問でバルーン型の胃ろうボタンの交換を行っています。腹腔内への誤挿入を避けるため付属のガイドワイヤーを用いて交換し、交換後は胃ろうボタンから内視鏡を挿入、180°反転させて胃内にバルーンが留置されていることを確認しています。なお、胃ろうボタンはバルーンの破損や計画外抜管に備えて1つ予備を渡しています。呼吸状態は安定し、5年以上体調を崩しての入院はなく体調は安定しています。しかし、側弯が緩やかに進行しており、整形外科に定期通院しています。ゆっくりではありますが成長発達がみられ、不安定ながら座位を支えなしでとれ、ボールを持たせると手首のスナップをきかせて勢いよく投げ返してくれます。

4　おわりに

　筆者は病院勤務から訪問診療に診療の軸足を移して、両方の立場から18トリソミーのある子どもとその家族と長年にわたって関わらせていただきました。紙面の都合で3名のみ在宅医療の様子を紹介しましたが、生活の場で家族に囲まれリラックスして過ごす子どもたちの素の表情は病院で見ていた表情よりも生き生きと輝いていました（図3）。医療スタッフが生活の場での彼らの様子を知ることで、"在宅医療は彼らが豊かな人生を送れるお手伝いができるはず"という思いを強くしました。多くの医療スタッフに在宅医療の現場に関わっていただきたいです。

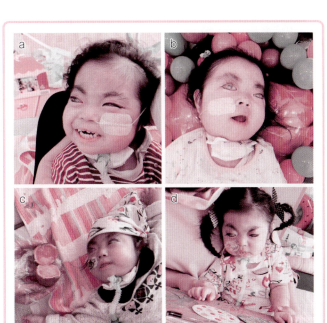

図3　医療型特定短期入所でのAちゃん
a：お誕生日会でニコニコ
b：ボールプールでリラックス
c：畑で収穫したさつまいもでスイートポテトを作るぞー！
d：真剣な眼差しでお絵描き中
遊びの中で生き生きした素顔を見せてくれました

わが子への思い ● 18トリソミーの会メンバーから

和翔（かずと）の父

　18トリソミーと判明してから出産まで、不安で検索ばかりしていた日々、生まれてから在宅へ移行するまで、自信がなくて何をどうしていけばよいのか悩んだ日々がありました。

　そんな時、2018年発行の『18トリソミーの子どもたち』（Team18編、水曜社）の本を読み、穏やかであたたかい世界があることを知りました。

　いつかそんな風になれたらいいな、という思いで過ごしてきた今、和翔を中心に私達家族は穏やかで幸せな日々を送っています。

　よく笑うようになり、その笑顔と笑い声は、家族の元気の源になっています。

　また、困難を乗り越えながらゆっくりと確実に成長していく姿は、一生懸命に生きる、ということを教えてくれている気がします。

　和翔が幸せをたくさん感じられるように、これからも家族で成長を見守り、毎日を大切に過ごしていきたいと思っています。

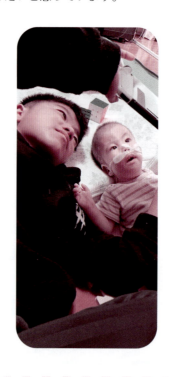

3 成長に寄り添った訪問看護

安達明子　新井香寿美　白井京子

1 はじめに

　私たちの訪問看護ステーションふれあい 21 では、18 トリソミーのある子どもの訪問看護が多いわけではありません。短いおつき合いだったケースもありました。そのなかで A ちゃんの訪問は、NICU 退院から元気に学校に通う現在まで、13 年になりました。たくさんのことを乗り越えてきた A ちゃんと、ともに歩んできた 13 年間を紹介させていただきます。

2 A ちゃんの紹介

　A ちゃん、13 歳、18 トリソミー転座型。
　心室中隔欠損症、鼠径ヘルニア、臍ヘルニア、軽度水腎症、腎結石、膀胱尿管逆流、1 型糖尿病を合併。

3 体調が不安定だった乳幼児期
　　～在宅生活の始まりを支えた看護～

　出生体重 1,900g、産院で生まれた A ちゃんは、出生後に 18 トリソミーの疑いで地域の基幹病院に搬送されました。呼吸障害で酸素を使用し、ミルクの飲みは少なく体重増加不良でした。心臓の病気で、泣くと強いチアノーゼがでる状態でした。お母さんは、たくさんの管につながれた我が子に触れることが怖くてたまりませんでした。出生から 1 週間後、両親に診断名が伝えられました。この先どうしたらいいのかわからない不安で、お母さんはその日からインターネットの検索など、寝ずに情報収集をする日々でした。肺動脈絞扼術を終え呼吸状態が安定し、自宅で生活ができると判断された生後 5 か月のとき、退院の話となりました。お母さんも早く家に連れて帰りたい気持ちでした。病院から依頼があり、私たち訪問看護師は NICU にいる A ちゃんとお母さんに会いに行きました。丸い大きな目の小さな A ちゃんに、お母さんが「かわいい」とつぶやく様子が印象的でした。私たちは病棟訪問で病状、1 日の生活の様子、家族の希望、家族が受けた医療ケアの指導状況などを確認しながら、退院後の生活をイメージしました。

お父さんは出張が多く、しばらくは母方実家で生活するとのことで、訪問は実家から始まりました。在宅酸素を使用し、ミルクは哺乳瓶で飲んだ後に残りを注入するため、週1回胃管交換を介助しました。家の室温や湿度は管理された病院とは違うため、布団や空調のことなど生活全般についてお母さんと考えていきました。お母さんは少しの体調変化にも不安が大きい様子でした。呼吸が苦しそうではないか、泣いてチアノーゼにならないか、水分量や尿量は大丈夫か、おなかが張っているが浣腸をした方がよいかなど、訪問ごとに1週間の様子をうかがいながら、一緒に対応を考えました。次第に、お母さんは小さな体調の変化もよく観察して、上手に受診のタイミングを見極められるようになっていきました。鼻汁や鼻閉でも受診が続き、呼吸不全で入院することもありました。自宅でも対応できるよう吸引器の購入を勧め、吸引の指導をしました。Aちゃんはお母さんの抱っこでないと泣いてしまうため、お母さんの負担は大きくなっていましたが、看護師は関わりを繰り返し、Aちゃんは少しずつ看護師の抱っこも受け入れてくれるようになりました。先の経過に対する不安から、お母さんはたくさんの情報を集めている様子でした。多くの情報に翻弄され、かえって不安や疲労を増長させていると考えられたため、看護師が声をかけると、次第に情報収集はやめるようになりました。

9か月には小児専門病院に転院し、1歳を待って心室中隔欠損症の手術を受け、状態は安定しました。お母さんの希望もあり訪問看護を週2回に増やすことになりました。胸水貯留、肝機能低下、不整脈、ウイルス感染による腎不全などで入退院を繰り返しましたが、2歳までには経管栄養は終了し、口からのミルクだけで栄養が摂れるようになり、3歳の頃にはペースト食に進みました。スプーンの練習を始め、ボーロをつまんで食べたり、ストローが使えるようになりました。

幼児期になり、社会性を育てるためにも療育センターの利用についてお母さんに提案してみました。お母さんはAちゃんが集団に入ることで感染症のリスクが高くなることを心配し、利用には消極的でした。また、親同士の交流も大切ではないかと考え、18トリソミーの会への参加について気持ちをうかがうと、この時はあまり乗り気ではない様子でした。

3歳のとき、きょうだいが生まれました。お母さんの出産時には、基幹病院がレスパイトとしてAちゃんの入院を受け入れ、お母さんは安心して出産ができました。きょうだいが退院してくるとAちゃんの「やきもち」や「赤ちゃん返り」が始まりました。Aちゃんはお母さんと過ごす時間が少なくなり、同年齢の集団にも参加できていないことから、看護師は療育的な関わりを意識した楽しい時間を持つようにしました。お母さんには、2人の子どもたちに同じくらい愛情をかける時間をつくってほしいとの思いがありました。

看護師との手遊びや歌が大好きで、いっしょにボール投げをしたり、貯金箱にコインを入れる練習をするとできるようになりました。1人でお座りはできませんでしたが、歩行器を使うと力強く床を蹴り、後ろに移動することができました。3歳の頃には療育センターにも通い始めました。

4 たくさんのことを乗り越えた学童期
～成長に寄り添った看護～

　特別支援学校に入学してすぐ、もう1人のきょうだいが生まれました。きょうだいが生まれてまもなく、Aちゃんは大腿骨を骨折し4か月間の入院を余儀なくされました。体から足首までのギプス固定で退院となり、登校はできず、自宅でもベッド上安静の日々となりました。入院後のAちゃんは以前とは違い、表情は乏しく声を出すことが減りました。毎日の処置や行動制限の日々でストレスを受け、できていたことができなくなってしまったAちゃんに、これまでの成長を取り戻してほしい思いでした。骨密度の低いAちゃんがまた骨折をしないかと不安なお母さんの思いにも寄り添いながら訪問を続けました。Aちゃんは少しずつ以前の明るさを取り戻していきました。1年生の終わりにはギプスがはずれてストレッチャーで少しずつ登校をはじめました。

　その頃のお母さんは3人の子育てに大変な様子でした。家族のスケジュールに合わせて訪問時間の調整をしました。看護師がAちゃんの相手をしている間に、お母さんは下の子を連れてもう1人の子を保育園にお迎えに行く日々でした。そのほかにヘルパーや有償ボランティアを利用することもありました。骨折の経過が不安なお母さんでしたが、その頃からAちゃんのシャワー浴を看護師に任せてくれるようになりました。

　その後、世の中は新型コロナウイルス感染症の渦の中に入りました。訪問看護師も利用者もともに苦しい状況でした。それでもお母さんは週3回の訪問看護を断ることはありませんでした。私たちは感染対策に配慮しながら訪問を続けました。学校も休みが多いため、できるだけ身体を使った遊びを心がけました。骨折した脚の動きは戻っていませんでしたが、調整したバギーに座り足を跳ね上げたり、元気な方の脚を使って寝返りながら床をぐるぐる回って楽しんでいました。

　Aちゃんは元気な声で看護師を呼んでくれますが、こちらの話をどの程度理解してくれているかはっきりわかりませんでした。訪問すると今日の出来事を報告するかのように、ずっと声を出しています。看護師はAちゃんが表現したことがこちらに伝わったと感じられるように、想いを確かめながら、たくさんの言葉かけを続けていきました。いたずらで看護師のマスクを引っ張る、エプロンを破るなど、相手が嫌がることをしたときはよくないことだときちんと言葉や態度で伝えました。遊ぶときには思いきり一緒に楽しみ（図1）、できたことは褒めていきました。Aちゃんは自分の思いが伝わったと感じたときには納得した表情をしたり、声やしぐさで豊かに喜怒哀楽を伝えるようになりました。小さい頃は髪飾りもマスクもできなかったAちゃんが、5年生のとき「かわいい」と褒められると、嫌がっていた眼鏡をかけることができ、周囲を驚かせました。

　元気に登校する日が増え、放課後デイサービスも週2回楽しんでいましたが、小学5年生のとき、糖尿病を発症しました。インスリン注射が必要になりました。血糖値の変動が大

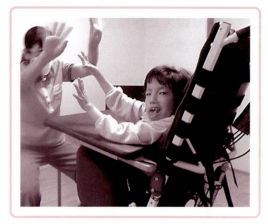

図1 訪問看護師と一緒に遊ぶAちゃん

きく、低血糖症状を訴えることもできないため、お母さんは夜間も血糖値を心配する日々が続いています。思ってもいなかった突然の病気でしたが、お母さんはこれをきっかけに気持ちが前に動き出したようでした。これまで18トリソミーの会への参加は、短命であった子どもたちのことを知ることや、その家族と会うことに葛藤がありましたが、「いつ何が起こるかわからない、できることを最大限にやっていこう」と、初めて会へ参加しました。

後にお母さんは語っています。

「育児は大変。すごく大変。だけど幸せ。この子がいることで人生の幅が拡がった。育児も普通でいいんだと思う。ゆっくりだけれど成長していると思えるようになった。全部完璧じゃなくていい」

「この子は人に看てもらわないといけない子だから、人に愛される子でいてほしい。そして、この子の病気のこと、たくさんの後輩たちに伝えたい。この子のたどってきた人生が人の役に立つといいと思っている」

5 訪問看護ってどんなもの？

重い病気のある子どもたち、医療的ケアの必要な子どもたちは、自宅に帰ってからしばらくの間、または継続的に、安心して生活を送ることができるように、訪問看護の支援があります。

NICUを退院する話が出ると、病院から訪問看護の利用という提案があると思います。家族は「家に看護師が来て何をしてくれるのか」「どのくらい来てくれるのかな」など、わからないことも多いでしょう。訪問看護ステーションは病院から依頼を受けると、子どもと家族に会いに病院を訪問します。子どもの病状、処置内容、病院での生活の様子から家族の準備、思い、希望などをうかがいます。退院調整の会議があれば、そこでさらに情報を確認します。小児の訪問看護は、福祉サービスではなく医療保険を使って訪問を受けることができ

ます。医療保険の訪問看護は基本的に1日1回、週に3回まで訪問が可能です。病名や処置内容、重症度により毎日の訪問や1日に複数回の訪問が可能な場合もあります。場合によっては複数の訪問看護ステーションを利用することもできます。医療保険の訪問看護は30分以上90分未満が基本ですが、こちらも医療処置や重症度などにより90分以上の訪問が認められる場合もあります。訪問看護の利用を開始するとき、まず始めは何を支援してもらうか、どのくらいの時間が必要かなど、訪問看護師と一緒に考えるとよいでしょう。その他にも24時間困ったときの電話相談や臨時訪問もあります。

6 私たちの目指していること

在宅生活が始まると、病院で指導は受けていても医療処置のこと、哺乳のこと、排泄のことなど、家族には入院中とは違った困りごと、疑問がでてくるものです。また、子どもは栄養、排泄、入浴や処置方法など、成長に伴い変更が必要なことがたくさんでてきます。看護師は家族が不安なことを1つずつ一緒に解決していきます。病院とは違った環境で急に体調を崩すことも少なくありません。定期的な訪問でふだんの体調を把握し、病状変化のサインを家族と一緒に確認していくことや、受診のタイミングを判断できるよう支援していきます。処置や生活の支援だけではなく、訪問時間の中で成長発達を促す関わりもしています。両親と一緒に成長の変化を喜び、共有しています。療育的関わりの必要性や学校のことなど、少し先を見据えた関わりについて相談にのることもあります。お父さん、お母さんには、身体を大事にしていただきながら自分の時間をもつことや、きょうだいとの時間も大切にしていただきたいと考えています。そのための福祉サービス情報を提供したり、福祉サービスへの橋渡しをすることもあります。

子どもの成長のペース・病状・家族のかたちはそれぞれ違います。子どもと家族に合ったよりよい方法を見つけていけるように、私たちはいつでも「併走者」「伴走者」でありたいと思っています。

7 おわりに

これまでを振り返り、お母さんからこんな言葉をいただきました。

「退院のとき、訪問看護をお願いするのは病院が決めた感じだったけど、訪問看護が生活の一部になるのが早かった。そして今に至っている。訪問看護師さんは、私にしてみたらお姉さん。いろんな質問も相談も、親や夫に言えないことも言える人」

4 公的支援

下山 穣

1 はじめに

公的支援とは、国や自治体によって定められた枠の中で生活を支えるための援助です。ここでは公費負担医療制度や手当について、小児で利用が多いものをお伝えします。

公費負担医療費制度も福祉制度も病名に「1対1」で対応しているものではなく、それぞれの制度ごとに該当基準や要件が決められています。確定診断がついたら、制度の該当となるか、申請が可能かどうかをライフステージ（図1）に沿って確認し、まずは病院の主治医・医療ソーシャルワーカー（medical social worker：MSW）に相談することになります。

2 社会福祉制度

社会福祉制度とは、児童、母子、心身障害者、高齢者など、社会生活を送る上で社会との軋轢のある人々に対して公的な支援を行い、心身ともに健康で能力に応じて自立した生活を送れるように支援するための制度のことです。

1. 障害者手帳制度

日本には現在3種類の障害者手帳（表1）があります。取得すると、障害の程度に応じて様々な福祉サービスが利用できるようになり、生活への支援が受けられるようになります。障害者手帳は市区町村の担当窓口で申請交付されますが、交付時に「どのようなサービスが使えるか、使いたいか」を確認し、サービス利用の申請手続きをすることが重要です。

手帳は福祉サービスを使って生活をしやすくするために取得するのであって、提示を強制されたりするものではありません。自分の生活や自己実現に繋げるツールの1つとして手帳を利用します。取得しても、その後不要と思われた場合は返却もできます。

【申請のタイミング】対象の状態や期間等を満たした時
【申請窓口】住所地の市区町村
【準備するもの】申請書（市区町村窓口にある）・写真（縦4×横3cm）・医師による所定の診断書（療育手帳の場合は原則として必要なし。年齢や状況によって提出を求められる）
【相談先】住所地の市区町村、該当疾患を診察している病院の主治医・MSW

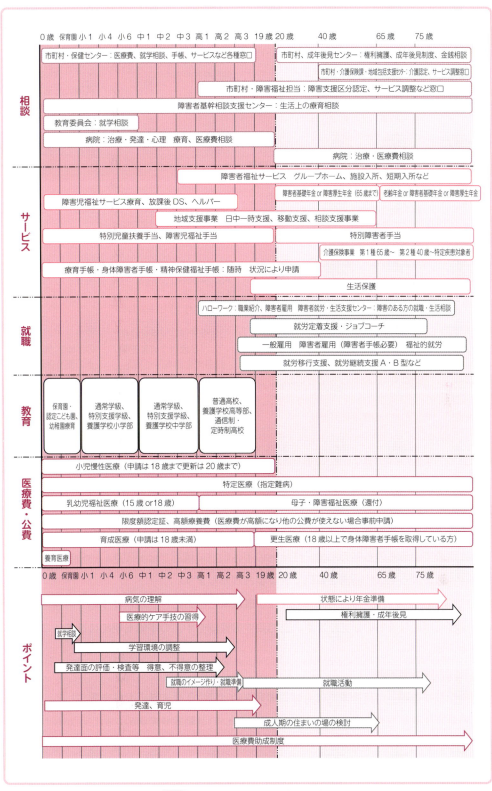

図1 ライフステージに応じた支援

(長野県立こども病院ホームページ「こどもと家族の療養生活や社会生活を支援する医療・福祉年表」を転載)

表1 障害者手帳の種類

手帳の種類	身体障害者手帳	療育手帳※	精神障害者保健福祉手帳
取得対象	身体に障害がある方 ・視覚障害 ・聴覚又は平衡機能の障害 ・音声機能、言語機能又はそしゃく機能の障害 ・肢体不自由 ・心臓、じん臓又は呼吸器の機能の障害 ・ぼうこう又は直腸の機能の障害 ・小腸の機能の障害 ・ヒト免疫不全ウイルスによる免疫の機能の障害 ・肝臓の機能の障害	知的障害がある方	・一定の精神障害の状態にある方 ・てんかんの治療をされている方 ・発達障害で治療をされている方
障害の程度	程度により1〜7級に区分 (7級は手帳交付されない)	軽度 (IQ 75〜50) 中度 (IQ 50〜35) 重度 (IQ 35以下) 最重度 (IQ 20以下)	程度により1〜3級に区分
備考	・身体障害者福祉法15条指定医の診断書が必要 ・次回の更新時期については手帳に記載される	・18歳未満は児童相談所で、18歳以上は知的障害者更生相談所で判定 ・判定に医師の診断書が必要な場合あり	・概ね2年ごと更新の手続きが必要 ・その都度医師の診断書が必要
申請窓口	市区町村の障害福祉担当課	市区町村の障害福祉担当課または児童福祉担当課	市区町村の障害福祉担当課

※地域により手帳の名称が異なる場合があります

2. 手当に関する制度

　障害のある方に支給される手当に関する制度は（表2）のとおりです。他にも各自治体で独自に定めているものもあるため、住所地の市区町村に確認が必要です。所持している手帳の内容、級によっては診断書を省略できる場合があります。

　20歳未満までで支給が終わるものと、20歳以降になると特別障害者手当や障害基礎年金の申請が可能になるものがあります。支給要件の確認や申請の準備を早めに進めることが必要です。

1）特別児童扶養手当

　特別児童扶養手当は精神または身体に障害を有する20歳未満の児童を養育している父母など養育者に支給されます。1歳未満の乳児については障害や疾病のために手がかかるのか判断がつかないという理由で認定されない場合があります。また、年齢が上がり自分でできることが増えることにより、手がかかる養育の状態ではないということで支給却下や1級から2級に区分が変更になる場合もあります。児童福祉施設へ入所した場合は支給対象となりません。

表2 障害のある方に関する手当（令和6年4月現在）

区分	特別児童扶養手当	障害児福祉手当	特別障害者手当
対象	重度の障害児の父母など 中度の障害児の父母など	20歳未満の重度の障害児	20歳以上の重度の重複障害者
月額	1級 55,350円 2級 36,860円	15,690円	28,840円
申請のタイミング	・対象基準を満たした時 （所得制限がある）	・対象基準を満たした時 （所得制限がある）	・診断を受けてから半年経過した時
申請窓口	・住所地の市区町村	・住所地の市区町村	・住所地の市区町村
準備するもの	・申請書（市区町村にある） ・障害認定診断書 ・戸籍謄本 ・住民票 ・マイナンバー（個人番号が記載されている通知等） ・印鑑 ・振込口座 ・身分証明できるもの（運転免許証など） ・委任状（申請者以外が行く場合）	・申請書（市区町村にある） ・障害認定診断書 ・世帯全員のマイナンバー（個人番号が記載されている通知等） ・印鑑 ・振込口座 ・身分証明できるもの（運転免許証など） ・委任状（申請者以外が行く場合）	・申請書（市区町村にある） ・障害認定診断書 ・世帯全員のマイナンバー（個人番号が記載されている通知等） ・印鑑 ・振込口座 ・身分証明できるもの（運転免許証など） ・委任状（申請者以外が行く場合）
相談先	・住所地の市区町村 ・該当疾患を診察している病院の主治医、MSW	・住所地の市区町村 ・該当疾患を診察している病院の主治医、MSW	・住所地の市区町村 ・該当疾患を診察している病院の主治医、MSW

2）障害児福祉手当

障害児福祉手当は特別児童扶養手当の該当となる児の中でも、特に重度の障害状態にある児に支給されます。障害児福祉手当は児に支給となるものです。児童福祉施設へ入所をした場合は支給対象となりません。

3）特別障害者手当

「精神又は身体に著しく重度の障害を有し、日常生活において常時特別の介護を必要とする特別障害者」に対して、重度の障害のため必要となる精神的、物質的な特別の負担の軽減の一助として手当を支給されます。

3 公費負担医療制度（小児が利用することが多いもの）

公費負担医療制度とは、社会福祉や公衆衛生の維持向上等を目的として、法律に基づき特定の人々を対象として医療費の全額あるいは一部を国や地方自治体が負担する制度です。国の法律で定める公費負担制度の他に、都道府県や市区町村が独自で定めるものもあります。

1. 未熟児養育医療給付制度（養育医療）

　出生体重 2,000g 以下の新生児、未熟なため生活力が弱く治療が必要な新生児の入院医療費の一部を公費で助成する制度です。申請期間は出生時から 1 歳未満の乳児が対象で、退院したら未熟性が解消されたということで終了となります。転院の場合は転院した先であらためて申請が必要です。世帯の市町村民税額（合算）により医療費の一部負担金額が決定されます。

【申請のタイミング】出生時に対象の状態になった時（一度退院をしたら申請不可）

【申請窓口】住所地の市区町村

【準備するもの】申請書（市区町村にある）・養育医療意見書（各県や市町村所定の書式）・保険証・マイナンバー（個人番号が記載されている通知等）・課税状況確認のための書類

【相談先】住所地の市区町村、出生した病院の主治医・MSW

2. 自立支援医療制度

　障害者総合支援法の自立支援医療制度（表3）には、育成医療、更生医療、精神通院医療があります。医療費は 1 割負担となり、市町村民税の課税額により自己負担上限額（2,500円、5,000円、10,000円、生活保護世帯 0 円）が決定されます。一定所得以上の世帯は一部を除き対象外となります。

1）育成医療

　身体に障害を有する 18 歳未満の児童が対象で、その障害を除去・軽減するために手術等の治療により確実に効果が期待できる場合に対象となる制度です。1 回の申請で一定期間の認定が受けられますが、対象になる手術かどうか、期間について、市区町村に確認が必要です。

表3　自立支援医療制度の種類

区分	育成医療	更生医療	精神通院医療
申請のタイミング	・手術が決まった時	・手術が決まった時	・診断を受けてから半年経過した時
申請窓口	・住所地の市区町村	・住所地の市区町村	・住所地の市区町村
準備するもの	・申請書（市区町村にある） ・自立支援（育成医療）医師意見書（各県や市町村で所定の書式あり） ・保険証 ・マイナンバー（個人番号が記載されている通知等） ・課税状況確認のための書類	・申請書（市区町村にある） ・自立支援（更生医療）医師意見書（各県や市町村で所定の書式あり） ・身体障害者手帳写し ・保険証 ・マイナンバー（個人番号が記載されている通知等） ・課税状況確認のための書類	・申請書（市区町村にある） ・自立支援（精神通院医療）医師意見書（各県や市町村で所定の書式あり） ・保険証 ・マイナンバー（個人番号が記載されている通知等） ・課税状況確認のための書類
相談先	・住所地の市区町村 ・該当疾患を診察している病院の主治医、MSW	・住所地の市区町村 ・該当疾患を診察している病院の主治医、MSW	・住所地の市区町村 ・該当疾患を診察している病院の主治医、MSW

2）更生医療

　身体障害者手帳の交付を受けた 18 歳以上の者が対象で、医療費は 1 割負担となります。一定所得以上の者についての自己負担上限額の設定はされません。事前申請が基本で、対象になる手術かどうか、また期間について、市区町村に確認が必要です。

3）精神通院医療

　精神疾患を有する者で、通院による医療を継続的に必要とする者の医療費の負担を 1 割にする制度です。非課税世帯では自己負担上限額が設定され、課税世帯であっても「重度かつ継続」に該当する場合は上限額が設定されます。統合失調症などの精神疾患を有する成人のための制度でしたが、てんかんの治療や発達障害児の治療などにも適応されるようになっています。

　1 年に 1 回、市区町村にて更新手続きが必要となり、2 年に 1 回は診断書（精神障害者保健福祉手帳の診断書と兼ねることができます）を添えての更新手続きが必要となります。この制度は指定できる医療機関等は基本的に 1 か所のみです。更新の案内はなく、時期を過ぎると遡っての認定はされないので、注意が必要です。

3．小児慢性特定疾病医療費助成制度（表 4）

　小児慢性特定疾病医療費助成制度の対象となるのは、厚生労働大臣が定める疾患に罹っており、その疾病の程度に該当する 18 歳未満の児童等です。18 歳到達時点において本事業の対象になっており、かつ、18 歳到達後も引き続き治療が必要と認められる場合には 20 歳まで対象となります。医療費は 2 割負担となり、世帯の市町村民税額により自己負担上限額（500 円〜15,000 円、生活保護世帯は 0 円）が設定され、呼吸器装着者や重症認定により費用軽減があります。入院時の食事療養費は半額負担となります。医療機関は「児童福

表4　小児慢性特定疾病医療費助成制度と指定難病医療費助成制度

区分	小児慢性特定疾病医療費助成制度	指定難病医療費助成制度
申請の タイミング	・診断と対象基準を満たした時	・手術が決まった時
申請窓口	・住所地の保健所	・住所地の保健所
準備する もの	・申請書（住所地の保健所にある） ・小児慢性特定疾病医師意見書、療育指導 　連絡票 ・医師意見書の研究利用についての同意書 ・住民票 ・健康保険証の写し ・マイナンバー（個人番号が記載されてい 　る通知等） ・課税状況確認のための書類	・申請書（住所地の保健所にある） ・臨床調査個人票 ・住民票 ・健康保険証の写し ・マイナンバー（個人番号が記載されてい 　る通知等） ・課税状況確認のための書類
相談先	・住所地の保健所 ・該当疾患を診察している病院の主治医、 　MSW	・住所地の保健所 ・該当疾患を診察している病院の主治医、 　MSW

祉法に基づき指定された指定医療機関（病院、診療所、薬局、訪問看護事業所等）」であれば利用が可能で、それぞれにかかった医療費を合算し上限額までの支払いとなります。1年間が認定期間となるため、1年に1回継続手続きが必要となります。

申請窓口は保健所です。令和4年10月1日より、書類提出した日から診断日まで遡ることが可能となりました。ただし、遡る期間は原則として申請日から1か月です（診断日から1か月以内に申請を行えなかったことについて、やむを得ない理由があるときは最長3か月まで遡られます）。

4. 指定難病医療費助成制度（表4）

指定難病のため長期にわたる治療が必要な患者の医療費の一部を負担し、患者の経済的負担を支援する制度です。現在341疾病が対象となっています（令和6年9月時点）。

指定難病と診断され、重症度分類等に照らして病状の程度が一定程度以上の場合か、重症度分類には該当とならないが高額な医療費の支払い（医療費総額が33,330円を超える月が1年間に3回以上ある）が必要な場合に該当となります。医療費は2割負担（1割負担の場合は1割）、世帯の市町村民税額により自己負担上限額（2,500円〜30,000円、生活保護世帯は0円）の設定がされています。申請窓口は保健所です。令和4年10月より、申請日から遡り「重症度分類を満たしていることを診断した日」から開始されます。ただし、遡る期間は原則として申請日から1か月です（診断日から1か月以内に申請を行えなかったことについて、やむを得ない理由があるときは最長3か月まで遡られます）。

4 おわりに

「医療的ケア児及びその家族に対する支援に関する法律」が令和3年9月18日に施行されたことにより、地域で医療的ケア児が生活していくための基盤ができました。しかし、医療技術の進歩に福祉制度が追いついていない現状があります。

指定難病医療費助成制度には小児慢性特定疾病医療費助成制度と同じ疾病の指定もありますが、小児慢性特定疾病医療費助成制度のほうが負担金の上限額が低いこと、文書料が「療養指導連絡票」を添付することにより保険適用にできること、小児に適した相談支援が受けられること、入院費の食事療養費を半分負担してくれることから、小児慢性特定疾病医療費助成制度をまずは優先させることを検討します。しかし、小児慢性特定疾病医療費助成制度では対象疾患であっても、指定難病に移行する際に対象外（18トリソミーや糖尿病、小児癌など）となってしまい、医療費の負担を強いられる方もおり、移行期支援の課題です。

冒頭でも述べたように、診断がついたからと言って、すぐにサービスが使えることもありません。子どもの状態が基準を満たして初めて申請が可能となります。ただ、基準も小児に特化されているなど、その家族の経済的な困難や生活上の不便さにすべて対応できるような制度もなかなかありません。とはいえ、我慢をして生活をしていくのではなく、皆さんの

「困った」「こんな制度があるといい」といった1つひとつのニーズが形になることもあります。何年かかるかはわかりませんが、そんな声が暮らしを豊かにするうえで重要です。皆さんの声を県などが配置している小児慢性特定疾病児童等自立支援員や医療的ケアコーディネーター、病院MSWなど活用をして届けてほしいと思います。

引用・参考文献

- 厚生労働省ホームページ　https://www.mhlw.go.jp/theme/index.html
- 小児慢性特定疾病情報センターホームページ　https://www.shouman.jp/about/
- 難病情報センターホームページ　https://www.nanbyou.or.jp
- 長野県立こども病院ホームページ　https://nagano-child.jp/

5 子どもの成長に合わせた在宅生活の実際

齋藤達郎　齋藤雅子

1 希帆

娘の希帆が生まれて、早いもので5年3か月が過ぎました。

妊娠34週、胎児の発育が遅いなどの所見から、精査エコーをしました。その結果、小脳が小さめ、心臓に心室中隔欠損が見られ、さらに36週には大動脈縮窄も。診断は「18トリソミー疑い」でした。医師から18トリソミーについて説明があり、「積極的治療をするか」「蘇生や延命治療の方針」について話し合いました。娘に私たちのもとに生まれてきてよかったと思ってもらいたい、そのための時間は欲しいので「積極的治療をする」ことを選び、「蘇生・延命はすべて実施する」という方針としました。またNICUを見学し、ソーシャルワーカーやカウンセラーを紹介されました。

ソーシャルワーカーに最初に尋ねたことは、「莫大な治療費がかかりますか？」という心配でしたが、「健康保険と自治体負担で自費負担はありません」と教えてくれました。娘の初年度の医療費は1,000万円を超えていましたが、健康保険適用で3割負担、さらに子どもの医療費を自治体が負担してくれたので、医療費はまったくかかりませんでした。入院時のおむつ代とミルク代、医療証を作るための診断書作成料などが実費負担でした。

2 命を繋ぐ

出産予定日前日に胎児の心拍数が落ち、緊急帝王切開になりました。娘は「ふみゃー」と弱く泣き、触れ合ったり写真を撮ったりした後にNICUへ搬送されました。弱いながらも自発呼吸していること、手指が重なっているオーバーラッピングフィンガーであることも観察し、後日18トリソミーであると確定しました。

NICUでは、呼吸や全身状態を安定させる治療を行い、生後2週間のときに「肺動脈バンディング」「大動脈縮窄部再建」「動脈管クリッピング」の手術を受けました。小さな娘にたくさんの点滴や管がつながれた姿には胸が痛みましたが、親としてできることは「本人の代わりに治療の選択をすること」と考え、娘を信じて手術室へ送り出しました。

1か月でGCUへ移床、術後後遺症で心嚢水が溜まりドレナージをしたり、在宅へ移行するために看護師から医療的ケアの手技を教えてもらいました。経管栄養の方法、たん吸引や

浣腸の方法などです。家族で1人しかケアができないと負担が大きいので、父母2人で手技を習得しました。

また、命を繋ぐために優先事項であった心臓の手術・治療が落ち着くと、眼や耳の検査もしました。いずれも問題があり、眼は小角膜・強膜化角膜と診断され黒目に混濁があること、耳は軽〜中度の難聴を指摘され、後に補聴器と眼鏡を作りました。

3 在宅に向けて

生後5か月の日を退院目標に設定、在宅を目指すことになりました。我が子と一緒に暮らせるなんて、こんなに嬉しいことはありません。しかし、家に帰れば娘のケアをするのは父母2人だけで、今まで頼りにしていた医療スタッフがいないのは不安です。

病院から指示があったのは、「小児慢性特定疾病医療受給者証」を申請・取得することでした。この医療券により、ふだん使う医療機器や生活に必要な物を一部自己負担のみで支給してもらえます。これを使って、電動たん吸引器、薬剤を吸入するための吸入器、外出時に使用するポータブルパルスオキシメーター、涼しく寝られる涼風マットを支給してもらいました。呼吸が止まったときに使う「アンビューバッグ」の使い方や、心臓マッサージの仕方も教えてもらいました。

そして院内の「退院準備室」で、在宅での生活を想定して、父母2人で娘のケアをする実習と、母1人で長時間ケアする実習をしました。「自分たちの手に負えないことが起きたら、医療スタッフの支援を受けることができる」という目標が設定されていましたが、そういうときに限って娘は良い子にしていて何事も起きませんでした。在宅で娘を育てる現実を徐々に感じてきました。

退院準備が整ったころ合同カンファレンスが開かれました。主治医、GCU看護師長、担当看護師2名、患者支援室師長、患者支援室看護師、ソーシャルワーカー、地域の相談支援専門員、地域の訪問看護師、行政保健師、東京都の訪問看護師派遣事業の看護師2名と管理者、そして父母。15名もの参加があり、たくさんの医療者・支援者の力を借りて、退院し地域で生きていく覚悟が決まりました。

さらに自宅で2泊、娘のケアをする院外外泊の実習があり、実際に訪問看護師に沐浴や健康チェックをしてもらい過ごしました。父母が医療的ケアの手技を習得し、病院が用意した実習をすべて体験し、生後150日目に退院し、在宅生活が始まりました。その後、体調不良時には入院することもありました。1歳6か月のときに心室中隔欠損パッチ閉鎖の手術も受けました。

4 移動手段

　退院時には、移動ツールとして、抱っこ紐、ベビーカー、チャイルドシートを用意しました。ベビーカーは友人に譲ってもらった普通のものでしたが、心室中隔欠損手術後に常時酸素吸入が必要となり、酸素ボンベを積載できる海外製の大きなベビーカーに乗り換えました。4歳2か月でバギー（車いす）、座位保持いす、障がい児用カーシートを導入しました。

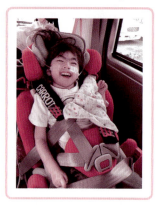

5 食　事

　経鼻経管栄養で食事をしています。生まれてすぐは1日8回注入でしたが、4か月で1日7回、11か月で1日6回、1歳4か月で1日5回、3歳3か月で1日4回になりました。また、注入内容も最初は粉ミルクと母乳を使っていましたが、2歳0か月から経腸栄養剤エネーボ®を使うようになりました。訪問ST（言語聴覚士）、訪問歯科医による摂食指導も受けていますが、味見程度で、口から栄養を摂るまでには至っていません。

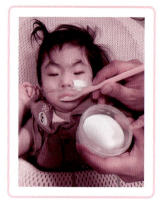

6 夫婦の役割分担

　我が家は、父は会社員、母は主婦、娘という3人家族です。日中に娘のケアを担当するのは母の役割です。ときどき息詰め発作等があり、パルスオキシメーターのアラートに注意しています。父は、家にいる時間にはケアに参加し、1日4回の栄養注入は、父が1回目・4回目を担当、母は2回目・3回目を担当します。沐浴はキッチンシンクでベビーバスを使い実施しますが、訪問看護師が来ない日は父母2人で実施します。生活面では、父が会社からの帰りに食材を買って、夕食を作ります。

7 1日のスケジュール、1週間のスケジュール

　5歳現在のスケジュールを図1に示します。
　1日4回の栄養注入を約1時間かけて注入します。そのうち3回は内服薬の投薬を含み

ます。他に1日3回の吸入薬、1日2回の浣腸で排便します。また、心疾患のため水分摂取量には制限がありますが、その範囲内で1日数回に分けてソリタ水をシリンジで注入します。

　訪問看護が月曜と木曜で、主に健康チェックと沐浴をお願いしています。母子通園の療育園が水曜と金曜、自宅と療育園間を送迎してくれます。訪問リハビリを木曜に、訪問STを隔週土曜にお願いしています。予定が毎日詰まっているので、通院や訪問診療が重なる場合はその都度調整をしています。

　これまでスケジュールは何度か見直ししており、GCU退院時には訪問看護は月～金まで週5日でした。週5回のうち1回は東京都が期限付きで派遣する訪問看護事業で、18トリソミーのある子どものケアに関する知識が豊富な看護師の方で、療育のことや地域との連携、通院介助など幅広くサポートしてくれました。0歳9か月より、訪問リハビリを追加しました。1歳2か月で療育園に入園し週1回登園することにしましたが、目も耳も悪いと言わ

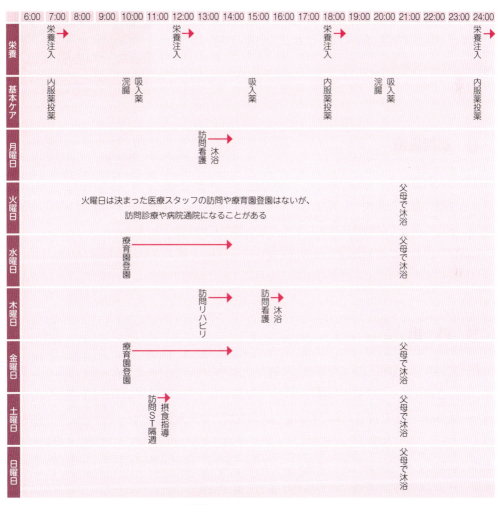

図1　1日のスケジュール

れてきたので、朝の会の「お名前呼び」に反応している姿を見て感激しました。園でトランポリンなど粗大遊具が好きなこともわかり、2歳4か月から週2回の登園に増え、ますます楽しみになっていきます。4歳10か月から月1〜2回リハビリ通院も始めました。

1歳1か月のころには、コロナ禍により訪問看護、療育園とも回数を自主的に減らし、外部の人との接触を減らしました。その後、コロナの流行を見ながら回数を増やしたり減らしたりしました。

ショートステイやレスパイトなどは、今までのところ定期的な利用はしていませんが、親族の危篤など、やむを得ない場合に利用しました。

他に、眼科、耳鼻科、整形外科、脊椎脊髄外科へ数か月に1度通院しています。

来年は小学校に就学するので、スケジュールの見直しが必要となります。

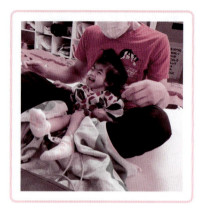

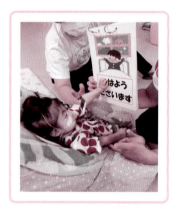

8　訪問医療

移動時に荷物が多くなる医療的ケア児には、訪問診療は強い味方になります。0歳11か月から訪問診療所と契約し、月2回訪問してくれるほか、24時間対応で医師が電話相談を受け、場合によっては臨時往診をしてくれて、本当に助かっています。

1歳9か月からは歯科医師が訪問（3か月に1回）。2歳2か月から口腔リハビリテーション科歯科医の訪問による摂食指導を3か月に1回の頻度で実施しています。

9　外　出

初めての外出は退院して半月ほど、0歳5か月で近所のカフェでした。6月末で少し暑い日、抱っこ紐を使っての外出は暑かったようで顔が真っ赤になっていました。暑がりなので保冷剤は必須です。0歳6か月の初めての外来受診ではチャイルドシートを使い車で病院へ。ほんの15分の間に車酔いして苦労しました。それでも翌月には車で1時間近く移動もできるようになり、徐々に慣れていきました。0歳7か月、地元のお祭りに抱っこ紐で出かけてきました。人込みの中をなんとか移動することはできましたが、ベビーカーでの移動は難しいと感じました。今は大きなバギーに乗るようになり、込み合った場所はなるべく気をつけ

るようになりました。

　生まれた病院のNICU卒業生の集まりや、地域の医療的ケア相談センターのイベント、閉園後の動物園に障がいのある子どもたちを招待してくださる「ドリームナイト・アット・ザ・ズー」など、毎年定例で実施されるイベントに参加することも楽しみになっています。

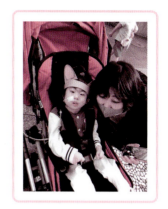

　4歳の夏には初めて宿泊を伴う旅行に出かけました。車で東京から名古屋へ。車酔いしたのか吐いてしまい心配しましたが、外出先から往診医に電話で相談し、宿で休ませたところ回復しました。見知らぬ土地でも相談できることは心強かったです。外出先で経管栄養の道具を洗浄することが難しい場合には、必要に応じ使い捨ての物品を購入したり、ぬるくなった保冷剤を再冷却するより氷のほうが入手しやすいので氷嚢が有効であることなど、旅のノウハウも徐々に獲得しています。

　家を出るときの標準装備は、「アンビューバッグ、吸引器、パルスオキシメーター、小型バッテリー、保冷剤、酸素ボンベ、ソリタ水とシリンジ、おむつセット、着替え、薬、必要な場合は注入の道具」です。

　これからも、いろいろな場所への外出に挑戦し、たくさんの景色やものに触れる経験を増やしていきます。それが娘の可能性を広げ、人生を豊かにしてくれると信じています。

6 きょうだいを支える

清田悠代

1 家族のモビールを外から支える輪が広がるように

「きょうだいに我慢をさせてしまっているのが心苦しくて……」「病気のこと、きょうだいにどう伝えたらよいですか？」「実は、きょうだいが不登校になっていて……」

日々の活動を通して、保護者の方々の、きょうだいを思う気持ちにふれています。たくさんの心配ごとや悩みごと、対処しないといけないことを抱えていると、「うちの子可愛いなあ」と思う素朴な気持ちや、互いを大好きな気持ちが、親にもきょうだいにも、見えづらくなってしまうことがあるかもしれません。

家族はモビールのようにつながっていて、病気など、家族に大きな出来事があれば、みんなが大きく揺れています（図1）。病気のある子どもも親も、ジェットコースターに乗っているような大変な日々を1日1日頑張って過ごしていると思います。そんなときはきょうだいも、入院中のきょうだいに会えなかったり、親と過ごす時間が減ったり、おじいちゃんおばあちゃんの家で過ごすことになったり、様々な環境の変化の中で一緒に揺れながら、頑張っているかもしれません。

小さな家族のモビールの中だけで、しかも全員が揺れている中で、バランスをとるのは難しいことです。「親がもっと頑張らなきゃ」「病気の妹もママもパパも頑張っているのだから自分が我慢しなきゃ」と、家族みんなが苦しい気持ちで頑張るのが当然ではなく、揺れる家族のモビールを周りから支える手が増えるように、揺れる日々の中にも「安心」が一つでもたくさんあるように、社会全体で考えたいと思ってきました。

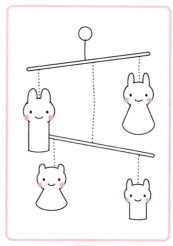

図1

2 きょうだいたちの声から

病気についての情報が得られない中で、「自分のせいで弟が病気になったんだ」と思っていたり、「家族の中で自分だけが蚊帳の外にいるように感じていた」「自分も同じ病気になる

と思って不安だった」「周りの人に妹の病気のことを聞かれて困った」と教えてくれるきょうだいがいます。きょうだいが疎外感や誤解でつらい思いをしないために、病気のある子どもの状況や、あなたのせいではないこと、あなたも大切な子どもであることが伝わる機会があるといいなと感じています。合わせて「不安だったよね」と、きょうだいの気持ちを受け止める機会にもなると、きょうだいにとって「自分のこともわかってくれている」「自分も不安だと思ってよかったんだ」という安心が増えるかもしれません。

きょうだいは、周りの子どもや近所の人などから、病気について尋ねられることがしばしばあります。何をどこまで話すかは自分で決めてよいこと、上手に答えられなくて自責感につながってしまうこともあるので、答えられなくても、わからなくてもよいことも、予め伝えておけるとよいと思います。「もし人に聞かれたら『お父さんお母さんに聞いて』って答えてね」と具体的な対処法を伝えておくのもよいかもしれません。

病気についてきょうだいに伝えるために、絵本やリーフレット等、助けになるツールもあります。医師や看護師、チャイルド・ライフ・スペシャリスト、保育士や心理士、保健師等に相談もできます。親の会や、病気のある子どもや家族を支援するNPO等の支援団体にも一緒に考えてくれる方々がいます。こうすれば上手くいくという正解はないかもしれませんが、大人が力を合わせて試行錯誤を重ねることが、きょうだいに向けての「あなたを大切に思っているよ」というメッセージになると思います。

3 「渡す」＜「聴く」

きょうだいたちは、感染予防のために入院中のきょうだいに会えなかったり、病棟の扉の前で保護者が戻ってくるのを待つ経験をすることも多いです。少し大きくなったきょうだいたちと、そのときの話をしたことがありました。あるきょうだいは「自分が悪い子だから、お母さんが怒って病棟の中に入れてくれないと思ってた」と教えてくれて、子どもたちにわかるように情報を渡すことの大切さを学びました。また、別のきょうだいは、廊下を通りがかった医師や看護師に「どうして僕は中に入れないの？」と何度も聞いた話を教えてくれました。聞かれた医師や看護師は、感染予防のために入れないことを伝えてくれたのですが、その子の話の続きはこうでした。「それは1回聞けばわかってたんだ。だから無理やり中に入ろうとしなかったでしょう？　だけど本当は、家族の中で自分だけが中に入れないことへの憤りややるせなさ、複雑な気持ちを受け止めてほしかったんだ。でも小さかったから、それを言葉にはできなくて、『どうして僕は中に入れないの？』って何度も聞くしかなかった」。子どもたちが何か聞いてくれるとき、答えを「渡す」ことがすべてではなく、その子の感じていることを「聴く」ことに力を入れた方がよいときがあると教えてもらいました。

4　安心を増やす工夫

　きょうだいにも心の準備が必要です。生活が変わるとき、初めて病院に行くときなど、これから見るもの、起こることについて予め説明をしておくことで、安心を増やすことができます。おじいちゃんおばあちゃんや親戚の家で過ごすことも増えるかもしれません。そんなときは、きょうだいの世話をしてくれる大人が必ずいること、預かってもらう時間があってもちゃんと迎えに来ること、みんながきょうだいのことを大切に思っていることを伝えてあげてください。可能なら、普段の生活に近くなるよう、生活リズムや食事の内容などについて配慮してもらったり（朝ご飯がいつもパンだったらパンにしてもらう、毎日食べていたおやつがあるならそれを続けてもらうなど）、お気に入りのおもちゃ等、持って行くものを選ばせてあげることで、不安が少し和らぐかもしれません。子どもはたくさんの人との関わりの中で成長します。みんなで見守っていけるといいなと思います。

　保護者は、きょうだいに我慢をさせて申し訳ないと思う気持ちから、大きなごほうびを用意しなければと感じておられることも多いのですが、小さな工夫を重ねることもできます。たとえば、家に帰ったときにぎゅっと抱きしめたり、頭をなでたりして、いつもより多めにスキンシップをはかったり、小さな手紙で「ありがとう」「がんばったね」「大好きだよ」を伝えたり…。お風呂でアイスを食べて OK の日、親子でホットミルクを飲みながら少しだけ夜更かしして OK の日、親子でおそろいのハンドクリームを塗って同じ香りで眠る日のように、親も気軽に楽しめる工夫があれば取り入れてみてください。

　きょうだいが親と離れる不安が強くなったり、逆に親との距離をとるようにふるまったり、おなかが痛い、目が見えにくいなど身体の不調のかたちで充電のタイミングが現れることもあります。日々様々な大人とのつながりをもっておくことで、親だけでなく、きょうだいの通う学校や幼稚園の先生や、親戚、病院の方々等、たくさんの大人で受け止め、安心して充電できるといいなと思っています。

5　支援者の方に

　病気や障がいのある子どものきょうだいたちは、「不安」「罪悪感」「怒り」「嫉妬」「寂しさ」「孤立感」「プレッシャー」等様々な気持ちをもつことがあります（図2）。

　親や周りの大人の目が病気のある子どもに集中することで寂しさや怒りを感じたり、そう思う自分を責めるきょうだいもいます。「誰も自分を見てくれない」と感じることが続くと、「自分はいらない子なんだ」と、自分を大切にする気持ちが弱ってしまうこともあります。

　「病気のきょうだいの分も自分が頑張らなくては」「これ以上お父さんお母さんに心配かけないようにしなくては」と自分自身にプレッシャーをかけているきょうだいにも出会います。きょうだいとしての経験が進路や将来に影響することもあります。きょうだいが頑張りすぎ

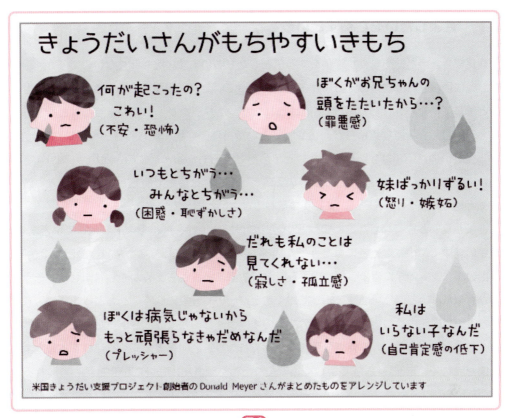

図2

ているなと感じるときは、頑張れなくても、失敗することがあってもよいこと、どうあってもきょうだいが大切な存在であることは何も変わらないことを伝えてあげてください。

　きょうだいが怒りの気持ちを伝えてくれることもあるかもしれません。まずは「話してくれてありがとう」から始めたいです。大人がびっくりするような言葉にも、その奥にはSOSや、寂しさ、喪失感、不安、様々な気持ちがあります。言葉の強さに惑わされず、その奥にある「願い」にフォーカスすることで、大人も心を守りながら子どもたちの隣にいられるようにと思っています。

　病院できょうだいの面会が難しいときは、写真を見せたり、保護者に家で過ごしているきょうだいのことを尋ねたり（年齢や、好きなことなど、他愛ない話題を通して「きょうだいのことを相談しても大丈夫」の空気が伝わるといいなと思います）、きょうだいの関係が途切れないよう橋渡しをしていただければうれしいです。各地の病院で、なかなか会えないきょうだいをどう支えればよいのかという優しい相談をいただきます。きょうだいのための会を開いておられるところも、少しでも面会できるように進めておられるところもあります。みんなで工夫を共有しながら、子どもたちを応援したいです。

6　きょうだいを亡くすということ

　病気できょうだいを亡くす経験をする子どもたちもいます。誰も悪くないのですが、親の悲しみに圧倒されて自分の気持ちが後回しになっていたり、親が泣いているのを自分のせいだと感じていたり、「自分が守ってあげられなかったから妹が死んでしまった」と罪悪感を抱えていたり、複雑な気持ちが頭痛や腹痛という身体の症状で現れるきょうだいもいます。きょうだいのせいではないこと（だけどそう感じる日もあるんだよね、ということ）、きょうだいの存在がみんなの支えになっていること、どんな気持ちでいても大丈夫なこと（泣いてもOK、笑ってもOK）が、少しずつ伝わるとよいと思っています。

　きょうだいが亡くなったことの理解や意味づけは、年齢を重ねる中で変化していきます。人生の途中で、小さなときにはなかった実感が突然湧いて悲しくなったり、命日や誕生日、季節のイベントの際にきょうだいの不在を強く意識することもあるかもしれません。そうなるかもしれないという可能性を知っておくことが心のお守りになることもあります。

　きょうだいを亡くした子どもたちのためのオンラインの会では、きょうだいたちが自然に亡くなったきょうだいの形見や写真を見せてくれたり、名前を教えてくれたりする心地よい時間が流れています。「病院で優しくしてくれた看護師さんに会いたい」と話してくれるきょうだいもいます。私たちが今いるこの世界と、亡くなった子どもたちがいる世界がつながっていて、きょうだいへのサポートも、きょうだいを亡くす前と後とで途切れないように、今浮かんできた気持ちをみんなで大切にキャッチしたいと思っています。

7　おわりに

　きょうだいたちが、子ども時代を子どもとして過ごせるように、「ただの一人の子ども」という視点を忘れずにいたいと思っています。子どもたちは、自分に課された課題が大きすぎるという発想にはなかなか至らないので、一生懸命に背伸びして頑張りすぎてしまうことがあります。背伸びしているかかとを自然におろして子どもに戻る瞬間がたくさんあるように、「自分は自分で大丈夫」と思って日々を過ごせるように、大人も悩んだり失敗したり、自分をケアする姿を子どもたちに見てもらいながら、互いにOKを出し合える世界を作っていけるといいなと思います。

7 通園・通学

15歳 虎大の父母（松本 哲　松本直子）

1 はじめに

　我が家のかわいい高校生は、15年前に18トリソミーという体質で生まれました。
　虎（息子：とらひろ）の誕生に際し、心臓にいくつかの障害があること、小脳低形成であることとともに、18トリソミーのある子どもは全体的に成長が大変ゆっくりであると説明されました。それはつまり、身体面のみならず、情緒や精神面においても成長が遅く、場合によっては一生笑ったり意思を伝えることができないことを意味していました。
　2歳になってすぐ、虎は風邪から肺炎を起こし入院、一時危篤状態となる経験をしました。無事に退院できたとき、これからの虎の人生が少しでも楽しく豊かになるように、できることは何でもやろう、というマインドになりました。主治医に相談したところ「友達との関わりや新しい経験を恐れていたら、虎くんの心の成長は止まってしまう。小さな友達と遊んで風邪をひくこともあるだろうけど、そんなときはしっかりサポートしますよ」と言ってもらえ、その言葉が新たな一歩を踏み出すきっかけとなりました。

2 通園

　2歳半で通い始めた「ひよこ組」で、通園デビュー。家族としか過ごしてこなかった虎にとって、初めての集団生活のスタートです。通園のクラスは、臨床心理士をはじめ、保育士、PT（理学療法士）、OT（作業療法士）、ST（言語聴覚士）、看護師と各々専門をもった先生方が、その専門性だけでなく人間として本気で寄り添って、子どもたちのポテンシャルを引き出してくださる贅沢なチームでした。週1回通い始めた頃の虎は、緊張して心臓はドキドキ、ちょっとしたことで腕で顔を覆って隠れたり、ビックリして泣き出すという状態。先生方は虎の様子をとても細かく観察し、決して無理やりでなく、でもしっかりと活動に参加できるよう心を配ってくださいました。その根気強い働きかけのおかげで、驚いてばかりだったトランポリンでも楽しそうなそぶりを見せるようになり、シーツブランコでは笑い声を上げるなど、家では見られなかった反応や対応を次々引き出してもらえました。泣く以外の自己表現（笑う、怒って文句を言う等）で伝えることもできるようになりました。
　母子分離クラスになってしばらくは、泣きながら母親の待機している部屋に連れてこられ

ていた虎ですが、半年ほど経つとピタリと泣かなくなりました。どうやらそれまでは、通園中の一連の流れがわからず、不安になっていたようです。自分の中での見通しが立つようになってからは、新しい刺激にも落ち着いて対処できるようになりました。たとえば初めての芋掘りでは大泣きでしたが、2年目には神妙な顔で、3年目はニコニコ笑顔で臨むことができました。このように、流れがしっかりわかると、雛祭り、七夕、夏祭りなど、どの行事にも余裕をもって楽しく取り組めるようになりました（図1）。

　後輩ができると、ブランコの順番を譲ってあげるなどで褒められることが嬉しくなり、「さすがは先輩だね」などと言われようものなら、もうすっかり得意顔。友達の誕生日会も嬉しそう。などなど友達と一緒に何かをすることを、卒園の頃にはすっかり楽しめるようになりました。これは息子の心が成長した証だ、と感無量でした。

　通園生活の中で、虎の心の成長の重要な支えとなったのは、先生方の存在でした。虎が不安そうな声を出すたびに、決まった先生が虎を抱っこし、愛情たっぷりに話を聞いてくださいました。先生との信頼関係を心の核にすることで虎は安心し、自信をもって他の人達と接すること、自分の世界を広げることができたのだと、今も感謝の念にたえません。

3　通　学

1．小学校

　小学校からは、肢体不自由児のための養護学校に通いました。小1は、週2日午前だけ通学というところからスタートし、小5でようやく全日通えるように。しかし疲れやすかったので、水曜日に中休みを入れる形という虎ペースで卒業まで通わせてもらいました。おかげで虎も親も体力温存ができました（図2）。

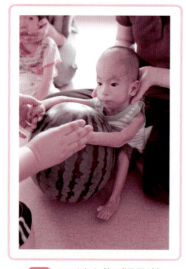

図1　スイカと俺（通園時）

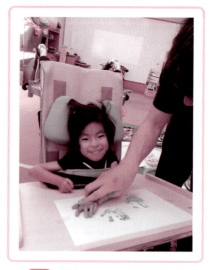

図2　先生とはしゃぐ俺（小1）

小学生になると、虎の中で、頼る先生、遊ぶ先生、甘える先生といったように、先生によって態度を選び、自分の意思や意向を表すことが、随分スムーズになりました。たとえば小学校低学年のころ、大好きな女性の担任と昼給食の後で絵本を読むことが、虎にとって至福の時間となっていました。毎日の絵本タイムを心待ちにし、「先生の隣は俺の場所」と決めていたようです。後輩の男子児童とこの先生を巡ってライバル関係となり、互いを意識し合ってムッとしたり相手を睨んだりしておりました。

給食は、親が教室で介助をする形からはじめました。小2、小3あたりで先生からも食事を摂るように試みたものの、頑なに拒み続けたので、当時の担任から「憎めない頑固者」という称号を与えられることとなりました。ところが、中学に上がるや否や、何事もなかったように担任の先生と昼給食を食べるようになり、小学生の間のこだわりは一体どういうことだったのかと、親も先生もただただ首を傾げるばかりでした。このように、自分で決めると譲らない性格は18トリソミーのある子どもの特徴の1つと言えるかもしれません。

小学校は2学年が一緒のクラスとなっており、1年生のときは2年生に可愛がってもらい、2年生に上がると先輩風を吹かすという構図です。虎はどちらの役割も上手にこなし、学校にいる間中ずっと楽しそうに過ごしました。先輩のやることをよく観察して学ぶこと。そして翌年、自分の番が来たら後輩の見本となること。そんな学びと行動のサイクルを実践していました。上級生になるに従って次第に生徒会活動に興味を持つようになったのも、自然な成り行きだったように思います。

2. 中学校

感染症や体調面の不安が大きかったこともあり、小学校の6年間は、親が車で送迎をしました。中学に上がってから、訪問看護ステーションの所長から、虎が大きくなったときに備えて、他人の助けを借りることに親子で慣れておく方がよいとのアドバイスをもらい、そのきっかけの1つとして通学バスの利用を薦められました。虎の場合は、バスに乗る日は1日ずっとパルスオキシメーターをつけて過ごし、バスに乗る前・乗っている間の数値が安定していることが、安全なバス乗車の条件となりました。親や担任も10回ほど確認のため一緒に乗車。遂に中学2年から帰りのバスに1人で乗車するようになりました。

そして、中学生になるや否や、生徒会活動に参加したい意志を猛アピール。まずは役員になって「緑の羽根募金」「あいさつ運動」などに積極的に参加しました。先輩を手伝うのも好きです。中2になると副会長、そして中3の時には迷うことなく会長へ立候補。選挙ポスターの笑顔にやる気がみなぎっていました（図3）。会長の任期中に長期の入院となってしまった際には、頼れる副会長たちが立派に留守を取り仕切ってくれました。虎会長の掲げるスローガンには、そこここに「みんな一緒に」というワードが登場したそうです。

小さな学校だからこそではありましたが、18トリソミーの息子が児童生徒会長をやらせてもらえるとは思ってもみないことで感激しました。いつのまにか、親の知らないところで、虎の世界をつくり、虎なりの個性と社会性を発揮し友達や先生と心を通わせていたようです。

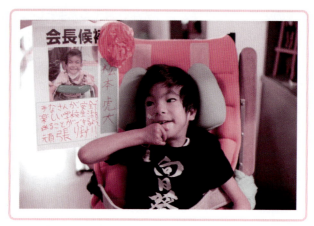

図3 生徒会長に任命されニンマリする俺（中3）

3. 高 校

　この春から高校に入学しました。親や先生の心配をよそに、新しい環境にあっさりと順応しているように見えます。もちろん気を張っているのでしょう、帰りの自動車に乗るなり爆睡してしまうことが多いです。

4　おわりに

　どんなときも全力で頑張る姿は健気で、これまで関わってくださった先生方を虎ファンに変えていく強いパワーを持っているようです。これからも、虎らしいこだわりを頑固に貫きつつ、「みんな一緒に」の信念を実践していってくれることを願っています。

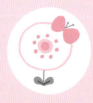

虎くんの心の育ち

三浦幸子

　虎くんと初めて会ったのは、2歳の夏でした。グループ活動の入園前面接で小児科の主治医の先生から「周りへの関心が伸びているので、集団の場で発達を促したい」との話がありました。お母さんは「今まで同じくらいの年齢の子どもと触れ合うことがなかったので、そのような場にいるところから始められれば」と、お父さんはグループに入ることなど「想像もしていなかった」と話されたように記憶しています。そこから3年8か月間、小学校に進学するまで、ドキドキワクワクしながら一緒に過ごしました。

　初めの頃は、「心地よいこと、不安の少ないことを家族と一緒に探す」ことから始めて、無理は避けつつも、さりげなく見ておく、ちょっと挑戦してみることも大事にしました。両親となら笑顔が出る活動も、先生とだとちょっと緊張していました。また、体を

保つ力が弱く、腰に体重をかけることに慣れていなかったため、遊びの中で姿勢や椅子を工夫していきました。するとだんだんに、嫌な気持ちのときは体を反らせるのではなく、表情や声で知らせてくれることが増えました。体が安定して周りが見渡しやすくなると、キョロキョロと戸惑うことも減り、笑顔が一層増えました。やはり体と心はつながりが深く、双方に配慮することで、気持ちにゆとりが生まれてくるものと実感します。

やや早めでしたが、次の春には両親から独立したクラスに進みました。初めのうちは泣くことも多く、私たちは声・身振り・表情などを見逃さず、虎くんが全身で表している「心のことば」に耳を傾け、その奥にある思いに近づこうと試み続けました。「ああかな、こうかな」とやりとりする中で、少し考えて気持ちを取り直すこともありましたが、どうにもやっぱりお母さんに伝えたいと感じるときもあるようでした。そのときは「自分で言いに行こう」と声をかけてお母さんのいる部屋に行き、お母さんにひとしきり気持ちを伝えて、また自分の部屋に戻ることを積み重ねました。「お母さんに来てもらう」のではなく「自分から行く」ことで、お母さんとの物理的・心理的な空間関係を自分で確かめ、離れていても自分の場で安心して過ごせるという土台が育つことを大事にしていたからです。

その年の後半からの伸びは素敵で、まさに「エリクソンの自我発達」の幼児期段階を見るようでした。両親にしっかり守られて安心して先生への信頼感を拡げ【信頼性】、「自分の気持ちが伝わるな！」と確信したかのように、不満や不本意なことはきちっと言い続ける力もつけ、周りへの好奇心とともに自己主張がうまくなりました【自律性】。さらには、「1回だけ」と言われて渋々つきあったり、「お手伝いしてほしいな」と頼まれると張り切ってやってみたりするなど、人との関わり方を自分で選ぶようになりました【主導性】。

こうなると、人への積極性が増して、友達の様子を「見る」ことが上手になり、触れようと手を伸ばすこともうまくなりました。声のレパートリーも拡がり、話しかけに声を出して応え、催促やコメントも声で伝えるようになりました。嬉しい声も大きくなりましたが、「いや！」の声も大きくなりました。気持ちの近い人の名前を聞くとそちらを見て、時には友達と競い合いながらも、仲間として大切に見守る姿もいろいろと思い出されます。

虎くんをはじめ18トリソミーのある卒園生たちは、小学校高学年生や高校生などになって、それぞれの個性を発揮しながら、ゆっくりとゆるやかに、しかも着実に発達し、家族と一緒に過ごしています。体の発達が思うように進みにくい点には配慮が必要ですが、医師や看護師、リハビリスタッフも一緒のチームは心強く、心の発達の道筋にしっかり沿って、だれにでも共通の方向性を持っているからこそ、保育カリキュラムを基本に、「こうすればできる」工夫をしてグループ活動を積み重ねてきました。

ご両親の学校生活の手記を拝見して、「みんな一緒に」を大切にする虎くんの思いは、新生児期のケアに始まり、幼児期・学齢期を通して、ご両親と一緒に支援者チームがバトンをリレーしてきたからこそ育っているのではと感じます。これでよかったんだと勇気をくれた虎くんと、私たちを信頼し続けてくださったご両親に心からの感謝を込めて、これからもこの役割を続けていきたいと思っています。

（前 心身障害児総合医療療育センター 通園科長）

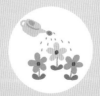

わが子への思い ● 18トリソミーの会メンバーから

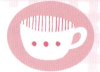

彩華

　2011年4月、逆子のため帝王切開にて誕生しました。チアノーゼで全身が紫色、産声も出ない小さな女の子でした。生後18トリソミーであることがわかりました。

　娘は様々な病気を抱えており、今までに6度の手術を経験し、次の手術も控えています。少しずつ成長していく姿を喜ぶ反面、新しい症状がでてきたりと、いつも不安との戦いですが、生まれてすぐの頃に担当してくださった医師の「彩華ちゃんは目がキラキラしているから大丈夫！目に力があるかぎり乗り越えていけますよ」という言葉が今でも心の支えになっています。

　「あー！」っと、人を呼ぶ声が3軒先の自動販売機のところまで聞こえてしまうほど元気な娘は、毎日たくさんの人達に見守られて楽しく生きています。

　今年、中学生になります。

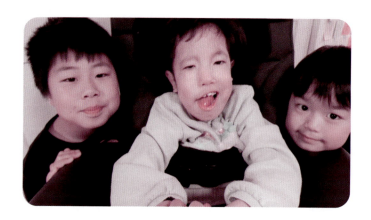

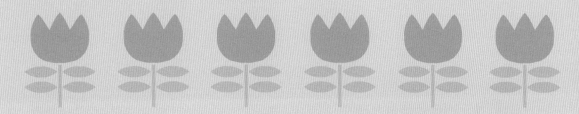

第IV章

出生前診断をめぐって

1 18トリソミー症候群をめぐる出生前検査

古庄知己

1 出生前検査とは

　出生前検査とは、胎児が遺伝性・先天性疾患をもっているかどうかを調べる検査です。診断を確定するための検査（確定的検査）は、絨毛や羊水を採取して行われます。確定的検査を受けるかどうかを判断するための非確定的検査には、超音波検査、母体血清マーカー、新型出生前検査（非侵襲性出生前遺伝学的検査：noninvasive prenatal genetic testing；NIPT）などがあります（表1）。非侵襲的な方法で胎児が染色体異数性などをもつ確率が上がるかどうかを調べるスクリーニング検査です[1]。ここでは、代表的な非確定検査である超音波検査とNIPT、代表的な確定的検査である羊水染色体検査について記します。

　いずれの検査においても、結果によって妊娠を継続するかどうかに関わる可能性があります。夫婦で臨床遺伝専門医、認定遺伝カウンセラーによる遺伝カウンセリングを受け、検査でわかること、限界、そして留意点について十分に話し合っておくことが大切です。

2 超音波検査

　第1トリメスター（〜妊娠14週）における代表的な超音波所見はNT（nuchal translucency；後頸部に存在するエコー上黒く見える領域）の肥厚です。18トリソミー症候群のある胎児の約70％に認められますが、ダウン症候群、13トリソミー症候群、ターナー症候群、先天性心疾患などでも認められます[2,3]。NTが厚いほど上記疾患の確率は上がるため、人工妊娠中絶を視野に入れた羊水染色体検査による確定診断を行うという選択肢があります。これら超音波検査所見に、母体血清マーカー検査を併用したスクリーニング（コンバインド検査）も行われています。スクリーニング検査としての精度を考える上で、陽性の結果であった人のうちどのくらいの割合が本当にその診断となるか（陽性的中率）が重要です。コンバインド検査の場合、35歳の妊婦を例にとると、超音波検査としてNTだけを測定した場合の陽性的中率は4.9％です。なお、陰性の結果であった人のうちどのくらいが本当にその疾患でないかを示す陰性的中率は99.95％です[4]。

　第2トリメスター（妊娠15〜28週）、第3トリメスター（妊娠29週〜）になると、18トリソミー症候群のある胎児では成長障害、羊水過多、頭蓋形態の特徴、脈絡叢嚢胞、手指

表1 出生前検査の種類とそれぞれの特性

検査名	非確定的検査			確定的検査		胎児ドックにて 通常の妊婦健診にて
検査名	母体血清 マーカー	超音波マーカー 検査 コンバインド 検査	NIPT	絨毛検査	羊水検査	精密胎児超音波検査 (胎児ドック) 胎児超音波スクリー ニング(妊婦健診)
実施可能 期間	15〜18週	11〜13週	9〜10週以降	11〜14週	15〜18週	妊娠全期間 (妊娠20週頃、 30週頃)
対象疾患	18トリソミー 21トリソミー 神経管閉鎖不全	13トリソミー 18トリソミー 21トリソミー	13トリソミー 18トリソミー 21トリソミー	染色体 疾患全般	染色体 疾患全般	身体の各部位の形態 変化があるかどうか (染色体疾患、先天異 常候群の診断につ ながる可能性がある)
方法	採血	採血、超音波 検査	採血	絨毛採取	羊水採取	超音波検査
陽性 的中率 #	3〜10%	5〜10%	93〜98%	ほぼ 100%	ほぼ 100%	検査時期・ 対象により異なる
陰性的中率	> 99.8%	> 99.8%	> 99.9%	ほぼ 100%	ほぼ 100%	検査時期・ 対象により異なる
結果返却ま での期間	10日〜2週間	超音波マーカー 検査は即日、コ ンバインド検査 は〜2週間	1〜2週間	2〜3週間	2〜3週間	検査当日に説明
流産の心配	なし	なし	なし	0.2%	0.1〜 0.3%	なし

\# 陽性的中率は妊婦の年齢が上がる、前の子どもが染色体異常をもっている、といったことにより上がります
　ここでは、35歳の妊婦でダウン症候群を含め心配している場合(1/300)、前の子どもが18トリソミーをもっていた場合(1/100)の数字を示しました
(こども家庭庁HP 妊娠中の検査に関する情報サイト　https://prenatal.cfa.go.jp/prenatal-testing/type-of-inspection.html
　　　　　　　　　　　　　　　　　および日本医学会出生前検査認証制度等運営委員会HP　https://jams-prenatal.jp をもとに作成)

の重なり、橈側列形成不全、先天性心疾患、臍帯ヘルニア、単一臍帯動脈などの身体的特徴が認められるようになります[5]。妊娠22週未満にその結果を得られる週数であれば(〜妊娠17週までに穿刺)、人工妊娠中絶を視野に入れた羊水染色体検査を選択肢に入れる場合もあるかもしれません。それ以降では、周産期管理の方針決定を目的とした羊水染色体検査が提案される場合があります。

3 NIPT

　DNAは通常染色体に含まれ、細胞の核内にあります。妊娠7週以降の妊婦の血中には細胞の核内に含まれていないDNA（セルフリーDNA）が存在することがわかっており、そのおよそ10%は胎児と同じDNAをもつ胎盤由来です[6]。NIPTは、このセルフリーDNAを用いたスクリーニング検査です[5]。

　標準的に用いられているNIPTの原理は次の通りです。妊婦の採血によりセルフリーDNAを妊婦由来・胎盤由来まとめて抽出します。セルフリーDNAの塩基配列を、次世代シークエンサー（next-generation sequencer：NGS）で解析します。塩基配列から各セルフリーDNAがどの染色体由来かがわかります。由来する染色体ごとに量を比べると、胎児に特定の染色体の数的異常があれば（例えば18番染色体が3本、すなわち18トリソミー）、その染色体由来セルフリーDNAの割合がわずかに多くなります。この変化から胎児の染色体数的異常を推定します。現在、生存可能な3つのトリソミーであるダウン症候群、18トリソミー症候群、13トリソミー症候群が対象となっています。

　NIPTの精度を陽性的中率と陰性的中率で見てみましょう（表1）。胎児が染色体異常をもつ確率は、妊婦の年齢が上がる、前の子どもが染色体異常をもっている、といったことによって上がりますので、陽性的中率も妊婦の年齢に比例して高い数字になります。35歳の妊婦における陽性的中率は、ダウン症候群で93.58%、18トリソミー症候群で77.92%、13トリソミー症候群で43.23%です。前の子どもが18トリソミー症候群をもっていた場合、次の子どもも18トリソミー症候群をもつ確率は1%程度と推定されています[3]。この確率は44歳の妊婦（子どもが18トリソミー症候群をもつ確率1/250：NIPTの陽性的中率97.67%）よりも高いことから、前の子どもが18トリソミー症候群をもっていた場合の18トリソミー症候群の陽性的中率はかなり高い（98%〜）と思われます。

　コンバインド検査における陽性的中率（35歳の妊婦で4.9%）を考えると、NIPTの精度の高さがわかるかと思います。加えて、陰性的中率は、ダウン症候群、18トリソミー症候群、13トリソミー症候群いずれの集団でも99.99%以上であることから、NIPTで陰性であった場合には羊水染色体検査などの確定的検査は通常行われません[5]。

4 羊水染色体検査

　妊娠15〜17週に羊水を採取し、その中に浮いている胎児の細胞を用いて染色体検査を行います。羊水染色体検査は確定的検査ですので、検査前から遺伝カウンセリングを経て夫婦で十分検討した上で受検します。臨床遺伝専門医、認定遺伝カウンセラーとの信頼関係に基づくface-to-faceの対話を通じて、先天性疾患や障がいとは何か、人工妊娠中絶について、そして、子どもをもつことの意味などを様々な角度から考えてもらうことで、検査を受ける

かどうかを判断します。筆者の経験では、丁寧な遺伝カウンセリングにより、約半数が検査を受けないことを選びます。

5 おわりに

NIPTは、2013年に認証制度の設立とともに臨床研究として慎重に導入され、受検した妊婦は10万人を超えていると言われます。2020年頃から社会問題となった無認定施設（産科医以外の参入）の増加により、2022年に新たな認証制度である「日本医学会出生前検査認証制度」が設立されました。

NIPTは、母体血中セルフリーDNAを用いるため、採血という非侵襲的な手段で検体を採取できます。当初は高年妊娠、超音波で異常所見が見つかった、前の子どもが18トリソミー症候群、などのハイリスク妊婦が対象となっていました。しかし、最近では原則的にはハイリスク妊婦としながらも、適切な遺伝カウンセリングを行っても不安の強い妊婦には受検が考慮される方向になっています。また、NIPTは、次世代シークエンサーによる網羅的ゲノム解析により得られたデータを用いています。3つのトリソミーでスタートしましたが、2024年には臨床研究として3つのトリソミー以外の疾患を対象とする方向性が示されました。こうした流れの先には、いずれすべての妊婦に対して、あらゆる遺伝子・染色体疾患が対象となりうる可能性を示唆しています。ここで私たちは一度立ち止まって、技術が進んでも変わらない出生前検査の本質である、「子どもを選べるだろうか」「身体的・精神的に負担の大きい人工妊娠中絶にどう向き合うのか」を見つめ、どのような未来を作っていくのか考える必要があるのかもしれません。

信州大学医学部附属病院では、2022年に長野県（健康福祉部保健・疾病対策課母子保健係）の要請を受け、「日本医学会出生前検査認証制度」の基幹施設に申請し、承認されました。産科に"YS（よりそい支える）外来"を立ち上げ、周産期専門医・臨床遺伝専門医資格を有する産科医と助産師が中心となって対応しています。NIPTを希望する夫婦に対して丁寧な問診、エコーによる胎児診察の後、遺伝カウンセリングを行い、必要な場合NIPTを提供します。長野県立こども病院および3つの県内地域中核病院が連携施設に加わりました。"いちご外来"、"いぶき（息吹枝）外来"、"なないろ外来"といった個性的な外来名が付けられ、NIPTのための手続きではなく、包括的な妊婦支援であるという姿勢で臨んでいます[7]。そして、新たに連携施設に加わる際には、ダウン症候群のある子ども、18トリソミー症候群のある子どもを育てている家族とともに、出張勉強会を開催しています。私たちは、胎児を1人の大切な社会の一員として尊重し、そして夫婦をライフストーリーのある唯一無二の存在として尊重しています。さらに、全県の産科において丁寧であたたかみのある相談窓口を充実させることで、妊婦・夫婦の様々な不安に地域で包括的に寄り添えたらと思います。このように夫婦が安心して子どもの「多様性」を受け入れられるようにする体制を築

きながら、真に NIPT などの出生前検査を必要とする夫婦に対して適切に遺伝カウンセリングおよび検査を実施することが大切であると考えています。

 参考文献

1) こども家庭庁 HP 妊娠中の検査に関する情報サイト　https://prenatal.cfa.go.jp/prenatal-testing/type-of-inspection.html（2024.9.20 アクセス）
2) Nicolaides KH. Nuchal translucency and other first-trimester sonographic markers of chromosomal abnormalities. Am J Obstet Gynecol. 191（1），2004，45-67.
3) 日本産科婦人科学会．産婦人科診療ガイドライン〜産科編 2023．
4) 日本医学会出生前検査認証制度等運営委員会ホームページ　https://jams-prenatal.jp（2024.9.20 アクセス）
5) Cereda A, et al. The trisomy 18 syndrome. Orphanet J Rare Dis. 7, 2012, 81.
6) Lo YM, et al. Presence of fetal DNA in maternal plasma and serum. Lancet. 350（9076），1997，485-7.
7) こども家庭庁　https://prenatal.cfa.go.jp/case-study/（2024.9.20 アクセス）

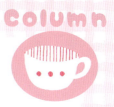

わが子への思い ● 18トリソミーの会メンバーから

あおくんママ

　妊娠28週のときに羊水過多と診断を受け、羊水検査を実施し、18トリソミーとわかりました。検査結果は18トリソミーである確信をもって結果を聞きました。動揺よりも次どうするかが私の中にはありました。出産まで調べることを止め、おなかの子とどう向き合うかを考える日々を過ごしました。生死が隣り合わせの出産を、自分が経験するとは考えもしませんでした。出産直前になり、この子に会えないのではないかという不安に襲われましたが、そんなときでも私のおなかの中で元気に動いてくれていました。

　37週をむかえ、確実に会うために帝王切開で出産しました。産声を聞くことができ、本当に嬉し涙が出ました。

　そこから1年1か月と11日、NICUへ通う日々が始まりました。コロナもあり面会にはたくさんの制限がありましたが、お家に帰って一緒に過ごすという目標のために主治医の先生はじめ多くの方の支えがあり、なんとかお家に帰ってくることができました。

　退院までに髄膜瘤、食道閉鎖症、心臓など計7回の手術を逞しく乗り越えてくれたあおくん。お家に帰ってきても大きく体調を崩すこともなく日々成長中です。

　あおくんとの"今"を大切に大切に過ごしていきたいと思っています。

　あおくんのことがみんな大好きだよ。

　生まれてきてくれて、本当にありがとう。

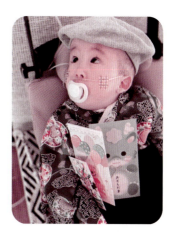

2 18トリソミー症候群のある子どもと家族のための遺伝カウンセリング〜認定遺伝カウンセラーの視点から〜

荒川経子　近藤由佳　米原優香

1 はじめに

「遺伝カウンセリング」という言葉を耳にする機会が、病院の診療の中でも、世の中でも増えてきています。米国遺伝カウンセラー協会が示す遺伝カウンセリングの定義（日本語訳）を表1に示します[1]。遺伝カウンセリングは、遺伝や遺伝性・先天性疾患に関する自身の状況を正しく理解し、必要な情報（遺伝について、疾患について）が提供されるプロセスと状況に適応し自律的決定ができるようにするカウンセリングプロセスからなります。染色体や遺伝子に関わる生まれつきの病気や障がいをめぐって、症状の予防や治療、育つ過程や成人してからの生活、将来の家族に関することまで、多岐にわたる相談の場となっています。

遺伝カウンセリングに関わる専門職には、臨床遺伝専門医、認定遺伝カウンセラー、遺伝看護専門看護師があります。臨床遺伝専門医は、さまざまな診療科において、遺伝性・先天性疾患のある人たちの診断・健康管理を行う医師です[2]。認定遺伝カウンセラーは、遺伝医療を必要としている人たち（患者、家族）に適切な遺伝情報や社会の支援体制等を含むさまざまな情報提供を行い、心理的、社会的サポートを通して当事者の自律的な意思決定を支援する保健医療・専門職です[3]。遺伝看護専門看護師は、疾患の遺伝学的関与、遺伝的課題を抱えた人たちに対して、遺伝看護の知識と技術を用いながら水準の高い看護ケアを提供する専門職です[4]。

日本において、遺伝カウンセリングは自由診療（自費）で行われる場合もあれば、保険診療として行われる場合もあります。出生前検査前後の遺伝カウンセリングは自由診療（自費）

表1 遺伝カウンセリングの定義（米国遺伝カウンセラー協会）

遺伝カウンセリングは、疾患の遺伝学的関与について、その医学的影響、心理学的影響および家族への影響を人々が理解し、それに適応していくことを助けるプロセスである。このプロセスには以下が含まれる。

・疾患の発生および再発の可能性を評価するための家族歴および病歴の解釈
・遺伝現象、検査、マネージメント、予防、資源および研究についての教育
・インフォームド・チョイス（十分な情報を得た上での自律的選択）、およびリスクや状況への適応を促進するためのカウンセリング

（文献1より日本語訳）

で行われ、料金は施設によって異なります。保険収載された遺伝学的検査の結果説明に際して行われる場合、遺伝カウンセリング加算（現在は1,000点、つまり1万円）がつきます。

ここでは、18トリソミー症候群のある子どもと家族への遺伝カウンセリングについて、認定遺伝カウンセラーの視点でまとめます。

2 18トリソミー症候群のある子どもと家族のための遺伝カウンセリング

1. 出生前に診断される場合

妊婦健診で行われる超音波検査でNT（nuchal translucency：妊娠11〜13週頃の赤ちゃんの首の後ろの皮下のスペース）肥厚、内臓・骨格の形態異常などの所見が見つかったり、高年妊娠で非侵襲性出生前遺伝学的検査（noninvasive prenatal genetic testing：NIPT）などの非確定的検査を受け陽性となったりして、羊水染色体検査などの確定的検査を受け、胎児期に18トリソミー症候群との診断が確定することがあります。

超音波検査で異常所見が見つかった場合、より詳しい超音波検査や遺伝カウンセリングができる施設に紹介されます。通常、胎児診断をする産科医（臨床遺伝専門医を兼ねていることが多いです）と認定遺伝カウンセラーが協力して遺伝カウンセリングを行います。認定遺伝カウンセラーは、限られた遺伝カウンセリングの時間が充実したものになるよう、電話などで事前に家族の情報を得て家系図を作成し、紹介された経緯や思いを聞き（プレカウンセリングとも言います）、遺伝カウンセリングに臨みます。思わぬ出来事に動揺し、大きな不安を抱えている夫婦に対し、丁寧に対応する場として遺伝カウンセリングがあり、支える専門家として認定遺伝カウンセラーがいることを伝えています。産科医（臨床遺伝専門医）から超音波所見より18トリソミー症候群が疑われること、確定するには羊水染色体検査が必要であることが伝えられた後、夫婦とあらためて話し合う時間を設けています[5]。

妊娠後半の場合、羊水染色体検査に基づく確定診断により、分娩施設・分娩方法・出生後の治療についてあらかじめ相談しておくことで準備ができるという側面があります。他方、確率は低いものの流産の心配があります。診断の確定が心の準備につながると感じる両親もいれば、心理的負担がさらに大きくなり残りの妊娠期間を落ち着いた気持ちで過ごせないと感じる両親もいるでしょう。遺伝カウンセリングの役割は出生前検査の同意を得ることだけではなく、両親が十分な情報を得て、自分たちらしく考え、意思決定できるような支援を行うことです。そのため羊水染色体検査の結果を両親そろって聞けるように日程を調整します。医師による診断告知後、あらためて18トリソミー症候群について詳しい情報を提供しますが、両親の動揺が大きく、話を聞くことが難しそうであれば、休憩を入れたり、時間的余裕があれば後日遺伝カウンセリングの続きを行います。出生する前に亡くなってしまうかもしれないこと、出生後に重大な合併症のため集中治療を要したり生命に関わるかもしれないこ

と、重い発達の遅れをもつことなどの医学的情報だけでなく、子どもの可愛い表情、言葉を発しなくても表情やしぐさでコミュニケーションをとる様子、また家族の中でかけがえのない存在として愛されている様子もバランスよく伝えるようにしています [5]。

　妊娠早期の場合、確定診断により妊娠の継続をあきらめる（人工妊娠中絶）という選択肢を考える夫婦もいます。羊水染色体検査などの確定的検査を受けるかどうかの段階から慎重に遺伝カウンセリングを行います。診断が確定したら妊娠を続けられないと感じている夫婦に対しても、上記のようなバランスのとれた情報を伝え、施設として赤ちゃんを助けるため最善の治療を尽くすつもりがあるという姿勢を示すことが大切と考えています。夫婦が妊娠継続をあきらめるとすれば、赤ちゃんのことを大切に思うからこそ考え抜き苦しみ抜いた結論と受け止めています。その後、赤ちゃんのことを大切に思う姿勢を共有しながら、遺伝カウンセリングを継続できたらと考えています。また、妊娠を継続することを決定する夫婦もいるでしょう。この場合は、妊婦健診に合わせて遺伝カウンセリングを継続し、分娩に向けて気持ちに耳を傾けます。そして、どのような経過をたどったとしても、赤ちゃんの寿命に寄り添ってみるというその意思決定を支持していきます。

2. 子どもの誕生に寄り添う

　生まれた赤ちゃんが 18 トリソミー症候群を疑われた場合、もしくは羊水染色体検査で診断がついている場合も、あらためて赤ちゃん自身の血液による染色体検査が新生児科・小児科医師から提案されます。親の同意を得た上で実施され、約 3 週間後に診断が伝えられます。その際、親は赤ちゃんがもつ合併症、生命予後、成長発達など多くの情報について説明を受けます。新生児科・小児科医師からの説明の後、臨床遺伝専門医・認定遺伝カウンセラーが遺伝カウンセリングを行います。その際、説明された内容の理解を確認しつつ、今どのような気持ちでいるのかを把握することを大切にしています。中には、自ら事前に調べ、多くの情報を手にされ質問をされる親もいます。その時は、状況に応じて必要な情報を提供します。しかし、多くの親は、「まずは無事に生まれてきてくれてよかった」など喜びを感じながらも、「まだ気持ちが追いつかなくて」と動揺や不安を抱えています。その状況では多くの情報をすぐに受け取ることは難しいと判断し、妊娠中の思いや出来事を振り返りながら、赤ちゃんが無事に生まれてきてくれたことを一緒に祝福し、現在の気持ちを傾聴します。涙され言葉にならない親もいますが、今そのような気持ちでいるということをありのまま受け止めることが必要だと考えています。大きな出来事が起こり、その状況に向き合おうとしている親の思いは決して否定されたり、無理に励まされたりするものではありません。時間とともに変化し揺れ動く気持ちを一緒に受け止めながら寄り添うことが大切です。遺伝カウンセリングの最後には、そのような状況の中で話してくれたことへの感謝の気持ちを伝え、「これから〇〇ちゃんのことを一緒に考えていきましょう」とのメッセージを伝えています。

3. 診断と向き合う

　親は赤ちゃんが 18 トリソミー症候群をもつ可能性を伝えられた時、また診断を受けた時、

「染色体」「遺伝」という "ことば" に向き合うことになります。学生時代に理科で学んだ以来だと感じる親もいるかもしれません。そのような "ことば" が自分の子どもに関係していると知ると、子どもを身近ではない特殊な存在ととらえてしまうこともあるでしょう。遺伝カウンセリングにおいて、「遺伝」は、「受け継ぐ」ことを意味するだけではなく、「多様性」を意味することを伝えています。私たちの体の設計図である「染色体」や「遺伝子」は、みな違って当たり前。しかし、その違いが病気の原因となる場合もあることを伝えます。そして、染色体を3本もって生まれてくれたことの奇跡についても話します。1番から22番の常染色体はどれもトリソミーになる可能性があること……しかしそれぞれの染色体に含まれる遺伝子の量により、生まれてくることができるのは13、18、21番の染色体が3本あるときのみであり、おなかの中で亡くなってしまう場合がほとんどであること〜今こうして愛くるしい姿をみせてくれている子どもはきっと強い生命力をもっているのだということ……。親は日々育っているわが子の様子と重ねながら、「変な言い方ですけど、病気はたくさんもっているけど、足の蹴る力は強いし、ミルクの前はよく泣いていて元気なんですよね。強い子です！」など気づきを伝えてくれることもあります。

4. 意思決定を支える

　おなかの赤ちゃんが18トリソミー症候群をもつ可能性を伝えられた親は、出生前診断、分娩方法など出産に至るまでにたくさんの意思決定をしています。継続的な遺伝カウンセリングにおいて、どのように考えてきたのか、何を大切にしてきたのかなどを聴いています。「出産後、この子がすぐに亡くなってしまうかもしれない。すぐに会いにいけないのは嫌なので経腟分娩にしました」「この子に少しでも負担のないように帝王切開にしました」「流産する可能性があると聞いたので、羊水検査はしませんでした」など、それぞれの選択は違っていても赤ちゃんにとっての最善の利益を考え、悩みながら一生懸命考えられてきたことを受けとめます。

　18トリソミー症候群のある赤ちゃんは呼吸器症状、先天性心疾患、消化器合併症など様々な健康上の問題をもつことが多く、出生後すぐに治療を必要とする場合がほとんどです。長野県立こども病院では全例、赤ちゃんの最善の利益を考え必要な新生児医療を提供しています。さらに先天性心疾患、消化器合併症のタイプや全身状態によっては早期の手術を検討します。親は赤ちゃんが無事に生まれてきてくれたことに安堵しながらも、すぐに治療の選択という局面に向き合わなくてはなりません。その際、「長く生きられないのであれば無理な治療はしたくない。でも少しでも長く生きられるのであれば手術を受けたい。どのように考えたらいいかわからない」と話される親もいます。その都度、各診療科の担当医と相談しながら、赤ちゃんにとっての最善の利益を考え治療を選択する必要があることを伝えています。与えられた寿命はどのくらいなのかだれにもわかりません。決断に迷うことは当然のことであり、いつでもどんなことでも聞いてほしいこと、何度でも説明を受けられることを伝え、希望があればその時間をとっています。

5. 生まれてきてくれたことの意味について

　家族が面会される際に会うことができれば、遺伝カウンセリングの一環としてできるだけ声をかけるようにしています。そうすると、ふと思いを語ってくれる場面に出会います。それはいつも、「ずっと気になっていたんだけど……」「変なこと聞いてもいいですか？」など前置きをしながら語り始められます。ある母親から「○○ちゃんは18トリソミーではなかったら、○○ちゃんじゃないということですか？」と聞かれたことがあります。はじめはどのような思いからの質問なのかわからず、詳しく話を聴かせてもらいました。母親が話す言葉の意味を1つひとつ確認しながら、18トリソミー症候群の体質をもつのは○○さんそのものであることを伝えました。すると母親は、「そうですよね！安心しました。18トリソミーをもって生まれた○○ちゃんだから会えたんですよね！」と納得された様子が印象的でした。子どもを授かり、無事に生まれてきてくれたわが子と出会い、不安や葛藤を抱えながらも時間の流れの中でその子らしさ、強さを感じとり、穏やかな時間を過ごされている家族を目にします。遺伝に関わる専門職として情報を整理しながら、子どもを授かることは奇跡の連続であること、その生命は唯一無二の存在であること、そしてその子が誕生できた奇跡を家族と共感できた瞬間は、とても大切な役割を担っていることを感じます。

6. 次子の相談

　トリソミー型の18トリソミー症候群の場合、次の子どもが18トリソミー症候群をもつ確率は0.5〜1％未満と言われています。遺伝カウンセリングを継続する中で、次の子どもの出生前検査について相談されることがあります。その場合、両親に対して、臨床遺伝専門医と認定遺伝カウンセラーがそろった形での遺伝カウンセリングを提供します。子どもが診断された直後より、体調が安定している時期の方が落ち着いて話し合えることでしょう。また、子どもが亡くなってから相談の機会をもつこともあるかもしれません。そしてできる限り妊娠する前に遺伝カウンセリングの機会をもつと良いでしょう。次の子どもに関する遺伝カウンセリングでは、次の子どもが18トリソミーをもつ確率を伝え、超音波検査、NIPT、羊水染色体検査など出生前検査の具体的な選択肢を示します。それぞれの検査の内容や意味合いは第4章1節（p.222）をご参照ください。

　大事にしていることは、18トリソミー症候群のある子どもと過ごしきた日々をどう感じているか、また次の子どもにどのようなことを期待するか、両親それぞれの思いを受け止めることです。健康な子どもを授かりたいとの思いをもつ方もいれば、次の子どもが18トリソミー症候群をもっていたとしても育てたい〜そして、あらかじめ知っていればもっと落ち着いて良い向き合い方ができるとの思いをもつ方もいるでしょう。確率は低いですが、次の子どもが18トリソミー症候群をもっていた場合に、病院としては最善の医療を提供することに変わりはないことを伝えます。そして、人工妊娠中絶を選択した場合の心理的・身体的負担についても伝えるようにしています。遺伝カウンセリングを受けた結果、出生前検査を受けることを選択する場合も、受けないことを選択する場合もあるでしょう。熟慮の上の選

択を臨床遺伝専門医、認定遺伝カウンセラーはともに支持し、寄り添い支え続けることを約束しています。

3 おわりに

18トリソミー症候群のある子どもと家族のための遺伝カウンセリングについて、認定遺伝カウンセラーの視点を中心に示しました。認定遺伝カウンセラーの最も重要な役割の1つは、その人たちが、ありのままの自分の気持ちを感じ、体験を整理し、その体験を意味づけ、新たなストーリーを紡ぎだすプロセスを共にすることと言われています[6]。標準的新生児集中治療を提供することにより、18トリソミー症候群のある子どもたちは、生命予後やQOLともに改善し、生きているかぎり成長・発達しつづけ、家族は子どもたちの生を前向きにとらえ、そして子どもたちもそれに応えていることが明らかになっています（第1章1節）（p.2）。認定遺伝カウンセラーは、いつでもこころの窓を大きく開けて、子どもの育ちを見つめ、両親の思いを受け止めながら、ともに子どもの最善の利益にかなう方法を考えます。そして家族全体に寄り添い支え続けていきたいと考えています。

10人の子どもがいれば、10人それぞれの人生があり、家族の生活も10通りです。お空に逝った子どもの家族もみな、18トリソミーのある子どもの生命に真正面から向き合ってその時を生き、そして今もその思い出を大切に日々を過ごしていることでしょう。18トリソミーのある子どものために、家族全員が、支援者も巻き込んでみんなで力を合わせている……だからこそ、18トリソミーのある子どもは家の中心で輝いているのだと確信しています。

引用・参考文献

1) 日本医学会. 医療における遺伝学的検査・診断に関するガイドライン. 2022年3月. https://jams.med.or.jp/guideline/genetics-diagnosis_2022.pdf（2024.5.17アクセス）
2) 臨床遺伝専門医制度委員会 https://www.jbmg.jp（2024.5.12アクセス）
3) 認定遺伝カウンセラー制度委員会 https://plaza.umin.ac.jp/~GC/About.html（2024.5.12アクセス）
4) 日本遺伝看護学会 https://www.idenkango.com（2024.5.12アクセス）
5) 近藤由佳. 18トリソミーの子どもと家族に対する認定遺伝カウンセラー®の役割. 小児看護. 45（9）, 2022, 1062-8.
6) 浦尾充子ほか. 遺伝カウンセラーのコミュニケーション基本的な考え方. 遺伝カウンセリングのためのコミュニケーション論：京都大学大学院医学研究科遺伝カウンセラーコース講義. 小杉眞司編. 大阪, メディカルドウ社, 2016, 34.

出生前検査をめぐる遺伝カウンセリング Q&A
～妊娠を考えるとき、妊娠したとき～

Q1 遺伝カウンセリングはどこで受けられますか？

臨床遺伝専門医、認定遺伝カウンセラーが中心となって遺伝カウンセリングを行っている施設は増えてきました。全国遺伝子医療部門連絡会議　登録機関遺伝子医療体制検索・提供システム（周産期）というホームページ[1]や日本医学会出生前検査認証制度等運営委員会のホームページ[2]をご参照ください。受診が可能な病院のホームページを見て予約方法を確認してみましょう。まずは電話で相談予約を受け付けている病院も多いでしょう。

Q2 遺伝カウンセリングはどんなタイミングで受ければよいでしょうか？

妊娠を希望する際には、まずは日程的にも精神的にも余裕のある状況で、必ず夫婦そろって遺伝カウンセリングを受けましょう。前の子どもが18トリソミー症候群をもっていた場合には、妊娠前に遺伝カウンセリングを受けていただくことで、次の子どもが18トリソミー症候群をもつ確率、また一般的に子どもが疾患や障がいをもつ確率や診断された場合の医療・支援の実際について知識を整理することができます。整理しておくことで、出生前診断を受ける場合にしても、受けない場合にしても、妊娠に対して気持ちを準備することができます。

妊娠してから出生前診断を検討する場合、早めに（NIPTでは妊娠9～10週以降に実施するのでその前に、羊水染色体検査のための羊水穿刺は妊娠15～17週に実施するので12週頃までに）遺伝カウンセリングを受けていただく必要があります。

Q3 次の子どもが18トリソミー症候群である確率は？

前の子どもが18トリソミー症候群をもっていた場合、次の子どもも同じく18トリソミー症候群をもつ確率は0.5～1％未満とされています。遺伝カウンセリングを経て熟慮の上、NIPTや羊水染色体検査を受ける方もいます。高年妊娠のみの場合、18トリソミー症候群のある子どもを授かる確率は年齢に伴って上がりますが、もともとの発生率が少ない（表1）[3]ので、検査を受けるかどうかは、最も頻度の多いダウン症候群のある子どもを授かる確率から判断することが多いようです。

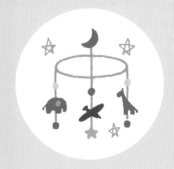

表1 分娩時の母親の年齢と子どもがダウン症候群、18トリソミー症候群、13トリソミー症候群をもつ確率

母親の年齢	子どもがダウン症候群をもつ確率	子どもが18トリソミー症候群をもつ確率	子どもが13トリソミー症候群をもつ確率
20	1/1441	1/10000	1/14300
25	1/1383	1/8300	1/12500
30	1/959	1/7200	1/11100
31	1/837	1/7200	1/11100
32	1/695	1/7200	1/11100
33	1/589	1/7200	1/11100
34	1/430	1/7200	1/11100
35	1/338	1/3600	1/5300
36	1/259	1/2700	1/4000
37	1/201	1/2000	1/3100
38	1/162	1/1500	1/2400
39	1/113	1/1000	1/1800
40	1/84	1/740	1/1400
41	1/69	1/530	1/1200
42	1/52	1/400	1/970
43	1/37	1/310	1/840
44	1/38	1/250	1/750
45	1/30		

（文献3より）

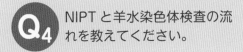
Q4 NIPTと羊水染色体検査の流れを教えてください。

NIPTは、認証施設[2]において、夫婦そろって遺伝カウンセリングを受けていただいた後、希望されれば妊娠9～10週以降に実施されます。遺伝カウンセリングの中で、検査を希望するに至った経緯をお話しいただき、詳細な検査説明が行われます。18トリソミー症候群以外にもNIPTの対象疾患である13トリソミー症候群やダウン症候群のある子どもの症状、生活、医療、様々な支援についても情報が提供されます。陰性であった場合に、3つのトリソミーをもたない可能性がきわめて高いので羊水染色体検査を受けないでよいだろうと思えること、陽性であった場合にはトリソミーをもつ可能性が高まりますが確定ではないことを確認します。その上で、結果が陰性または陽性

であった際の気持ちを想像していただきます。そして、遺伝カウンセリング前にもっていた不安が、検査によって解決できるものなのか考えていただきます。そもそも、「知らない」ということが不安を大きくしすぎている場合もあるので、遺伝カウンセリングを経てトリソミーのある子どもの日常や支援の実際を含めた具体的な情報が得られることで検査は必要ないと感じる場合も少なくありません。多くの病院では、採血前に超音波検査で赤ちゃんの様子を確認します。その後、検査を希望された場合、妊婦の採血を行います。約2週間後に結果がわかり、検査が陰性であれば、その後は通常通りの妊婦健診で赤ちゃんの様子をしっかり確認していきます。検査が陽性であれば、その後、羊水染色体検査を実施するかどうかを相談します。妊娠を継続すると決めた場合、必ずしも羊水染色体検査は必要ではありません。一方で、妊娠の継続について迷われる場合には、羊水染色体検査が必要となります。

羊水染色体検査も、遺伝カウンセリングを経て行われます。実施を希望される場合、妊娠15～17週頃、産婦人科において羊水穿刺が行われます。処置台にておなかを消毒した後、産科医がエコーで確認しながら細長い針で穿刺し、胎児の細胞がはがれ落ちて混入している羊水を約20mL程度採取します。2～3時間安静にした後、おなかの張りが出るといった問題がなければ帰宅となります。約2～3週間後に結果説明となります。結果が正常型または健康や発達に影響しないことが多い型（性染色体の変化、均衡型相互転座など）であれば、妊娠継続となるでしょう。ダウン症候群、18トリソミー症候群、13トリソミー症候群、その他健康や発達に高い確率で影響を及ぼす染色体の変化があった場合は、妊娠を継続するかどうか迷われるかもしれません。日本の場合は、妊娠22週以降に人工妊娠中絶はできません。また、この時期の人工妊娠中絶は分娩の形をとります。その処置には数日を要することがあるため、遅くとも妊娠21週に入る頃までには妊娠継続をするかどうかを決断しておく必要があります。

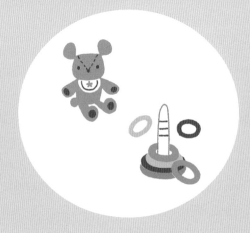

Q5 出生前検査を受けるかどうか、どのように考えていけばよいでしょうか？本当に安心できる検査なのでしょうか？

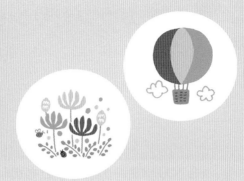

NIPTは、妊婦の血液から検査を行うので手技による胎児や妊婦への危険はありません。陰性でもその疾患をもつ（偽陰性）確率はとても低いと言われていますが、陽性との結果でもその疾患でない（偽陽性）ことは時にあります（トリソミーのタイプ、妊婦の年齢、前の子どもがトリソミー症候群をもっていたかも影響します）。また、羊水染色体検査では、おなかに針を刺して羊水を得るため、破水などによる0.3％程度の流産のリスクがあります。人工妊娠中絶に至った場合の心身の負担や子どもを選ぶ選択したことを将来どう感じるかを考えると、ただ「安心」のために受けるような検査ではないとも言えるでしょう。そのため、NIPTのような侵襲的でない非確定的検査も羊水染色体検査のような侵襲的で確定的な検査も含め、出生前検査は妊婦の年齢が高くても、前の子どもが18トリソミーをもっていても、受けなくてはならない検査ではありません。検査でわかること、検査の限界や留意点をよく理解した上で、検査を受けることによって得られるものと失うかもしれないもの、検査を受けないことに決めた際の心構えなどを、遺伝カウンセリング担当者とともにじっくり話し合いながら決断していただきます。

生まれてくる子どもの約3～5％は何らかの病気をもっています。出生前検査でわかる病気はそのごく一部です。この検査では、望んでいる結果であっても、そうではなくても、それをどのように受け止め、その後の選択ができるのか、検査を受ける前に想像してみることが何より大切です。遺伝カウンセリング担当者は、夫婦が悩んで出した答えは、夫婦にとってのベストな選択だと信じ、それを支持します。万一時間が経ってその結論に迷うことがあったら、いつでも相談に乗りますので、気軽に遺伝カウンセリングの予約をしてみてください。

 参考文献

1) 全国遺伝子医療部門連絡会議．登録機関遺伝子医療体制検索・提供システム（周産期）．http://www.idenshiiryoubumon.org/cgi-bin/search1.cgi?CAT1=5&CAT2=（2024.6.23アクセス）
2) 日本医学会 出生前検査認証制度等運営委員会．認証医療機関・認証検査分析機関一覧 https://jams-prenatal.jp/medical-analytical-institutions/（2024.6.23アクセス）
3) 日本医学会 出生前検査認証制度等運営委員会．お腹の赤ちゃんが病気になる理由 https://jams-prenatal.jp/disease-cause/（2024.6.23アクセス）

3 ピアカウンセリング

櫻井浩子

1 18トリソミーのある子どものいのちをめぐる問題：ふたたび出生の選択を迫られて

　18トリソミーのある子どもの出生は、四半世紀にわたって子ども自身の生命力ではなく外部要因によって大きく揺り動かされてきました。

　1980年代からのクラス分けガイドラインの導入により、18トリソミーはクラスCに当てはめられました。クラスCは、現在行っている以上の治療は行わず一般的養護（保護、栄養、清拭および愛情）に徹することでした。新生児医療の現場では、「多くの小児科医は、致死性染色体異常であることだけで積極的治療をおこなわない理由になっており、18トリソミーを治療したり、気管内挿管したり、手術したりすることがタブーであるかのような錯覚に陥りやすい」状況にありました[1]。このことは、親からみれば、大前提に治療方針が決められていることから、大切な子どもの治療を望んでも願いが叶うことはありませんでした。このような状況を踏まえ、2004年に「重篤な疾患を持つ新生児の家族と医療スタッフの話し合いのガイドライン」が公表され、新生児医療の現場で活用されるようになったことで、親が自分たちの意見や希望を医療スタッフに伝えることができ、かつ一人ひとりの子どもの状態に適した治療が行われるようになりました。

　ところが、ふたたび2012年の新型出生前検査の導入・普及により、18トリソミーのある子どものいのちをめぐる問題は、妊娠を継続するか、あるいは人工妊娠中絶を選択するかという、出生の選択の岐路に立たされています。

　このような背景から、18トリソミーの会で受ける相談内容も変化しています。以前は出生後に18トリソミーと確定され、NICUでの治療方針に関することが主でしたが、ここ10年間は妊娠中の夫婦からの相談が大変多くなりました。

2 ピアカウンセリングに求められていること

　まず、「ピアカウンセリング」という用語について説明します。ピアカウンセリングの「ピア」とは「仲間」や「対等な立場の人」という意味です。「ピアカウンセリング」とは、同じような立場や悩みを抱えた人たちが集まって、同じ仲間として相談し合い、仲間同士で支

え合うことを目的としたカウンセリングのことです[2]。そして、このピアカウンセリングには、ピアサポーターと呼ばれる当事者がおり、自らの経験を活かしながら、同じ境遇にある仲間のために支援やサービスを提供します。ピアサポーターのメリットとして、「ピアサポーターの存在は、支援の現場の中に、自然な形での相互の関係性やつながりの機会を生み出す可能性も期待されます。そして、そのつながりにおいて、特に、苦労や困難といった生きづらさの経験は、人と人とを強く結びつける力ともなります。ピアサポーターの存在は、それぞれの人の人生や経験に、新たな価値をもたらし、支援システムや組織の中に、さらには地域や社会の中に、新たな人と人とのつながり方の可能性を生み出すもの」と言われています[3]。

河合とベビカムでの共同インターネット調査から次の結果がわかっています。「出生前検査陽性確定後のカウンセリングに求めること」として、「同じ疾患を持つ子の家族を紹介」を37％の妊婦が希望していました[4]。このような要望は、経験値に基づいた当事者ならではの情報提供が期待されていると言い換えることができます。海外の例として、有名なドイツの妊娠葛藤相談では、出生前検査で陽性が確定した夫婦の希望に応じ、当事者である子どもと家族を紹介し、実際の生活などを見聞きする機会を提供しています。

3 ピアカウンセリングの実際

当会でのピアカウンセリングの概要についてお話します。相談者である妊娠中の夫婦からは、子どもの成長や様子、医療的ケアの内容、親の休息・睡眠、きょうだいとの関係、訪問看護や補助金など社会資源に関する情報を知りたいという声が多くあります。要望に応えるために、現在子育て中の会員を紹介し、オンラインで相談にのっています。

ピアサポーターとなる会員は、次のことに心がけています。具体的な事例は「私たちの経験」として話をします。ですから、相談者の考え方がサポーターの考えと違っていても、個々の考え方を尊重し、支援者、情報提供者に徹すること、相談者との距離感を保つことに常に配慮しています。あくまでも決定は相談者にあります。当会の会員になると、会員専用のLINEオープンチャットが利用でき、治療方針や在宅移行の準備・工夫など幅広い話題についてリアルタイムなピアカウンセリングを受けることができます。経験値に基づいた具体的な情報提供がなされ、各々の家族を孤独にさせず、連帯感も生まれています。こうした背景には、会員自身が子どもや在宅のことなどについて先輩ママ、パパから有益な情報をもらったことで大変助かった経験があり、受けた恩を次の家族につなげていくという思いがあるからです。

18トリソミーのある子どもと家族の生活の実際、当会が実施しているピアカウンセリングがビデオとして公開されています。詳細は、こども家庭庁出生前検査認証制度等啓発事業「妊娠中の検査に関する情報サイト」の「多様な子どもの成長と暮らし」とピアサポートに

関する基礎学習コンテンツ「出生前検査におけるピアサポート」を視聴してください[5]。

4 出生前検査と親の思い

　先に紹介した「NICUにおける10のエチケット」（第1章2節 p.31）を作ったAnnie Janvier先生が18トリソミー、13トリソミーのある子どもの親に、出生前検査を受けた後の思いについて調査を行っています[6]。出生前検査を受けた親の80%が、生きているわが子に会うことを目標にしていたそうです。また、Guonらは18トリソミー、13トリソミーと出生前検査で陽性とされたのちに妊娠継続を選択した妊婦へのインタビューを行っています[7]。妊娠継続を選択した理由として最も多かったのが、個人の価値観（68%）に基づくものでした。ここでいう個人の価値観とは、宗教的信念や親の道徳的な信念（人工妊娠中絶や運命論に関する道徳的信念）を意味します。

　では、日本の状況はどうでしょうか。NIPTコンソーシアムの2013年4月から2018年までの実績報告によると、出生前検査によって18トリソミーと確定したときの中絶率は396例中208例であり59.8%でした。また、日本では本来は妊婦本人の自己決定に拠る出生前検査の受検であるべきなのですが、妊婦と胎児を取り巻く環境や人間関係、倫理観が影響を与えていることが報告されています[8]。

　この状況を踏まえ、私がAnnie Janvier先生の論文を読んで感じたことは「18トリソミーと診断がつくと致死的な病気として括られ、治療に関しても緩和ケアを中心とした説明を受けることが多い。しかし、18トリソミーのある子どもの親は希望や目標をもっていいのだ。決して絶望だけではない」ということです。

5 医療スタッフによる「傾聴」と、夫婦の自己決定権の尊重を

　親である私たちは、遺伝カウンセリングをどのような理由で受けるのか、事前に夫婦で意識共有をしておく必要があります。出生前検査は完璧な検査ではなく、おなかの中の赤ちゃんの状態がすべてわかるわけではありません。不確実性をもつ検査であることを認識したうえで、それでも出生前検査を受けることの理由は何か、そして結果への対応などについて夫婦で話し合いをしておくことが重要となります。夫婦が明確な目的をもたずに、安易に遺伝カウンセリングを受けることは誤った判断につながります。

　遺伝カウンセリングを担当する医療スタッフには、中立的な立場が求められます。しかし、この「中立的」な立場を保守することは大変難しいことです。たとえば、手術の説明の際、「成功率20%」と言うか、「不成功率80%」と言うかは医療スタッフの価値観に依存します。出生前検査も同様です。出生前検査の不確実性をどのように判断するのか、医療スタッフのみならず親も一緒に考えなくてはなりません。

何よりも最も重要なことは、遺伝カウンセリングを受けるか否かの判断が、夫婦の意思に基づくものであるということです。夫婦のなかでは遺伝カウンセリングを受けたくないのに、周囲にすすめられて受検することは夫婦の自己決定が尊重されていません。医療スタッフや家族、友人など周囲の人たちは、夫婦が妊娠生活をどのように過ごしたいのか、おなかの赤ちゃんのいのちをどのように見つめて、どのようにしていきたいのかを第一にし、傾聴する姿勢を忘れてはいけないと思います。法学では「胎児は人ではない」と定義されていますが、この概念は出生前検査一つをみても、臨床の状況に合致していないことは説明するまでもありません。私は、相談者の夫婦を間近で見ていると、限られた時間のなかで子どもに関する情報を必死に集め、子どものことを深く考えており、しっかりと親子関係が形成されていると感じています。そして、なによりも、おなかのなかの子どもを中心とし、「子どもの最善の利益」に基づく決定が大前提であるべきと考えます。

引用・参考文献

1) 塚本桂子ほか. 致死的染色体異常が疑われる児が出生したら. 小児科診療. 66 (3), 2003, 415-21.
2) 岩崎香ほか. 障害者ピアサポートの専門性を高めるための研修の構築. 日精協誌. 36 (10), 2017, 20-5.
3) 社会福祉法人豊芯会. ピアサポートの活用を促進するための事業者向けガイドライン
　　https://www.mhlw.go.jp/content/12200000/000521819.pdf（2024.4.15 アクセス）
4) 河合蘭. 女性から見た出生前検査
　　https://www.mhlw.go.jp/content/11908000/000696772.pdf（2024.4.15 アクセス）
5) こども家庭庁出生前検査認証制度等啓発事業, 2024,「妊娠中の検査に関する情報サイト」
　　https://prenatal.cfa.go.jp/（2024.4.15 アクセス）
6) Janvier A, et al. Parental hopes, interventions, and survival of neonates with trisomy 13 and trisomy 18. Am J Med Genet C Semin Med Genet. 172 (3), 2016, 279-87.
7) Guon J, et al. Our children are not a diagnosis: the experience of parents who continue their pregnancy after a prenatal diagnosis of trisomy 13 or 18. Am J Med Genet A. 164A (2), 2014, 308-18.
8) 山岡由季ほか. 出生前診断の受検に関する意思決定についての文献レビュー：意思決定の特徴とその要因から看護の方向性を考える. 母性衛生. 53 (4), 2013, 564-72.

④ 出生前診断をめぐるこころのケア

白神美智恵

1 はじめに

　今、この本を手に取られている方の中には、おなかの中の赤ちゃんが18トリソミーである、あるいはその疑いがあると告げられ、混乱の最中にあるご家族もいらっしゃるかもしれません。妊娠をあきらめようと考えている方、あきらめることを選択できる週数を越えており産むしかないという方、置かれている状況も様々でしょう。赤ちゃんの治療の選択を委ねられ、「赤ちゃんに生きて会いたい。そのためなら帝王切開もして欲しい。できる治療はすべてやってもらいたい」と願うご家族もいれば、「赤ちゃんに生きて欲しいと思うけれど、赤ちゃんの苦しみを長引かせたくないから治療しないでほしい」と考えるご家族もいらっしゃるでしょう。「赤ちゃんはどうして欲しいのだろう」と途方に暮れているご家族も多いかもしれません。「赤ちゃんは絶対元気に生まれてくる。誰よりもまず親がそう信じてあげないと」と、18トリソミーのことは考えないようにしているご家族もおられると思います。

　「みんな何の苦労もなく当たり前に産んでいるのに、なんで私だけこんな目に遭うの」と泣いているお母さん。「いちばんつらいのは赤ちゃんだから」と、自分の心にはいったん蓋をして、明るく過ごそうとしているお母さん。「自分が冷静に判断しないといけない」「おなかに赤ちゃんがいる母親のほうが自分よりもっとつらいのだから」と、心の揺れやつらさは口にしてはならないと思っているお父さん。それぞれが誰にも打ち明けられない気持ちを一人で抱えて、孤独に感じているかもしれません。

　この本を手に取ってくださったご家族のみなさま、この本の中にも、この本の向こう側の世界にも、18トリソミーのある子どもとご家族に寄り添おうとしている人たちがたくさんいることを感じてくださっているでしょうか。

　冒頭にあげた言葉はすべて、これまで私が出会った家族の言葉の一部です。あたかも様々な反応をする別々の家族がいるように書きましたが、実際にはひとりの母親・ひとりの父親の心の中にもこれらの相反する思いが同時に湧き起こっています。出生前診断を受けて親になるという家族は、言葉では言い尽くせないほどに複雑な心のプロセスを経験します。そのような家族のこころのケアにおいて、何ができるかを考えたいと思います。

2 出生前診断を受けた家族の心の在りよう

　おなかの中の赤ちゃんが18トリソミーと診断された場合は、医療スタッフからその事実ができるだけ速やかに家族に伝えられます。医療スタッフは限られた時間を意識しながら、「次はどうするか」を家族と何度も話し合う必要があるからです。妊娠を継続するか中断するか。赤ちゃんの出生直後の救命治療をするかしないか。出生後の治療をするならどこまでするか。同じ日本の中でも、18トリソミーのある赤ちゃんと母体にできる治療の内容は施設ごとに異なっており、家族が希望する治療の内容によっては転院を余儀なくされることもあります。そのような事情もあるので、医療スタッフの視線はすぐさま「次はどうするか」に注がれます。

　そもそも出生前診断は、今後の方針を決定することを目的に行うものなので、「次」はどうするかと考えることは、医療の中では当然のことです。ですが、多くの家族は、その目的を頭では理解しつつも、心では「今」の不安や問題を解消できることを期待して出生前診断に臨んでいるのではないでしょうか。出生前診断で赤ちゃんに疾患があると診断されたとき、医療スタッフの視線が、家族の「今」のショック、悲しみ、怖さなどを素通りして、「次」にばかり注がれると、家族は取り残されたような孤独な気持ちになることでしょう。

　出生前診断によって赤ちゃんに疾患があるとわかるということは、家族がそれまで思い描いていた赤ちゃんのイメージが失われてしまうということです。しかし、忘れてはならないのは、特に母親にとっては、健康な赤ちゃんを妊娠して出産できるという自分の身体のイメージすらも、揺らいでしまう経験であるということです。「私の人生はどうなってしまうんだろう」「家族の人生はどうなるんだろう」「こんな私が親になれるのか」「次は健康な子を産めるのか」。母親は、心理的な次元にとどまらず、身体も含めて自分の存在をおびやかされるほどの、深い傷つきを負います。家族が書き換えを迫られるのは、赤ちゃんのイメージだけではなく、もっと広範な、自分と他の家族の人生全体のイメージです。

　私たちには「親というものは、子どもを優先すべき」という規範が有形無形にすり込まれています。医療スタッフは親に、親も自分自身に、親としてあるべき姿を無意識に求めがちです。疾患のある赤ちゃんを受け入れ難い気持ちが家族に起こるのは当然のことですが、家族は子どものことを最優先に考えられない自分を責め、自分のショックや受け入れ難い気持ちを口にすることに抵抗感を持っています。医療スタッフは次に向かって動き出す前に、今、目の前にいる家族が、思い描いていたものを失くしたことを悲しみ、傷ついていることに心を寄せ、家族が次に向かって歩みだすまで、できる限り待つことが望まれます。

　自分の身体の中に別のいのちを宿すという、特殊な状況にある母親の心の状態についても考えてみたいと思います。赤ちゃんが18トリソミーと診断され、頭ではその重篤さをわかっていたとしても、母親が自分の身体の感覚や胎動を通して感じるのは、赤ちゃんが生きていて、今もここにいるという事実です。赤ちゃんが18トリソミーでないと信じたり、18

トリソミーであるとしても元気に育っていくと信じる気持ちも、母親にとっては身体のレベルで感じる真実といえます。それは、赤ちゃんが無事でありますように、奇跡が起きますようにという渾身の祈りでもあります[1]。

　赤ちゃんはおなかの中にいる限り、安全で、穏やかな時間を過ごせます。母親は、赤ちゃんをできるだけおなかの中にいさせてあげることで、病気や死という現実の危険を遠ざけ、守ろうとします。そこでもしも赤ちゃんの望みとは違うかもしれない自分の意見を持ってしまうと、おなかの中の赤ちゃんを危険な目に遭わせ、生存をおびやかしてしまうのではないかという恐れが母親に生じるのです。「赤ちゃんがしんどくなったのは、赤ちゃんはおなかの中で亡くなったほうがしあわせなんじゃないかと私が思ったせい」「赤ちゃんがしんどくなったのは、私が頑張ってほしいと思って無理をさせたせい」。おなかの中に赤ちゃんがいるという状況では、母親が自分の意見を持ったり、ましてや自分の意見を表明するということは、とても難しいことなのです。

　出生前診断をめぐって、母親が意見を表明できなかったり、意見が定まらず、周囲が戸惑う場面も多々あると思います。ですが、このような妊娠期特有の母親の心の在りようにも思いをめぐらせると、「お母さんとして心のプロセスを歩んでいる母親」というまなざしをもって、母親の心に寄り添うことができるのではないかと思います。

3　家族の選択を支えるとは

　出生前に赤ちゃんが18トリソミーと診断された場合、赤ちゃんの合併症の程度や施設ごとの方針にもよりますが、家族は胎児緩和ケアという選択肢も知らされます。妊娠22週未満であれば人工妊娠中絶という選択肢があることも知らされるでしょう。

　『18トリソミー』（本書初版）の出版から10年が経ちました。その間、現場にいた私の実感として、医師の説明の仕方はずいぶん変わりました。説明において、低い生存率という数字だけが家族の印象に残らないように、生命予後や障がいの程度には個人差があること、治療によって生命予後が改善すること、支援・療育を利用しながら地域で生活している18トリソミーのある子どもたちがたくさんいることなども、十分に情報提供がされるようになりました。加えて、家族自身がインターネットで情報を収集できる環境がある今は、医師の説明がすべてではなくなってきています。医師の説明では知りえなかった、18トリソミーのある子どもたちの毎日の暮らしが、SNS（ソーシャル・ネットワーク・サービス）で発信されているのを目にすることもできます。

　しかし、たくさんの情報を得れば、正確な情報を得れば、後悔のない正しい選択に必ずたどり着けるわけではありません。むしろ、10年前と比べると、さまざまな子育て観、障がい観、生命観がインターネット上にあふれるのを目にするようになり、私たちはますます悩むようになったといえます。多様性が謳われる現代において、決断し選択するということは、

強い葛藤だけでなく、深い孤独を生みます[2]。

　医療スタッフが家族との話し合いにおいて、十分な説明、情報、そして選択肢を提供することは必要ですが、必然的に家族は膨大で、幅のある情報を与えられることになります。家族の心は、たくさんの情報と、相反するような自分の考えや気持ちが氾濫して、混乱を極めます。医療スタッフは家族の置かれている状況を整理し、家族が考えや気持ちを言葉にできるように助けることが必要です。家族との話し合いにおいては、場所、時間、回数、同席するスタッフの人数と職種、説明に用いるツールと言葉、ほかにもあらゆる工夫と配慮が求められます。

　そうして家族がひとつの決断をできたとしても、そこは終着点ではありません。家族に意思があるからそれを選択した、選択するからそこに家族の意思があった、というわけではありません。現実的な行為の選択と、心に形成される意思は、水準が違う場所にあるはずです[3]。家族は心の中に葛藤を抱えたまま、現実の世界で苦渋の選択をしているだけなのです。医療スタッフには、選択のあとも続く家族の葛藤をも受け止め、支え続ける姿勢が求められます。

4　出生前診断を受けて親になるということ

　医療とは、どんな命であっても尊重し、そのひとがその命を全うできることを叶えるためにあります。出生前診断は、胎児の異常を早期に発見し、赤ちゃんが適切な医療を受けられるよう、準備を整えるためにあります。しかし実際には、18トリソミーに関する出生前診断は、胎児の異常を妊娠中に発見し、人工妊娠中絶をするかどうか、出生直後に赤ちゃんの救命治療を行うかどうか（母体にとっては緊急帝王切開をするかどうか）を決定するために行われている、という側面があります。

　私はその是非を問いたいのではありません。心理士の私からお伝えしたいのは、この相反する2つの現実と実際の矛盾に折り合いをつけるのは、医学でも法律でも哲学でもなく、一人ひとりの心の作業でしか為しえない、ということです。障がいをどう思いますか？中絶をどう思いますか？生きるとはどういうことでしょう？しあわせとはどういうことをいうのでしょう？出生前診断とは、おなかの中の赤ちゃんのみならず「いのち」をどう思うかという問いにも向き合うことです。「いのちは尊い」です。それは誰も反論できない、わかりきった結論です。大切なのは、「いのちは尊い。だからこの赤ちゃんに対して私はどう応えるのか」ではないでしょうか。それを考えることは、子どもの親として生きていくための歩みを進めることでもあります。出生前診断を受けるか悩むことも、出生前診断の結果を受けて悩むことも、親として生きていく道の上にあります。最終的にどんな選択をしようとも、どうか勇気をもって、歩んでいってほしいと願います。そして周囲の人は、家族の選択を尊重してほしいと思います。ここでいう尊重とは、多様な選択を単に許容するという意味ではあ

りません。選択にいたる苦悩の過程をともにし、選択のあとに続く結果も、ともに引き受ける姿勢でいることです。

　出生前診断の結果によっては、人工妊娠中絶や、出生直後の救命治療の差し控えを選択肢に入れて考えている方に、お伝えしたいことがあります。できることなら、実際の18トリソミーのある子どもたちのことを知ってもらいたいと思います。産科医師だけでなく、18トリソミーのある子どもたちの診療をしている小児科医師と相談するのも1つの方法です。家族会の方に相談してみること（ピアカウンセリング：第4章3節 p.238）や、この本を端から端まで読むことも、1つの方法です。おなかの中の赤ちゃんと同じ疾患名の子が、どんな子どもに成長しているかを知ることは、怖いことかもしれません。決意が揺らいで、余計に苦しい思いをするかもしれません。でも、揺らいでいいのです。揺れの中で、自分なりの答えは定まってくるからです。18トリソミーのある子どもが受ける治療の厳しさ、医療的ケアを担いながら暮らす家族の現実、18トリソミーのある子どものかわいらしさと尊さ、いろんなことをいろんな角度から、ありのままに知ってもらえたらと思います。

　揺れの中で、自分なりの答えが定まると言いましたが、それがとても孤独で苦しい心の作業であることは、重々承知しています。出生前検査を受けたあと、赤ちゃんに異常は見つからなかったにもかかわらず、混乱し、うつ状態になった方がいました。「医師に出生前検査があるよって言われたから、検査を受けました。結果は『異常なし』でした。でも、もし検査で異常があったら、私はどうするつもりだったんだろう。みんなには『異常がなくてよかったじゃない、何が問題なの？』と言われます。私はおかしくなってしまったんです。出生前検査について、考えすぎてしまったんです」。この方は、混乱の時期を抜けたのちに、自分の経験を次のように振り返りました。「私は、純粋に、もっと私の話を聴いてほしかったんだと思います」。

　出生前診断について考えることは、社会と自分の心のなかの闇を覗き込むような作業です。気持ちが大きく揺れるのは当然です。そのとき、揺れる思いをありのままに語り、聴いてもらえる場所があると、多くの家族はさまざまな意見や情報によってバラバラになりそうな心を、自分の力でつなぎ合わせていくことができるのです。それゆえに心理士は、周産期医療の現場において、家族の思いをそのままに聴くことを大切にしています。出生前診断を受けて親になるすべての家族に、安心して話せる場と時間が提供されることが必要です。

5　人工妊娠中絶によって赤ちゃんを亡くした家族のこころのケア

　妊娠中に赤ちゃんを亡くした方は、現実に赤ちゃんを喪うことに加えて、将来得られるはずだった赤ちゃんとの生活も喪うことになり、とても強い悲しみを経験します。しかし、生まれる前の赤ちゃんの存在を知っている人は限られるため、その悲しみを共有できる機会は限られます。さらに、赤ちゃんに疾患があるために中絶をした方は、「赤ちゃんを健康に産

んであげられなかった」「中絶を決めたのは自分だから、悲しむ資格はない」「いちばんつら
いのは赤ちゃんなのに、自分がつらいと言ってはいけない」と自分を責める心情から、ケア
されることを自らは望みません。加えて、社会においては中絶を表立っては扱わない風潮が
あるため、中絶によって赤ちゃんを亡くした方は孤立しやすく、十分にケアされにくい現状
があります[4]。

　近年、中絶をした方の心理社会的ケアの必要性が認識されはじめ、社会的な取り組みも始
まっています[5] が、その中でも医療機関は中絶によって赤ちゃんを亡くした家族に密に関
わる数少ない場の1つであり、こころのケアにおいて重要な役割を担っています。中絶で
あっても、等しく大切な赤ちゃんを亡くす悲しみととらえ、家族が赤ちゃんと、穏やかであ
たたかい時間を過ごせるようにケアすることが望まれます。妊娠12週以降の中絶は通常の
分娩と変わりないことは意外と知られておらず、それを知った母親は分娩に不安と恐怖をお
ぼえています。安心して分娩に臨めるように心身ともにサポートする。分娩後の赤ちゃんと
の対面やケアについてあらかじめ話し合う。気持ちに寄り添いながらも赤ちゃんにしてあげ
られることをそっと提案する。赤ちゃんと家族にできるケアをこうして書き連ねてみると、
ふつうに赤ちゃんが生まれるときのケアと何が違うのか、わからなくなりませんか。

　家族にとっては、医療スタッフからケアを受け、赤ちゃんとあたたかく意味深い時間を過
ごしたからこそ、"なかったこと"にして通り過ぎれば知ることもなかった悲しみを知り、
かえって苦しむことになるかもしれません[6]。その悲しみに意味があるとはすぐには思えな
いかもしれませんが、"なかったこと"にするのはまた違った苦しみをもたらすことを、家
族にも医療スタッフにも知っておいてほしいと思います。

　最先端の医療技術によって、疾患のある赤ちゃんが生きることを全力で支えている医療ス
タッフは、やるせない気持ちになったり、中絶によって赤ちゃんを亡くした家族をどのよう
にケアすればいいのかと葛藤することもあるでしょう。

　私は心理士として、妊娠22週未満に出生前診断で赤ちゃんに治癒しない疾患があるとわ
かった家族のプレネイタル・カウンセリング（小児科医師による出生前カウンセリング）に
同席しています。プレネイタル・カウンセリングは、医師が赤ちゃんの疾患と出生後の治療
について説明し、家族の疑問や不安に応え、方針を話し合う場ですが、そこで家族が投げか
けてくるのは"この子を産んでも育てられる社会なのか？"という、医療スタッフの立場で
は簡単には答えられない問いです。「できることなら産みたい、でも……」の後に続くのは、
「共働きじゃないと生活が苦しい」「上の子の生活と将来に負担がかかる」「この社会で障が
いを持って生きていくのは大変」という現実に関連する不安です。そして「親として子ども
にそんなつらい思いをさせるわけにはいかない」「それに耐えられる自信がない」「この子を
産んでよかったといつか思えなくなるのがこわい」とつながります。家族のこのような語り
を聴くたびに、中絶という選択に社会の現実が与えた影響を感じずにはいられません。それ
なのに、多くの家族が、特に最終的に選択を下す立場にある女性が、中絶という事実を一身

に引き受けて、多くを語らず、自分を責めています。

　妊娠分娩も、中絶も、当の女性の自律的な意思に基づいた選択が尊重されるべきです。ですが、先にも述べたように、現実的な行為の選択と、心に形成される意思は、水準が違う場所にあります[3]。中絶という選択が、決して誰に強いられたわけでもない、その女性の自己決定であったとしても、それを女性の"意思"と同一視してしまうことは、個人では背負いきれないはずの責任を、当の女性だけに背負わせることになりはしないでしょうか。

　一体、中絶をした方と亡くなった赤ちゃんに対して、親子に関わる私たちには何ができるのでしょう。それはやはり、中絶をした方たちの声なき声に耳を澄まし、深い悲しみを理解し寄り添うと同時に、赤ちゃんをあたたかくケアし、その方たちとともに「いのち」について考え続けていくことではないでしょうか。それが、中絶によって赤ちゃんを亡くした家族のこころのケアの本質であると考えます。

6　おわりに

　出生前診断をめぐる選択においては、誰に聞いても世界のどこを探しても、絶対的に正しい答えを見つけることはできないでしょう。家族は答えを求めて、おのずと自分の心の中を深く探索することになります。自分の心に湧くさまざまな感情に気づき、戸惑い、時には傷つくこともあるかもしれません。ですが、それは新しいもの――親になろうとしている自分、おなかの中の赤ちゃん、ひいては「いのち」――に心の中で"出会う"ことでもあります。だから、周産期に関わる心理士のまなざしは、その"出会い"という心のプロセスを生きようとしている家族を支えることに向けられています。家族と十分に話し合い、家族のどのような考えも選択も尊重し、家族の想いと願いを治療の方針やケアに織り込んで叶えることができる医療とともに、"出会い"のプロセスを見守り支えるあたたかいまなざしがあるとき、こころのケアを家族に届けられるのだと思います。

 引用・参考文献

1) 荒木奈緒. 異常を診断された胎児と生きる妊婦の経験. 日看科会誌. 31（2），2011, 3-12.
2) 皆藤　章. 生きる心理療法と教育―臨床教育学の視座から. 東京, 誠信書房. 1998, 307p.
3) 國分功一郎, 熊谷晋一郎. 〈責任〉の生成―中動態と当事者研究. 東京, 新曜社, 2020, 429p.
4) 管生聖子. 人工妊娠中絶をめぐる心のケア―周産期喪失の臨床心理学的研究. 大阪, 大阪大学出版会, 2022, 185p.
5) （株）キャンサースキャン. 令和3年度子ども・子育て支援推進研究調査事業「子どもを亡くした家族へのグリーフケアに関する調査研究」. https://www.cancerscan.jp/news/1115/（2024.7.21アクセス）
6) 室月　淳. 出生前診断と選択的中絶のケア―日常診療で妊婦・家族ときちんと向き合うための基本がわかる. 大阪, メディカ出版, 2021, 143p.

わが子への思い ● 18トリソミーの会メンバーから

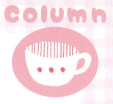

希帆ママ

　「希帆ちゃんはママの宝もの。ママ、希帆ちゃん大好きよ。ずーっといっしょにいようね」と、毎日希帆を抱っこしながら、話しかけるのが私の日課です。

　私が顔を近づけてニコッとすると、とっても愛おしいニコッを返してくれる希帆。ママはどんなにうれしいか。ほかになんにもいらない。あなたがいる幸せを毎日かみしめています。

　妊娠34週で18トリソミー疑いと言われてから、厳しいこともたくさんたくさん言われたし、今だってママは気を張って生活しているけれど、あなたを精一杯守り、精一杯育てていく毎日を誇りに思っています。

　あなたが「生まれてきてよかった」「この家に、この家族に生まれてきてよかった」と思ってもらえるように。

　これからも、あなたとお父さんとママ、ずっといっしょにいましょうね。

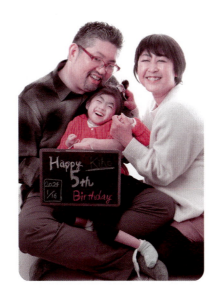

さくいん

数字・ローマ字

18トリソミーの会…10, 19, 46, 50, 56, 62, 238

18トリソミー用母子健康手帳…52

best interest…5

developmental quotient (DQ) …10

DNA…4, 224

family-centerd care (FCC) …46, 171

medical decision making …44

NICU…19, 29, 142, 173, 180

　——における10のエチケット…30

　——面会…29

NIPT…38, 72, 222, 224, 229, 235

NT…222, 229

prenatal visit…76

RSウイルス…139

shared decision making …72

SOFTの会…8

SPIKESの6段階…33

state control…145

Sutureless腹壁閉鎖法 …109

withdraw…45

withhold…45

あ

アイパッチ…134

赤ちゃん中心の医療チーム …174

悪性腫瘍…3, 7, 110, 112

遊び…149, 153, 193

い

医学的エビデンス…13

育成医療…200

意思決定…44, 169, 231

移乗練習…145

一番のチャームポイント …29

遺伝カウンセリング…72, 225, 228

　——の定義…228

遺伝看護専門看護師…228

遺伝子…4, 88, 231

移動手段…206

糸電話…34

いのちの視点…37

医療的ケア児及びその家族に対する支援に関する法律 …46, 202

胃ろう…14, 140, 159, 163, 188

　——造設…81, 107

陰性的中率…73, 224

院内外泊…184

う

ウィルムス腫瘍…3, 7, 110, 112

ウエスト症候群…119

え

栄養管理…81

栄養剤…167

栄養摂取…14, 140

嚥下機能…159

お

往診…185, 208

オーバーラッピングフィンガー…204

親育ての名人…34

親の思い…11, 50, 240

か

外斜視…133

開心修復術…98

　——の術後合併症…99

外来でのフォローアップ …146

核型…2

確定的検査…222

角膜混濁…132, 134

角膜の強膜化…132

家族の選択…244

感音難聴…129

感覚運動経験…144

肝芽腫…3, 7, 110, 113

カンガルーケア…168

眼鏡処方…133

緩和ケアの捉え方…175

き

気管食道ろう…14, 82, 105

気管切開…9, 82, 92, 187, 188

聴く器…39

吸啜反射…154

きょうだい…52, 171, 192, 210

　——を亡くすということ …214

共同意思決定…57, 58, 72

く

屈折異常…133

グリーフケア…38, 176

け

経管栄養…85, 140, 155, 165

経口摂取…140, 154

　　——が進まない場合…160

痙縮…125

経腟分娩…75

傾聴…240

経腸栄養剤…140, 206

軽度難聴…129

経鼻（口）胃管…140

経鼻胃チューブ…159

欠損孔閉鎖…97

言語コミュニケーション

　　…152

言語聴覚療法…152

こ

口蓋裂…159

口腔ケア…155

口腔周囲の触覚過敏…159

高校…218

高口蓋…159

虹彩の形態異状…133

拘縮予防…144

更生医療…201

高度難聴…129

股関節脱臼…123

呼吸管理…80

呼吸理学療法…187

こころのケア…36, 172, 242

心の育ち…218

骨格異常…122

骨折…126

子どもの最善の利益…5, 37,

　　45, 64, 169, 241

混合難聴…129

コンバインド検査…222

さ

災害時の医療的ケア児の食

　　…165

臍帯ヘルニア…108

在宅小児リハビリテーション

　　…147

在宅への退院移行…180

在宅療養…183

　　——指導管理…186

座位保持装置…146

作業療法…148

鎖肛…109

サングラスの装用…134

し

次回妊娠…77

視覚…132

死産…77

次子の相談…232

次世代シークエンサー…224

指定難病医療費助成制度

　　…202

自費負担…204

斜視…132

周産期心理士ネットワーク

　　…40

重篤な疾患を持つ子どもの医

　　療をめぐる話し合いのガイ

　　ドライン…16, 45

重篤な疾患を持つ新生児の家

　　族と医療スタッフの話し合

　　いのガイドライン…16, 45,

　　48, 56, 62

重度難聴…129

羞明…133

出生時の蘇生処置…79

出生前検査…72, 222, 234,

　　240

出生前診断…12, 40, 58, 243

出生直後の救命治療…246

循環管理…80

障害児福祉手当…199

障害者手帳制度…196

小角膜…132

小学校…216

小規模保育園…164

小耳症…128

常染色体…4

小児慢性特定疾病医療費助成

　　制度…201

食形態の段階…155

食道閉鎖（症）…14, 82,

　　105, 163

　　——の病型分類…106

徐脈…81

自立支援医療制度…200

唇顎口蓋裂…161

腎芽腫…110, 113

人工妊娠中絶…225, 230,

　　236, 246

心室中隔欠損…14, 88

新生児呼吸理学療法…142

新生児死亡…77

新生児集中治療…13, 79

心臓手術…14

身体障害者手帳…198

心房中隔欠損…88

心理的ケア…172

診療姿勢の歴史的変遷…15

せ

制限的治療…4

精神障害者保健福祉手帳

　　…198

精神通院医療…201

性染色体…4

生存予後の変化…82

成長…8
　──曲線…8
生命の視点…37
生命予後…13
積極的治療…4
摂食嚥下…154
摂食指導…158
セルフリーDNA…224
前言語期…152
染色体…4
　──検査…222
　──パターン…2
　──不分離現象…2
先天性難聴…128
先天性心疾患…14, 88
　──に対する姑息術…93
　──に対する心内修復術
　　…93
　──の手術時期…91
　──の手術適応…91

そ
側弯症…123

た
退院支援…145
退院準備…205
退院調整…85
代理意思決定…56
多職種連携チーム…94
タッチケア…168
タッチング…168
ダブルタッチ…144

ち
チアノーゼ発作…81
中学校…217
中枢性無呼吸…92
超音波検査…73, 222
　──所見…74
聴覚…128

直腸肛門奇形…109
治療選択…37

つ
通常の重症児のように…4, 16

て
帝王切開分娩…75
伝音難聴…129
てんかん性無呼吸…120
てんかん発作…117
転座型…2

と
橈骨列欠損…122
橈骨列低形成…122
動脈管開存…88
特別支援学校…193
特別児童扶養手当…198
特別障害者手当…199
丼に悩む道のり…38

な
内斜視…133
なだめの介入…145
難治性てんかん…117
難聴…128
　──の原因…130
　──の治療…130
　──の程度…129

に
日本医学会出生前検査認証制
　度…225
日本新生児成育医学会倫理委
　員会…57, 64
乳幼児健診…136
ニルセビマブ…139
認定遺伝カウンセラー…228

は
肺高血圧…94
排痰ケア…187
肺動脈バンディング…97

初めての対面…19
パターナリズム…72
発がん…112
発達…9
　──支援…85
　──指数…10
パリビズマブ…139

ひ
ピアカウンセリング
　　…52, 238
非確定的検査…222
標準的治療…4

ふ
ファミリーセンタードケア
　　…46, 171
ファロー四徴症…14
夫婦の自己決定権…240
腹壁破裂…108
不幸のルーチン化…29
フルトリソミー型…2
プレネイタル・カウンセリン
　グ…247
分娩様式…75

へ
ヘアーバンド型骨導補聴器
　　…130
米国胸部外科学会エキスパー
　トコンセンサス文書…15,
　90
併存疾患の管理方針…137

ほ
包括的健康管理…5
房室中隔欠損…14
訪問医療…208
訪問看護…194
訪問診療…183, 185, 208
訪問リハビリテーション
　　…146

253

ポジショニング…143

母子分離…168

母体血清マーカー…222

母体年齢…75

補聴器…130

ホッツ床…159, 162

ま

麻痺性内反足…124

み

ミキサー食…156, 163

未熟児養育医療給付制度…
200

耳かけ型補聴器…130

む

無気肺…187

め

面会者の制限…171

も

モザイク型…2

物語のある食べ物…163

よ

養育医療…200

羊水過多…75, 79, 105

羊水除去…75

羊水染色体検査…74, 222,
224

陽性的中率…73, 224

予防接種…139

り

理学療法…142

離乳…158

　　──食…154, 159

療育手帳…198

療育センターの利用…192

両大血管右室起始…14

臨床遺伝専門医…72, 228

わ

わが子の専門家…39

あとがき

　本書の初版が刊行されたのは 2014 年 12 月であり、ちょうど 10 年の月日が経ちました。この 10 年を振り返ると、18 トリソミーのある子どもをめぐる状況が変わったことにより、患者会「18 トリソミーの会」の活動も変化しました。この背景には 2 つの理由が考えられます。まず出生後の新生児期において、1 人ひとりの子どもにとって必要な治療を施す施設が増え、特に早期に呼吸管理が改善されたことにより在宅で家族とともに過ごす子どもが多くなりました。家族にとって NICU は非日常の環境であり、在宅で家族と過ごすことは子どもの成長を促し、何よりも家族として大きな喜びでもあります。もちろん子どもの状態によりますが、今では外科的手術などが検討されています。各施設における 18 トリソミーへの治療方針の方向性の転換により、子どもたちは小学生、中学生、高校生と成長し、高校を卒業後地域の作業所へ通う方もいらっしゃいます。こうした医療環境の変化に伴い、患者会に対しご家族からは暮らしの様子や在宅での工夫（医療的ケア、食事、療育など）に関する情報が求められるようになりました。そして 2 つ目は、患者会が出生前検査で陽性となった家族の情報収集のよりどころとしての役割を担っていることです。2018 年 4 月に NIPT が臨床研究から一般診療になったことから、患者会への相談も妊娠中の家族によるものが 100%近くになりました。子どもの成長や実際の家族との暮らしを知りたいとの希望に応え、会員による経験に基づいたピアカウンセリングを行っています。また、ネットで初版を注文し、情報収集したという話も聞いています。

　このような状況を鑑み、本書を大きく改訂しました。初版は主に NICU を想定して書かれたものですが、第 2 版では妊娠中、NICU、暮らし、栄養、療育と子どもの成長に合わせ幅広い内容となっています。もちろん、医療情報もアップデートされています。そして、会員からは 1 つの家族としての生活の様子や子どもへの愛情について寄稿いただきました。本書はそれぞれの専門職と家族の協働により完成し、たくさんの思いが詰まっています。

　初版企画時から温かなご支援をいただきましたメディカ出版編集部　宮本明子さんに厚く御礼申し上げます。

　最後に、天国にいる愛娘 千笑と、18 トリソミーのある子どもとご家族、医療スタッフの皆様との出会いに心から感謝します。本書が 18 トリソミーに関わるすべての人々の道しるべになることを願っています。

2024 年 10 月

櫻井浩子

●編著者略歴

櫻井 浩子 (さくらい・ひろこ)
東京薬科大学薬学部生命・医療倫理学研究室教授／18 トリソミーの会 代表

博士（学術）。専門は医療倫理学。
2001 年 3 月、「18 トリソミーの会」を設立、以後代表を務める。2004 年 3 月公表の「重篤な疾患を持つ新生児の家族と医療スタッフの話し合いのガイドライン」作成に参加。現在、こども家庭庁 NIPT 等の出生前検査に関する専門委員会委員。
主な論文として、「医療プロフェッショナリズム教育としての「新生児医療と薬剤師」授業の試み」（共著、薬学教育、2021 年）、「18 トリソミーの子どもの家族と医師との話し合いにおける心理社会的体験」（共著、周産期医学、2022 年）、「子どもの服薬理解のための絵本の開発とその有効性の検討」（共著、日本小児臨床薬理学会雑誌、2024 年）。全国の薬学部ではあまり実施されていない新生児・小児医療に関する講義及び研究を積極的に展開しており、実践力を持つ薬剤師育成に携わっている。

橋本 洋子 (はしもと・ようこ)
山王教育研究所 臨床心理士・公認心理師

1972 年に上智大学文学部教育学科心理学専攻を卒業、1990 年に上智大学大学院博士前期課程を修了し文学修士を取得。1989～2004 年、聖マリアンナ医科大学横浜市西部病院にて、周産期センター専属の臨床心理士として、赤ちゃんと家族の心理的ケアに携わる。周産期医療の場で働く臨床心理士の集まりである周産期心理士ネットワークを創設し、初代代表を務める。現在は、一般社団法人山王教育研究所にて周産期領域を含む心理療法を行う。主な著書に、『NICU とこころのケア：家族のこころによりそって 第 2 版』（単著、メディカ出版、2011 年）、『カンガルー・ケア：ぬくもりの子育て 小さな赤ちゃんと家族のスタート 改訂 2 版』（共編、メディカ出版、2006 年）、『赤ちゃんの死を前にして』（共著、中央法規出版、2004 年）などがある。

古庄 知己 (こしょう・ともき)
信州大学医学部遺伝医学教室教授／医学部附属病院遺伝子医療研究センターセンター長

博士（医学）。専門は臨床遺伝学。
1993 年に慶應義塾大学医学部を卒業、同小児科、浦和市立病院小児科、長野県立こども病院新生児科、埼玉県立小児医療センター遺伝科、東京歯科大学市川総合病院小児科、さいたま市立病院周産期母子医療センター小児科（新生児科）を経て、2003 年から信州大学医学部附属病院遺伝子診療部に勤務。また、非常勤で長野県立こども病院遺伝科、稲荷山医療福祉センター小児科、信濃医療福祉センター小児科に勤務し、長野県の遺伝性・先天性疾患患者および家族の支援に、出生前から成人期に至るまで携わっている。これまで日本で本格的に研究されることのなかった症候群である 18 トリソミーおよびエーラス・ダンロス症候群を主な研究テーマとし、これまで数々の新しい知見を見出し、世界に発信し続けている。

第2版 18トリソミー
－よりよい医療・暮らしへの道しるべ

2014年12月1日発行	第1版第1刷
2015年2月25日発行	第1版第2刷
2024年11月15日発行	第2版第1刷 ©

編　著	櫻井 浩子・橋本 洋子・古庄 知己
発行者	長谷川 翔
発行所	株式会社メディカ出版
	〒532-8588
	大阪市淀川区宮原3－4－30
	ニッセイ新大阪ビル16F
	https://www.medica.co.jp/
編集担当	宮本明子
編集協力	石上純子
装　幀	森本良成
イラスト	飯野紗永
組　版	株式会社明昌堂
印刷・製本	株式会社シナノ パブリッシング プレス

本書の複製権・翻訳権・翻案権・上映権・譲渡権・公衆送信権（送信可能化権を含む）は、（株）メディカ出版が
保有します。

ISBN978-4-8404-8756-6　　　　　　　　　　　　　Printed and bound in Japan

当社出版物に関する各種お問い合わせ先（受付時間：平日9：00～17：00）
●編集内容については、編集局 06-6398-5048
●ご注文・不良品（乱丁・落丁）については、お客様センター 0120-276-115